彩色图解黄帝内经

阮尚义　编著

民主与建设出版社
·北京·

图书在版编目（CIP）数据

彩色图解黄帝内经 / 阮尚义编著 . -- 北京：民主与建设出版社，2021.8（2023.1 重印）
ISBN 978-7-5139-3656-9

Ⅰ . ①彩… Ⅱ . ①阮… Ⅲ . ①《内经》– 图解 Ⅳ . ① R221-64

中国版本图书馆 CIP 数据核字（2021）第 242610 号

彩色图解黄帝内经
CAI SE TU JIE HUANG DI NEI JING

编　　者	阮尚义
责任编辑	刘树民
封面设计	黄　辉
出版发行	民主与建设出版社有限责任公司
电　　话	（010）59417747　59419778
社　　址	北京市海淀区西三环中路 10 号望海楼 E 座 7 层
邮　　编	100142
印　　刷	三河市天润建兴印务有限公司
版　　次	2021 年 8 月第 1 版
印　　次	2023 年 1 月第 2 次印刷
开　　本	710mm × 1000mm　1/16
印　　张	20
字　　数	287 千字
书　　号	ISBN 978-7-5139-3656-9
定　　价	68.00 元

注：如发现质量问题，请联系调换。

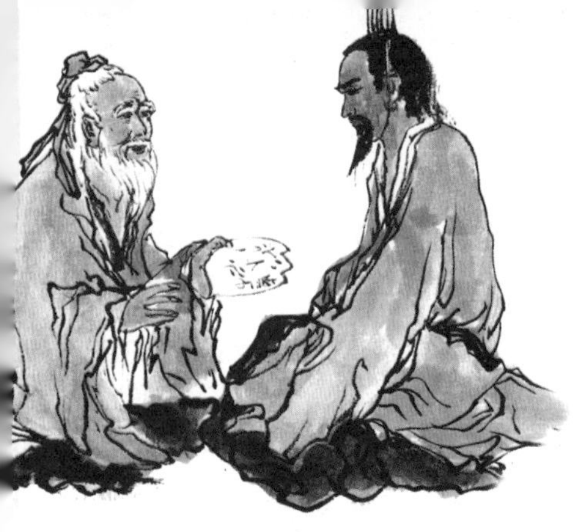

前言

《黄帝内经》简称《内经》，是我国医学宝库中现存成书最早的一部医学典籍，它全面阐述了中医学理论体系的基本内容，反映了中医学的理论原则和学术思想。《黄帝内经》医学理论体系的建立为中医学的发展奠定了基础，中医学史上的著名医家和医学流派，都是在《内经》理论体系的基础上发展起来的，所以《黄帝内经》历来被视为中医之祖。

《内经》包括《素问》和《灵枢》两部分，各十八卷，各八十一篇。《素问》重点论述了脏腑、经络、病因、病机、病证、诊法、治疗原则以及针灸等内容。《灵枢》是《素问》的姊妹篇，除了论述脏腑功能、病因及病机，还重点阐述了经络腧穴、针具、刺法及治疗原则等。其基本精神及主要内容包括整体观念、阴阳五行、藏象经络、病因病机、诊法治则、预防养生和运气学说等。“整体观念”强调人体本身与自然界，人体内各组成部分统一、联系与协调的关系。“阴阳五行”反映了中国古代朴素的唯物论和辩证法思想，是用来说明事物之间对立统一关系的理论，阐释了世间万物既相互联系，又相互制约，处于不断运动变化之中的机制。“藏象经络”是以研究人体五脏六腑、十二经脉、奇经八脉等的生理功能、病理变化及相互关系为主要内容的中医理论。“病因病机”阐述了各种致病因素作用于人体后是否发病以及疾病发生和变化的内在机理。“诊法治则”是中医认识和治疗疾病的基本原则。“预防养生”系统地阐述了中医的养生学说，主张不治已病而治未病，同时主张养生、摄生、益寿、延年，是养生防病经验的重要总结。“运气学说”研究自然界气候对人体生理、病理的影响，并以此为依据，指导人们趋利避害。

几千年来，《黄帝内经》一直是炎黄子孙寻求健康养生祛病之道的宝藏。在形式上，它采用了对话的方式，用黄帝与岐伯、伯高、雷公等大臣的对话(以与岐伯的对话为主)来阐述保健思想。后来，人们就用岐伯和黄帝这两个名字的开头“岐黄”代称《黄帝内经》，所以《黄帝内经》又叫“岐黄之书”。同时，因为它是中医的开创性著作，所以人们又把中医称为“岐黄之术”，把我们的医道称为“岐黄之道”。这再一次证明了《黄帝内经》对中医养生学的深远影响。

从古至今，不计其数的医学家、养生家来学习研究《黄帝内经》，而且每个人都会从中得到不同的灵感、受到不同的启发，很多名医大家，如华佗、孙思邈、张仲景、刘完素、朱丹溪、李时珍等，都是在《黄帝内经》的帮助下，创立了各自的医学健康体系。因此，我们要想真正运用中医养生方法，使其成为我们健康长寿的保障，就必须追本溯源，从《黄帝内经》入手。然而，《黄帝内经》作为几千年前的一部医学作品，文字古奥，很难理解不说，我们现代的生活背景也早已发生了翻天覆地的变化。如何把《黄帝内经》应用到现代社会，给更多的人带来福音呢？这确实是一个难题。为了解决这个难题，我们特地组织专人编写了这部图解《黄帝内经》。

本书参考历代权威版本，结合现代生活习性，精选《黄帝内经》中关于饮食、起居、劳逸、寒温、七情、四时季候、地理环境、水土风雨等增强生命活力及防病有益健康的内容，详细讨论了病因、病机、体质、精气、藏象、经络与养生的紧密关系，译文明白严谨，注释详尽准确。并对重难点进行了细致翔实的图解，一目了然，非常便于理解记忆；深入浅出的图解说明附以300余幅精心绘制的插图，兼具无障碍阅读、趣味性和美观性等优点，让人闲暇浏览便能轻松得其要旨，仔细研读更能体会到中华医学之精深。此外，书中还附以大量的人体经络穴位图、针灸手法图、人体生理和病理图等，具有极强的实用性。真正做到一册在手，经典相伴，让非医学专业的您也能够轻松读懂这本传世名著，从中了解到中国传统医学乃至中国文化天人合一、平衡为养的奥义，掌握健康生活、养生、防病、治病之道。

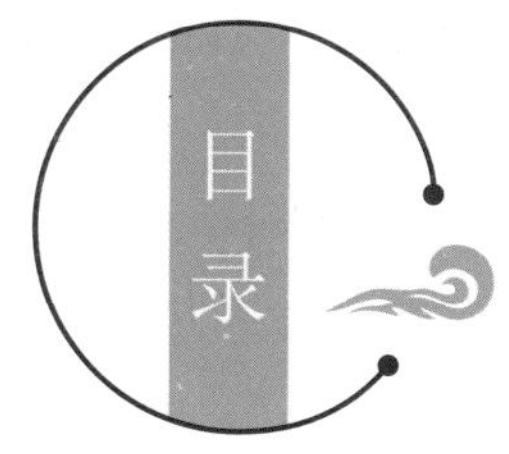

黄帝内经·素问

黄帝内经·灵枢

黄帝内经·素问

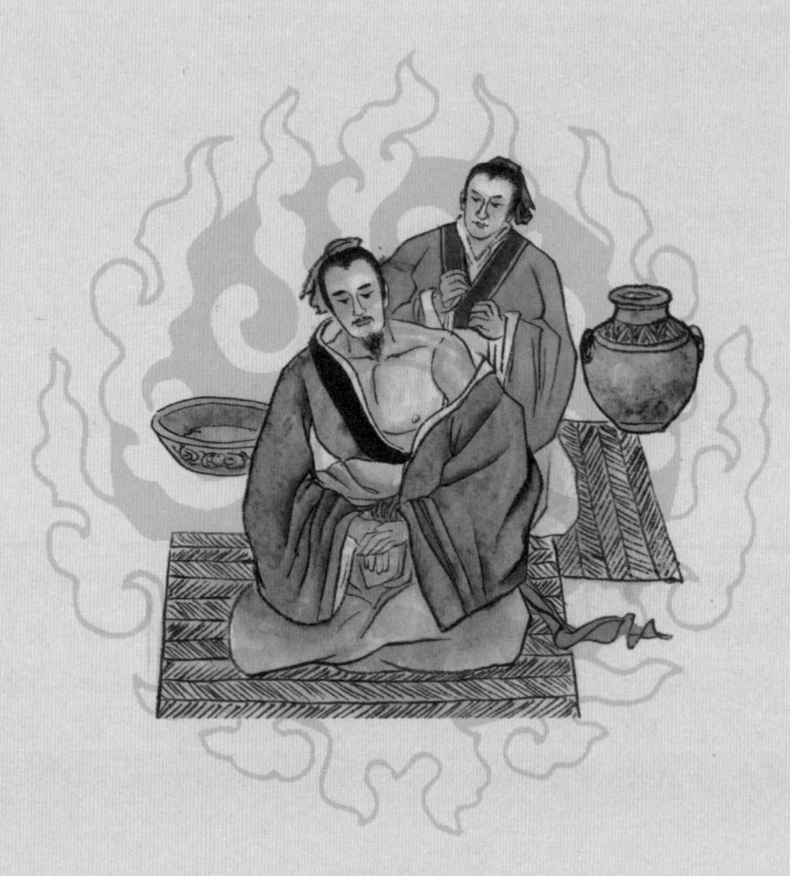

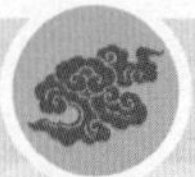

上古天真论篇：长寿者养生秘诀

导读

本篇是《黄帝内经》的首篇，篇名“上古天真论”，上古，即上古时代，这一时代并非有明确起止时间的历史时期，而是哲学意义上与当今时代相对的概念。《黄帝内经》秉持道家的思想，认为上古时代是人类道德水平最高和最合乎理想的时期，那时人们的生活方式符合养生之道，因而能够获得百岁高寿，尽享天年。“天真”，即天赋予人的真精真气，上古之人懂得保养精气，能够做到形体与精神活动协调一致，这正是养生之道的核心要义。

本篇的内容主要包括以下几个部分：一、论述上古之人的养生之道，并通过对比指出现今之人早衰而不能长寿的原因；二、揭示人类生、长、衰、老的过程和规律，并指出这一过程以及人的生育功能关键取决于肾气的盛衰；三、论述真人、至人、圣人和贤人四种人不同的养生方法和各自所达到的境界。

原文

昔在黄帝①，生而神灵②，弱而能言，幼而徇齐③，长而敦敏④，成而登天。

注释

①黄帝：传说中的古代圣贤帝王。黄帝是中华民族的始祖，古代许多文献常冠以“黄帝”字样，以表示学有根本。正如《淮南子·修务训》所说：“世俗之人，多尊古而贱今，故为道者必托之于神农、黄帝而后能入说。”②神灵：聪明而智慧。③徇齐：睿智而敏捷。徇，通“睿”，迅疾。齐，敏捷。④敦敏：敦厚而勤勉。

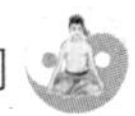

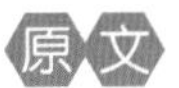

原文

乃问于天师[①]曰：余闻上古之人，春秋[②]皆度百岁，而动作不衰；今时之人，年半百而动作皆衰者，时世异耶？人将失之耶？

岐伯对曰：上古之人，其知道[③]者，法于阴阳[④]，和于术数[⑤]，食饮有节，起居有常，不妄作劳，故能形与神俱[⑥]，而尽终其天年[⑦]，度百岁乃去。今时之人不然也，以酒为浆，以妄为常，醉以入房，以欲竭其精，以耗散其真[⑧]，不知持满，不时御神[⑨]，务快其心，逆于生乐，起居无节，故半百而衰也。

夫上古圣人[⑩]之教也，下皆为之。虚邪贼风[⑪]，避之有时，恬恢虚无[⑫]，真气从之，精神内守，病安从来？是以志闲而少欲，心安而不惧，形劳而不倦。气从以顺，各从其欲，皆得所愿。故美其食，任其服，乐其俗，高下不相慕，其民故曰朴[⑬]。是以嗜欲不能劳其目，淫邪不能惑其心。愚智贤不肖，不惧于物[⑭]，故合于道。所以能年皆度百岁而动作不衰者，以其德全不危故也。

上古之人皆
度百岁的原因
效法天地阴阳的变化规律
劳逸结合
调养精气
起居规律

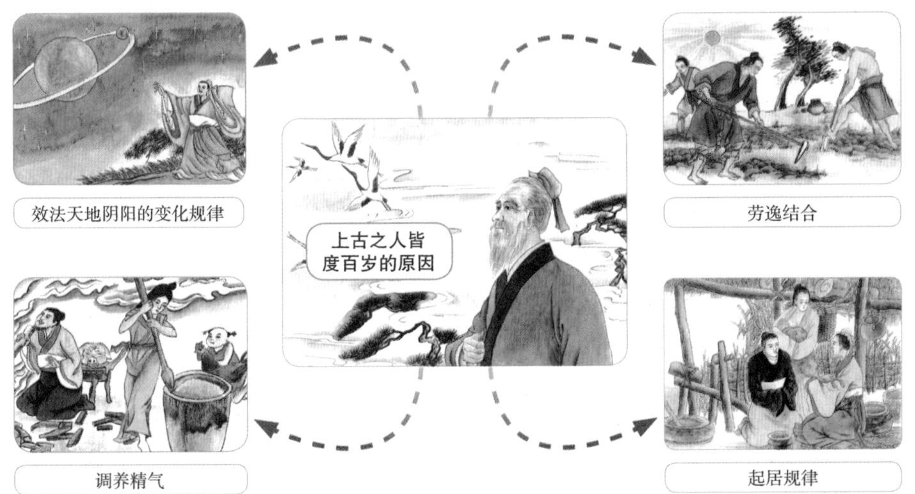

注释

① 天师：黄帝对岐伯的尊称。② 春秋：指人的年龄。③ 知道：懂得养生之道。④ 法：取法，效法。阴阳：天地变化的规律。⑤ 术数：古代称各

种技术为术数，包括类似于今天的科学技术及各种技艺等方面的内容。因为在“术”中有“数”的规定，所以称为“术数”。这里指调养精气的养生方法。⑥形与神俱：形体与精神活动一致。形、神是中国哲学及中国医学的重要范畴。古人认为人是形与神的统一体，二者结合化生为人，二者分离人就会死亡。因此，养生的要义就是要做到形与神的统一。⑦天年：人的自然寿命。⑧精：精气。真：真气。《黄帝内经》继承了道家精气论自然观，认为包括人在内的万物由精气所化生，养生之道重在保养真精。⑨御神：控制精神过度思虑，以免过度消耗精气。⑩圣人：古代指道德修养极高的人。《黄帝内经》继承了道家真人、至人、圣人、贤人的说法，以此来划分养生成就的四种人格。⑪虚邪贼风：四时不正之气，泛指自然界各种致病因素。虚邪，中医把一切致病因素称为“邪”。四时不正之气乘人体气虚而侵入致病，故称“虚邪”。贼风，中医认为风为百病之长，因邪风伤人，故称“贼风”。⑫恬惔（dàn）虚无：内心安闲清静而没有任何杂念。⑬“美其食”五句：化用自《老子·八十章》：“甘其食，美其服，安其居，乐其俗。邻国相望，鸡犬之声相闻，民至老死不相往来。”⑭不惧于物：即“不攫于物”，不追求酒色钱财等身外物。

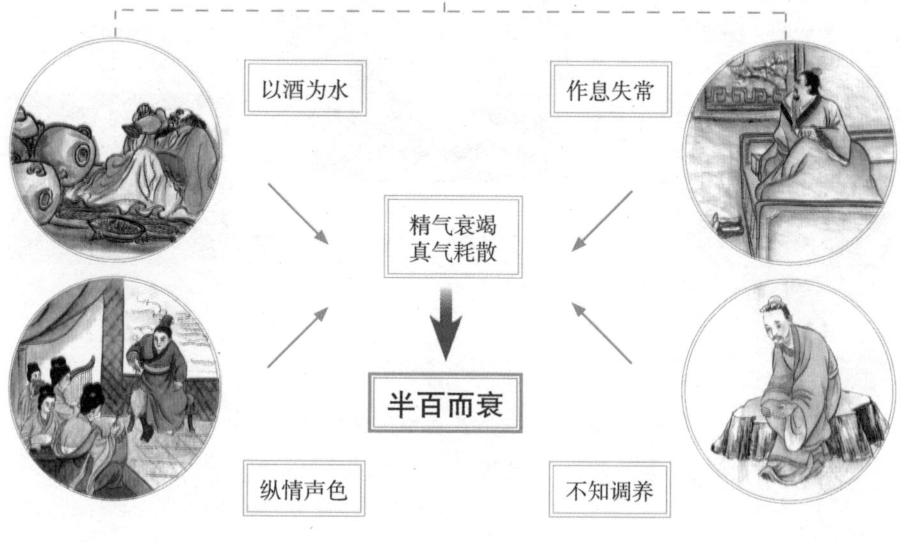

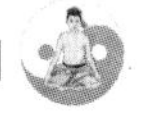

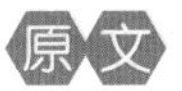

帝曰：人年老而无子者，材力①尽邪？将天数然也？

岐伯曰：女子七岁，肾气实，齿更发长。二七而天癸②至，任脉③通，太冲脉④盛，月事以时下，故有子。三七，肾气平均，故真牙⑤生而长极。四七，筋骨坚，发长极，身体盛壮。五七，阳明脉⑥衰，面始焦，发始堕。六七，三阳脉⑦衰于上，面皆焦，发始白。七七，任脉虚，太冲脉衰少，天癸竭，地道不通⑧，故形坏而无子也。

丈夫八岁，肾气实，发长齿更。二八，肾气盛，天癸至，精气溢泻，阴阳和⑨，故能有子。三八，肾气平均，筋骨劲强，故真牙生而长极。四八，筋骨隆盛，肌肉满壮。五八，肾气衰，发堕齿槁。六八，阳气衰竭于上，面焦，发鬓颁白。七八，肝气衰，筋不能动。八八，天癸竭，精少，肾脏衰，则齿发去，形体皆极⑩。肾者主水，受五脏六腑之精而藏之，故脏腑盛，乃能泻。今五脏皆衰，筋骨解堕，天癸尽矣，故发鬓白，身体重，行步不正，而无子耳。

注释

①材力：筋力。古人认为肝主筋，阴器为众筋之聚，故筋力可代表生殖力。②天癸：指先天藏于肾精之中，能够促进生殖功能发育成熟的物质。③任脉：奇经八脉之一，循行路线为人体前正中线，从百会穴至会阴穴。主调月经，孕育胎儿。任，接受的意思，受纳经络之气血，任脉受纳一身阴经之气血，故名“任脉”。④太冲脉：奇经八脉之一，能调节十二经脉的气血，主月经。中医认为冲脉为十二经之海，气血大聚于此，所以称为“冲脉”。⑤真牙：智齿。⑥阳明脉：指十二经脉中的手阳明、足阳明经脉，这两条经脉上行于头面发际，如果经气衰退，则不能营于头面而致面焦发脱。⑦三阳脉：指交会于头部的手足太阳、手足阳明、手足少阳六条经脉。⑧地道不通：指女子绝经。女子属阴、属地，所以女性的生理功能称为“地道”。⑨阴阳和：男女交合。阴阳，代指男女。和，交合，交媾。⑩形体皆极：形体衰弱至极。

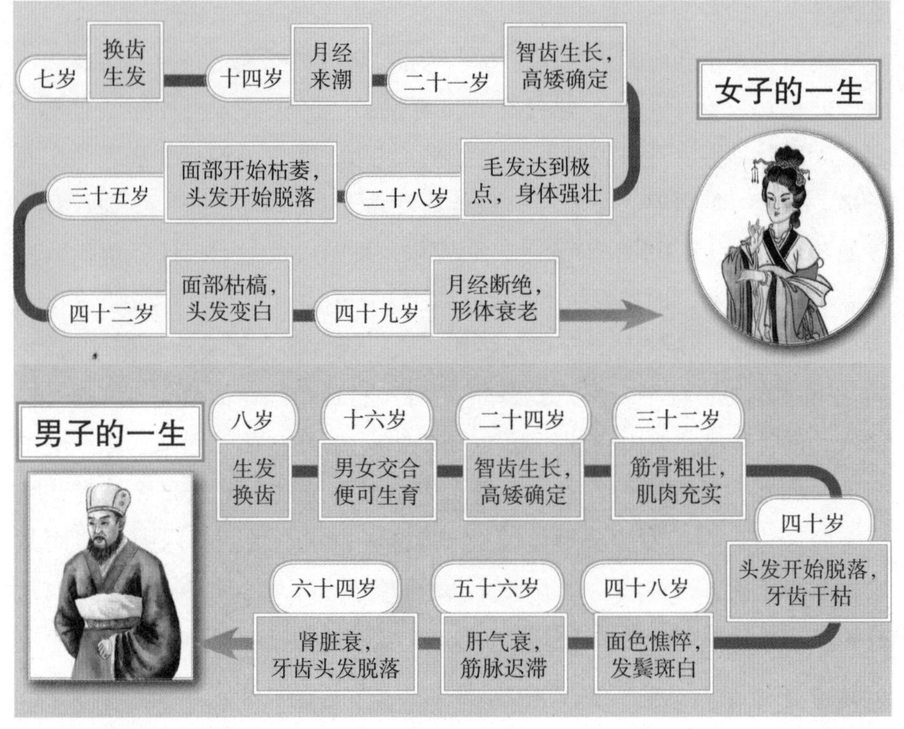

原文

帝曰：有其年已老而有子者，何也？

岐伯曰：此其天寿①过度，气脉常通，而肾气有余也。此虽有子，男子不过尽八八，女子不过尽七七，而天地②之精气皆竭矣。

帝曰：夫道者，年皆百数，能有子乎？

岐伯曰：夫道者，能却老③而全形，身年虽寿，能生子也。

注释

①天寿：先天禀赋。②天地：代指男女。③却老：预防并推迟衰老。

原文

黄帝曰：余闻上古有真人①者，提挈天地②，把握阴阳。呼吸精气③，独立守神，肌肉若一。故能寿敝天地，无有终时。此其道生。

中古之时，有至人④者，淳德全道，和于阴阳⑤。调于四时⑥，去世离

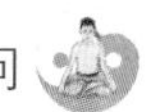

俗。积精全神，游行天地之间，视听八达之外。此盖益其寿命而强者也。亦归于真人。

其次有圣人者，处天地之和，从八风⑦之理，适嗜欲于世俗之间，无恚嗔⑧之心。行不欲离于世，举不欲观于俗。外不劳形于事，内无思想之患。以恬愉⑨为务，以自得为功。形体不敝，精神不散，亦可以百数。

其次有贤人者，法则天地，象似日月。辩⑩列星辰，逆从阴阳⑪。分别四时，将从上古。合同于道，亦可使益寿而有极时。

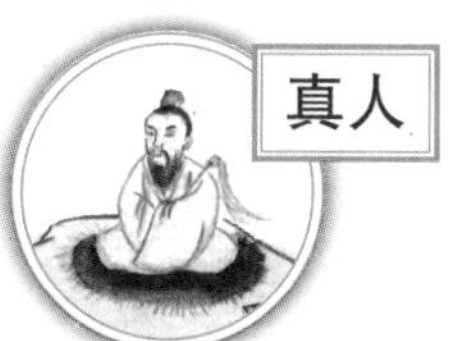

① 与天地阴阳同步
② 汲取天地精气
③ 超然独处，以保持精神内守
④ 身体与精神合而为一

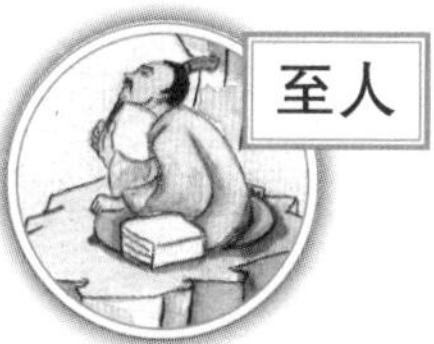

① 道德淳朴，合乎天地阴阳
② 适应气候变化
③ 避离世俗，悠游于天地间
④ 见闻能及八方荒远之外

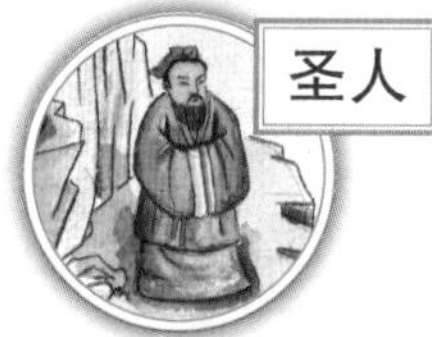

① 安居天地之间
② 无生气之心
③ 举动仿效世俗又有独特风格
④ 不过劳，不过思，恬愉自得

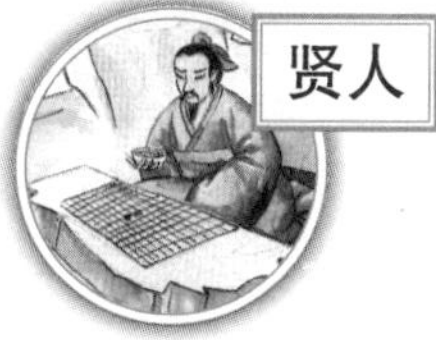

① 效法天地变化
② 顺从阴阳消长
③ 依气候调养身体
④ 效仿远古真人的养生之道

注释

①真人：至真之人，此处指养生修养最高的一种人。《黄帝内经》依据养生成就的高低将人分为真人、至人、圣人、贤人四种。②提挈天地：指能够把握自然变化的规律。③呼吸精气：吐故纳新，汲取天地精气的导引行气方法。④至人：指修养很高，仅次于真人的人。⑤和于阴阳：符合阴阳变化的规律。⑥调于四时：适应四时气候的变化。⑦八风：指东、南、西、北、东南、西南、西北、东北八方之风。⑧恚（huì）嗔（chēn）：怨恨愤怒。⑨恬愉：安适愉悦。⑩辩：通“辨”，分辨。⑪逆从阴阳：顺从阴阳升降的变化。逆从，偏义复词，意偏于“从”。

四气调神大论篇：四季养生法

导读

四气，即春温、夏热、秋凉、冬寒的四时之气。调神，即调养精神。大论，则说明了本篇内容的重要性。四时阴阳是万物的根本，人生活在天地之间，与自然界的四时之气相通，必须适应四时气候的变化。此外，精神是人的生命活动的主宰，所以人应当顺应四时气候的变化，并调养好心神。

本篇的内容有以下几个方面：一、论述在一年四季中适应气候变化而调养形体和精神的方法；二、指出四时的异常气候对人体的消极影响；三、指出违反四时气候变化规律所导致的伤害；四、提出“不治已病治未病”的预防保健思想。

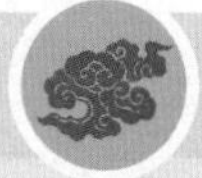
原文

春三月，此谓发陈[①]。天地俱生，万物以荣。夜卧早起，广步于庭。被发[②]缓形，以使志生。生而勿杀，予而勿夺，赏而勿罚。此春气之应，养生之道也。逆之则伤肝，夏为寒变[③]。奉长者少。

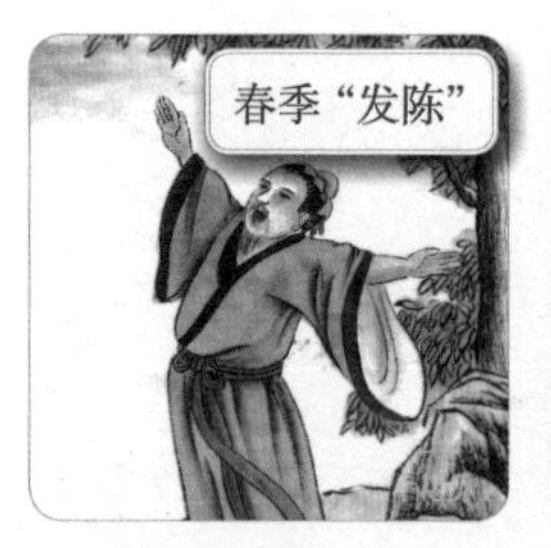

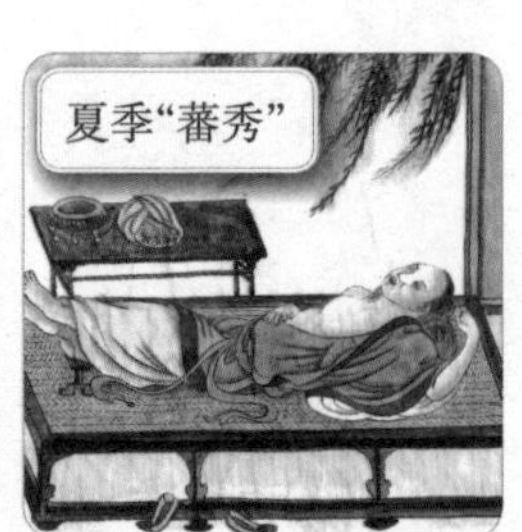

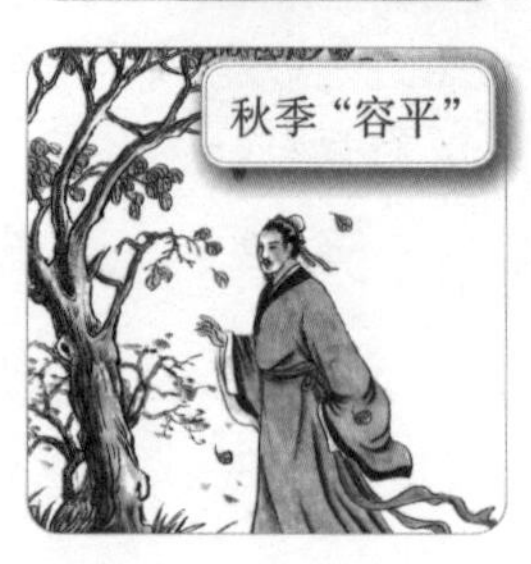

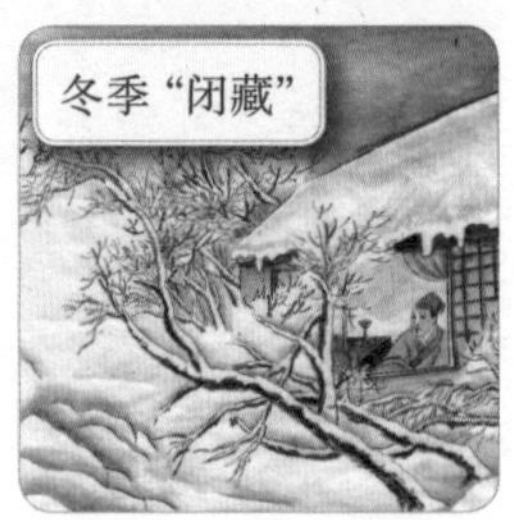

夏三月，此谓蕃秀[④]。天地气交，万物华实。夜卧早起，无厌于日。使志无怒，使华英成秀[⑤]。使气得泄，若所爱在外。此夏气之应，养长之道也。逆之则伤心，秋

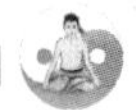

为痎疟[6]。奉收者少。

秋三月，此谓容平[7]。天气以急，地气以明。早卧早起，与鸡俱兴。使志安宁，以缓秋刑。收敛神气，使秋气平。无外其志，使肺气清。此秋气之应，养收之道也。逆之则伤肺，冬为飧泄[8]，奉藏者少。

冬三月，此谓闭藏。水冰地坼，无扰乎阳。早卧晚起，必待日光。使志若伏若匿，若有私意。若已有得，去寒就温。无泄皮肤，使气亟夺，此冬气之应，养藏之道也。逆之则伤肾，春为痿厥[9]。奉生者少。

春
推陈出新，万物复苏
夏
万物繁茂秀美
秋
万物成熟，平定收敛
冬
生机潜伏，万物蛰藏

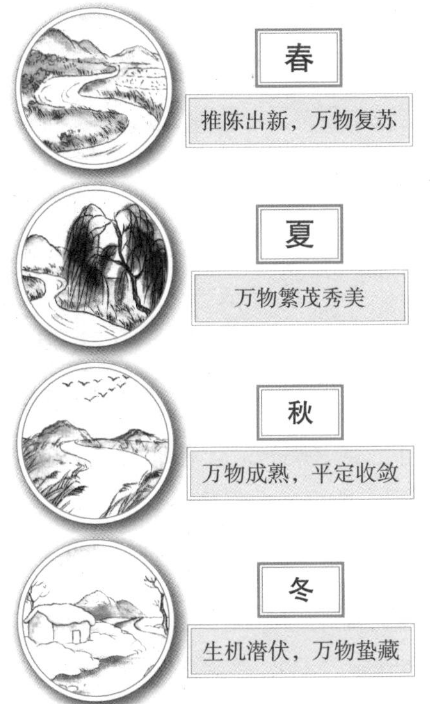

注释

①发陈：推陈出新。②被发：披散开头发。被，同"披"。③寒变：夏季所患寒性疾病的总称。④蕃（fán）秀：草木繁茂，华美秀丽。秀，华美。⑤华英成秀：这里指人的容貌面色。⑥痎（jiē）疟：疟疾的总称。⑦容平：盛满，草木到秋天已达成熟的景况。⑧飧（sūn）泄：完谷不化的泄泻。飧，本意为夕食。⑨痿厥：四肢枯痿，软弱无力。

原文

天气，清净光明者也，藏德不止，故不下也。天明[1]则日月不明，邪害空窍[2]。阳气者闭塞，地气者冒明。云雾不精[3]，则上应白露不下。交通不表，万物命故不施[4]，不施则名木多死。恶气不发，风雨不节，白露不下，则菀槁不荣[5]。贼风数至，暴雨数起，天地四时不相保[6]，与道相失，则未央[7]绝灭。唯圣人从之，故身无奇病，万物不失，生气不竭。

逆春气，则少阳[8]不生，肝气内变。逆夏气，则太阳不长，心气内洞[9]。逆秋气，则少阴不收，肺气焦满。逆冬气，则太阴不藏，肾气独沉[10]。

阴阳失调	逆四时之气	自然界	产生旱涝灾害
		人体	患病不起

夫四时阴阳[11]者，万物之根本也。所以圣人春夏养阳，秋冬养阴[12]，以从其根。逆其根，则伐其本，坏其真[13]矣。故阴阳四时者，万物之终始也，死生之本也。逆之则灾害生，从之则苛疾不起。是谓得道。道者，圣人行之，愚者背之。从阴阳则生，逆之则死，从之则治，逆之则乱。反顺为逆，是谓内格[14]。

是故圣人不治已病治未病，不治已乱治未乱，此之谓也。夫病已成而后药之，乱已成而后治之，譬犹渴而穿井，斗而铸锥，不亦晚乎？

注释

①天明：天气清洁光明。张介宾：“惟天藏德，不为自用，故日往月来，寒往暑来，以成阴阳造化之道。设使天不藏德，自专其明，是则大明见则小明灭，日月之光隐矣，昼夜寒暑之令废，而阴阳失其和矣，此所以大明之德不可不藏也。所喻之意，盖谓人之本元不固，发越于外而空窍疏，则邪得乘虚而害之矣。”②空（kòng）窍：即孔窍。空，孔，洞。③不精：“精”与“晴”通，即不晴。④不施（yì）：不得生长延续。⑤菀（yùn）槁不荣：生气蓄积不通而枯槁失荣。菀，通“蕴”。⑥“天地”之句：春、夏、秋、冬不能保持阴阳变化的正常规律。⑦未央：即不到一半。⑧少阳：指与春季相应的机能。根据阴阳学说春季为少阳，夏季为太阳，秋季为少阴，冬季为太阴。⑨内洞：内

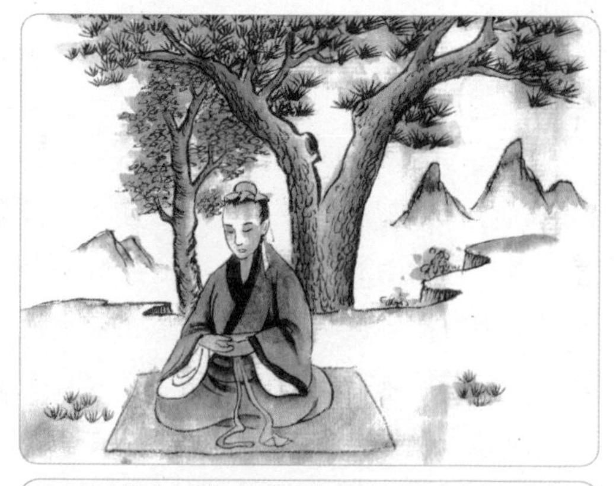

圣人不是等到生病之后再去治疗，而是在疾病发生之前就先预防

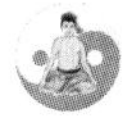

里空虚。洞，空虚。⑩ 独沉：一作“浊沉”，功能低下。⑪ 四时阴阳：指春温、夏热、秋凉、冬寒的四季变化和一年阴阳变化规律。⑫ 春夏养阳，秋冬养阴：春夏保养心肝，秋冬保养肺肾。⑬ 坏其真：“真”有“身”义，即坏其身。⑭ 内格：古病名。即关格，临床表现为水谷不入（关闭），二便不通（阻格）。

生气通天论篇：不生病的智慧

导读

生气，是指人体生命活动的内在动力。通，即相通的意思。天，自然界的代称。中国古代的传统医学认为，人的生命活动与自然相通，二者有着密切的关系。这就是“天人相应”的观点，也是本篇的核心思想。

本篇的主要内容有：一、指出人体内阳气的重要性，以及阳气损伤后引起的各种病变；二、指出阴阳平衡协调，是维持人体健康的重要因素；三、指出四时气候和饮食五味异常都能影响五脏而致病。

原文

黄帝曰：夫自古通天者，生之本，本于阴阳。天地之间，六合①之内，其气九州、九窍、五藏、十二节②，皆通乎天气。其生五③，其气三④。数犯此者，则邪气伤人。此寿命之本也。

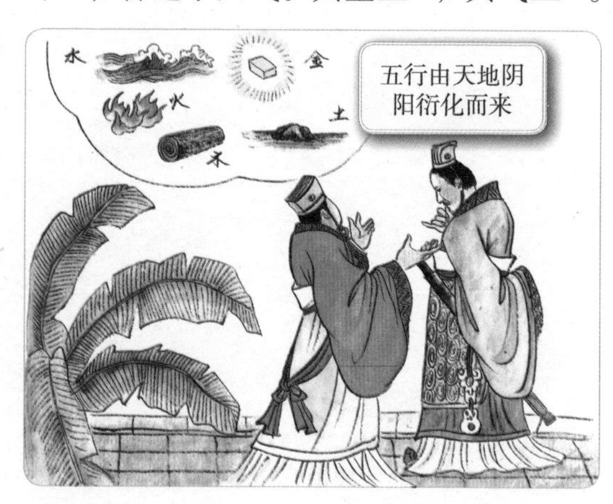

苍天⑤之气，清静则志意治⑥，顺之则阳气固。虽有贼邪⑦，弗能害也。故圣人传⑧精神，服天气而通神明⑨。失之则内闭九窍，外壅⑩肌肉，卫气⑪解散，此谓自伤，气之削也。

注释

① 六合：东、南、西、北四方与上下合称为六合。② 九州：古指冀、兖、青、徐、扬、荆、豫、梁、雍为九州。九窍：上七窍，耳、目、鼻各

 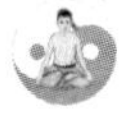

两窍，口一窍；下二窍，肛门、尿道。十二节：四肢各有三大关节，上肢，腕、肘、肩；下肢，踝、膝、髋，共十二节。③ 其生五：“其”指天之阴阳，“五”指金、木、水、火、土五行。④ 其气三：指阴阳之气各有三，即三阴三阳，一说为天气、地气、运气。⑤ 苍天：天空，天气。⑥ 治：平和调畅。⑦ 贼邪：贼风邪气，泛指外界的致病因素。⑧ 传：通“抟”，聚会，集中。⑨ 服天气：即《上古天真论》中之“呼吸精气”，吸取天地之气。神明：指阴阳的变化。⑩ 壅：阻塞。⑪ 卫气：属于阳气的一种，有抵御外邪的机能，如同保卫于人体最外层的藩篱，所以称为“卫气”。

原文

阳气者，若天与日，失其所则折寿而不彰①。故天运当以日光明，是故阳因而上，卫外者也。

因于寒，欲如运枢②，起居如惊③，神气乃浮。因于暑，汗，烦则喘喝，静则多言④，体若燔炭，汗出乃散。因于湿，首如裹⑤，湿热不攘⑥，大筋緛短⑦，小筋弛⑧长，緛短为拘⑨，弛长为痿。因于气，为肿，四维⑩相代，阳气乃竭。

注释

① 折寿：短寿。不彰：不明。彰，明，著。② 运枢：因天寒，应当深居周密，如同枢纽之内动，不应烦扰筋骨，使阳气发泄于皮肤，而为寒邪所伤。③ 惊：妄动。④ “烦则”两句：指阳证热证的一种表现。喝，是指喘气急促而发出的一种声音。⑤ 首如裹：头部沉重不舒爽，好像有物蒙裹。⑥ 攘：排除。⑦ 緛（ruǎn）短：收缩。⑧ 弛：松懈。⑨ 拘：踡缩不伸而拘挛。⑩ 四维：古人认为天由四柱支撑，称作“四维”。这里指人的四肢。

原文

阳气者，烦劳则张①，精绝②，辟积③于夏，使人煎厥④。目盲不可以视，耳闭不可以听，溃溃乎若坏都⑤，汩汩⑥乎不可止。阳气者，大怒则形气绝，而血菀于上⑦，使人薄厥⑧。有伤于筋，纵，其若不容⑨。汗出偏沮⑩，使人偏枯⑪。汗出见湿，乃生痤疿⑫。高梁⑬之变，足生大疽，受如持虚。劳汗当风，寒薄为皶⑭，郁乃痤。

阳气者，精则养神，柔则养筋。开阖不得，寒气从之，乃生大偻⑮。营气不从，逆于肉理，乃生痈肿。陷脉为瘘⑯，留连肉腠⑰。俞⑱气化薄，传为善畏，及为惊骇。魄汗⑲未尽，形弱而气烁⑳，穴俞以闭，发为风疟。

注释

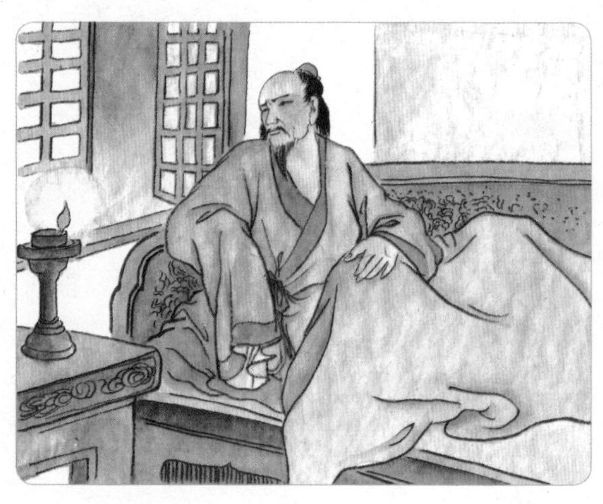

①张：亢盛而外越。②精绝：是指水谷精气衰竭。因阳气亢盛而导致阴精伤耗。③辟积：病久而重复积累。辟，通“襞”，裙褶。这里引申为累积。④煎厥：病名。因为这种厥的发生不是偶然的，而是有其一定的原因，并逐渐积累成的，如物之煎熬而然，所以称“煎厥”。临床表现为耳鸣、目盲，突然昏厥。⑤溃溃：溃决。都：水泽所聚之处的堤防。⑥汩汩（gǔ）：象声词。形容水势汹涌，不可遏止。⑦血菀于上：血淤于头部。⑧薄厥：即“暴厥”，发病急骤之厥证。薄，通“迫”。⑨不容：肢体不能随意运动。⑩汗出偏沮（jǔ）：汗出偏于身体半侧。一说“沮”为“袒”的形误。⑪偏枯：半身不遂。⑫痤（cuó）：小疮疖。疿（fèi）：汗疹。⑬高：通“膏”，指肥甘之味。梁：通“粱”，即细粮、精米。⑭皶（zhā）：粉刺。⑮大偻（lóu）：曲背。⑯陷脉：邪气深入脉中。瘘（lòu）：日久成脓溃漏，都叫作“瘘”。⑰留连：留滞。肉腠（còu）：肌肉纹理。⑱俞（shù）：通“腧”，经络的孔穴。⑲魄汗：古人认为肺主皮毛，肺藏魄，所以称为魄汗。⑳气烁：气消。

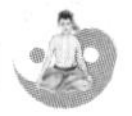

人赖阳气以为本

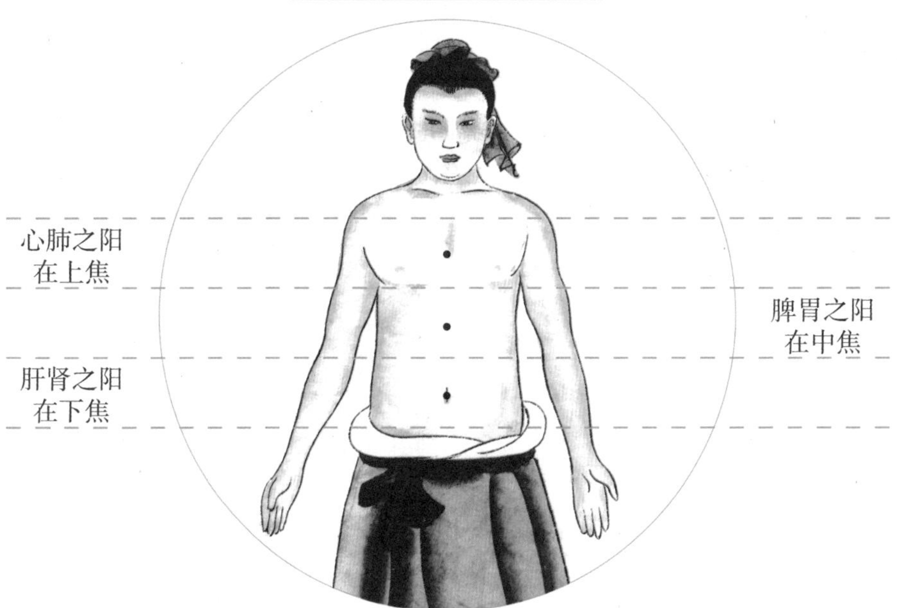

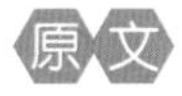

故风者，百病之始也，清静则肉腠闭，阳气拒，虽有大风苛毒[①]，弗之能害。此因时之序也。

故病久则传化[②]，上下不并[③]，良医弗为。故阳畜[④]积病死，而阳气当隔，隔者当泻，不亟正治，粗[⑤]乃败亡。故阳气者，一日而主外，平旦阳气生，日中而阳气隆，日西而阳气已虚，气门[⑥]乃闭。是故暮而收拒，无扰筋骨，无见雾露。反此三时[⑦]，形乃困薄。

注释

①苛毒：厉害的毒邪，指剧烈的致病因素。②传：病邪传入其他经络或脏腑。化：变生出其他病证。③上下不并：上下之气不能交流相通。④畜：蓄积。畜，同“蓄”。阳气蓄积之后就乖隔不通，所以说“阳气当隔”。⑤粗：粗工，医术低下的医生。⑥气门：汗孔。中医认为肺主气，司呼吸，外合于皮毛，故皮肤的汗孔称为“气门”。⑦三时：指平旦、日中、日暮。

原文

岐伯曰：阴者，藏精而起亟①也；阳者，卫外而为固也。阴不胜其阳，则脉流薄疾②，并乃狂；阳不胜其阴，则五脏气争，九窍不通。是以圣人陈③阴阳，筋脉和同，骨髓坚固，气血皆从。如是则内外调和，邪不能害，耳目聪明，气立如故。

风客淫④气，精乃亡⑤，邪伤肝⑥也。因而饱食，筋脉横解⑦，肠澼⑧为痔。因而大饮，则气逆。因而强力，肾气乃伤，高骨⑨乃坏。

凡阴阳之要，阳密乃固。两者不和⑩，若春无秋，若冬无夏。因而和之，是谓圣度⑪。故阳强不能密，阴气乃绝；阴平阳秘，精神乃治；阴阳离决，精气乃绝。

因于露⑫风，乃生寒热。是以春伤于风，邪气留连，乃为洞泄⑬；夏伤于暑，秋为痎疟；秋伤于湿，冬逆而咳，发为痿厥；冬伤于寒，春必病温。四时之气，更伤五脏。

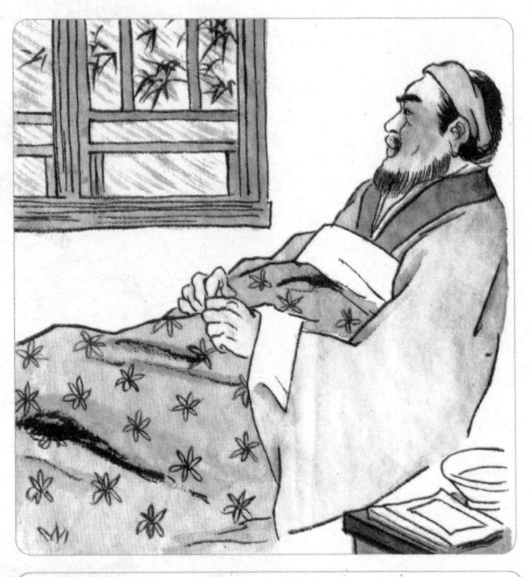

风邪侵犯人体会损害阳气，使人生病

阴不胜阳 → 经脉流动急迫快速 → 以为狂病

阴阳调和 → ①筋脉舒和 ②骨髓坚固 ③气血通畅 ④邪气不能侵害 ⑤耳聪目明 ⑥真气运行正常

阳不胜阴 → 五脏之气不调 → 九窍不通

注释

①藏精而起亟：张介宾认为"亟即气也"。体内储藏的阴精是气的来源。②薄疾：急迫而快速。薄，通"迫"，急迫。③陈：陈列得宜，不

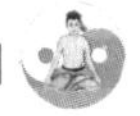

使偏胜。④客：邪气从外面侵入，如同客从外来。淫：渐渐侵害元气。⑤亡：损耗。⑥伤肝：《阴阳应象大论》："风气通于肝。"所以说伤肝。⑦横解（xiè）：横逆弛缓。解，通"懈"。⑧肠澼（pì）：泻脓血，即痢疾。⑨高骨：腰间脊骨。⑩不和：指阴阳偏盛。和，平衡协调。⑪圣度：最好的养生准则或治疗方法。⑫露：露水。这里引申其意，作动词，有"触冒"之意。⑬洞泄：水谷不化而泄泻。

原文

阴之所生，本在五味[①]，阴之五宫[②]，伤在五味。是故味过于酸，肝气以津[③]，脾气乃绝；味过于咸，大骨气劳，短肌[④]，心气抑[⑤]；味过于甘，心气喘满，肾气不衡；味过于苦，脾气濡[⑥]，胃气乃厚[⑦]；味过于辛，筋脉沮[⑧]弛，糊神乃央[⑨]。是故谨和五味，骨正筋柔，气血以流，腠理以密，如是则骨气以精。谨道如法，长有天命。

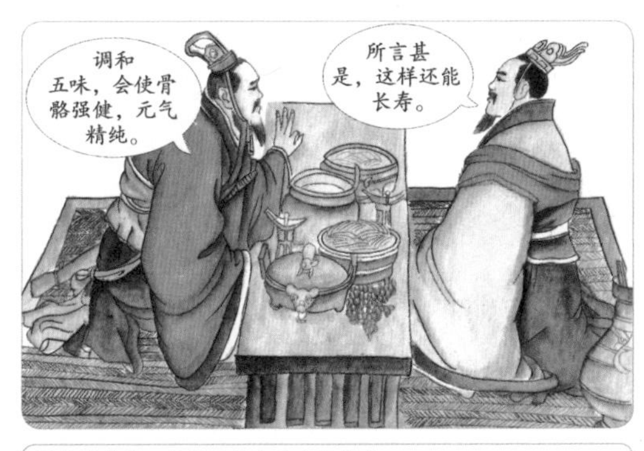

调和
五味，会使骨
骼强健，元气
精纯。
所言甚
是，这样还能
长寿。
阴精的产生，来源于饮食五味的营养

注释

①五味：酸、苦、甘、辛、咸。这里指饮食的五味。②五宫：五脏。五脏，古文作"五藏"。"藏"本为藏物之处。古人认为，五脏是储藏精气之所，故命名为"藏"。后又造"臓"以与普通藏物之处相区别，简化作"脏"。宫，上古泛指房屋。房屋为人之居所，所以，"宫"与"藏"意义相同，故五脏也称为"五宫"。③津：渡口。这里引申为"溢满"。④短肌：皮肤干枯，不润泽。⑤气抑：气郁滞不舒。⑥濡：滋润。⑦厚：反训为"薄"。⑧沮：败坏，衰败。⑨央：通"殃"，受伤。

金匮真言论篇：疾病从哪里来

导读

金匮，即用金属制成的藏书柜，用于收藏珍贵的典籍。真言，即真理之言。本篇主要论述了“五脏应四时”的理论。这是中医学的核心理论之一，所以称其为需要用金匮收藏的真理之言。

本篇的主要内容包括：一、阐明四时气候和五脏的对应关系，以及各类季节性疾病的发生原因；二、介绍一日之中各个时段以及人体各个部位的阴阳关系，说明阴阳学说在医学上的作用；三、论述人体、四时、五行、五色、五味、五音等之间的联系和对应情况。

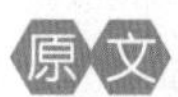

原文

黄帝问曰：天有八风，经有五风①，何谓？

岐伯对曰：八风发邪②，以为经风，触五脏，邪气发病。所谓得四时之胜③者，春胜长夏，长夏④胜冬，冬胜夏，夏胜秋，秋胜春。所谓四时之胜也。

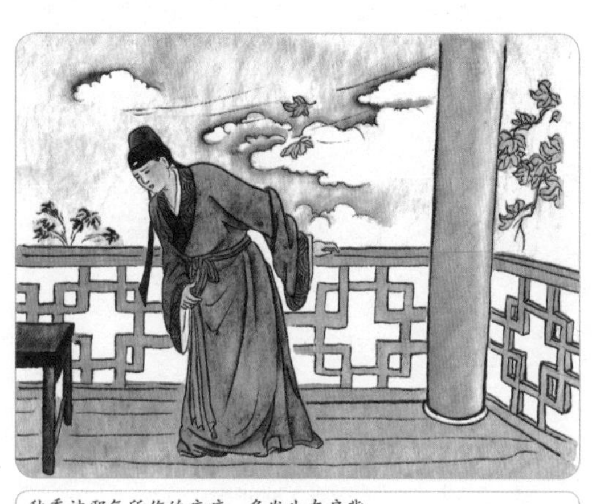

秋季被邪气所伤的疾病，多发生在肩背

东风生于春⑤，病在肝⑥，俞在颈项⑦；南风生于夏，病在心，俞在胸胁；西风生于秋，病在肺，俞在肩背；北风生于冬，病在肾，俞在腰股⑧；中央为土，病在脾，俞在脊。

故春气⑨者病在头，夏气者病在脏⑩，秋气者病在肩背，冬气者病在四支⑪。

故春善病鼽衄⑫，仲夏善

 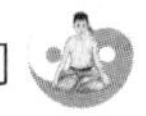

病胸胁，长夏善病洞泄寒中[13]，秋善病风疟，冬善病痹厥[14]。

故冬不按跷[15]，春不鼽衄，春不病颈项，仲夏不病胸胁，长夏不病洞泄寒中，秋不病风疟，冬不病痹厥、飧泄而汗出也。

注释

①八风：八方之风。五风：指肝风、心风、脾风、肺风、肾风五脏之风。②八风发邪：张志聪："八方不正之邪风，发而为五经之风，触人五脏，则邪气在内而发病也"。③胜：克制。④长夏：夏秋两季之间，相当于农历的六月。⑤东风生于春：马元台认为"春主甲乙木，其位东，故东风生于春"。南风、北风、西风可依此类推。⑥病在肝：根据五行学说，春季与东方及人的肝脏对应，东风成为致病邪气则伤肝，所以说病在肝。其他如在心、在肺、在脾、在肾可依此类推。⑦俞在颈项：王冰指出"春气发荣于万物之上，故俞在颈项"。俞，通"腧"，腧穴。"腧"与"输"为同源字，有运输气血的意思。腧穴既是气血积聚处，也是外邪侵入人体的通道。从根本意义理解，"俞""腧""输"三字可以通用，但在《黄帝内经》的不同篇章中用的字不同，可见非一人一时之作。本书除通假字外，指具体腧穴时均用"俞"，指腧穴总称时均用"腧"。⑧股：大腿。⑨气：外界气候。⑩脏：内脏。此处指心。⑪四支：即四肢。⑫鼽（qiú）：鼻塞流涕。衄（nǜ）：鼻出血。⑬寒中：寒气在中，指里寒证。⑭痹厥：手足麻木逆冷。⑮按跷（qiāo）：按摩导引。这里是指扰动筋骨的过度活动。

原文

夫精[1]者，身之本也。故藏于精者，春不病温。夏暑汗不出者，秋成风疟。

故曰：阴中有阴，阳中有阳。平旦至日中[2]，天之阳，阳中之阳也；日中至黄昏[3]，天之阳，阳中之阴也；合夜至鸡鸣[4]，天之阴，阴中之阴也；鸡鸣至平旦[5]，天之阴，阴中之阳也。故人亦应之。

夫言人之阴阳，则外为阳，内为阴。言人身之阴阳，则背为阳，腹为阴。言人身之脏腑中阴阳，则脏者为阴，腑者为阳。肝心脾肺肾五脏皆为阴，胆胃大肠小肠膀胱三焦六腑皆为阳。所以欲知阴中之阴、阳中之阳者，何也？为冬病在阴，夏病在阳；春病在阴，秋病在阳。皆视其所在，为施针石[⑥]也。故背为阳，阳中之阳，心也；背为阳，阳中之阴，肺也；腹为阴，阴中之阴，肾也；腹为阴，阴中之阳，肝也；腹为阴，阴中之至阴[⑦]，脾也。此皆阴阳、表里、内外、雌雄相输应[⑧]也。故以应天之阴阳也。

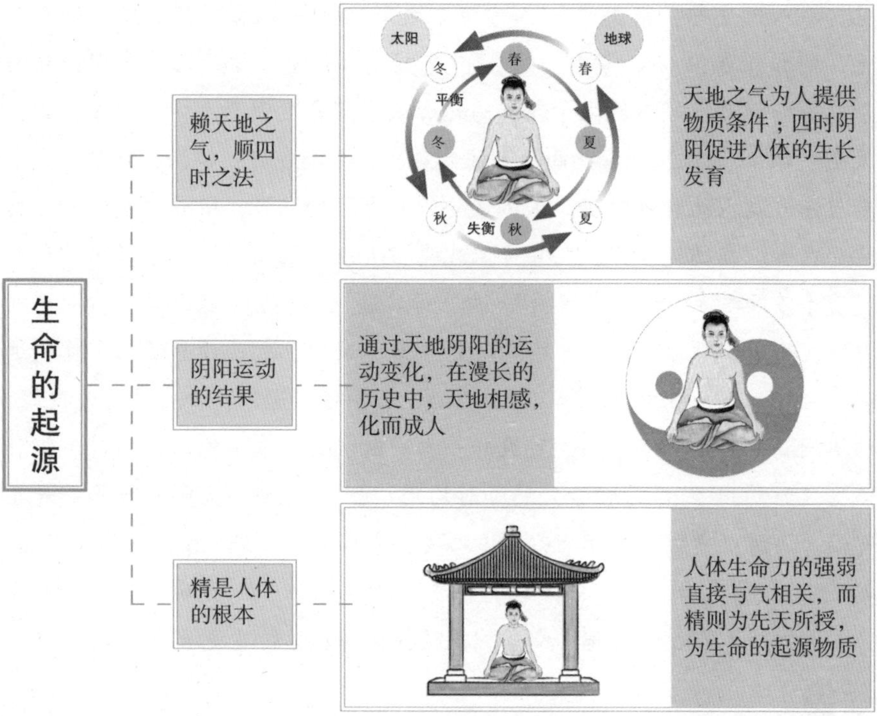

生命的起源

- 赖天地之气，顺四时之法
  - 太阳 地球 冬 春 平衡 冬 夏 秋 失衡 秋 夏
  - 天地之气为人提供物质条件；四时阴阳促进人体的生长发育
- 阴阳运动的结果
  - 通过天地阴阳的运动变化，在漫长的历史中，天地相感，化而成人
- 精是人体的根本
  - 人体生命力的强弱直接与气相关，而精则为先天所授，为生命的起源物质

注释

①精：饮食所化的精华，人类生殖的原质都叫精。②平旦至日中：清晨至中午，即六时至十二时。③日中至黄昏：中午至日落，即十二时至十八时。④合夜至鸡鸣：日落至半夜，即十八时至二十四时。⑤鸡鸣至平旦：半夜至清晨，即零时至六时。⑥针：针刺。石：砭石。⑦至阴：根据中医理论，脾属土。古人认为天为最大的阳，地为最大的阴，即至阴，所以脾为至阴。⑧阴阳、表里、内外、雌雄：这些相对的名词都是用来取象比类说明阴阳的。输应：阴阳、表里、内外、雌雄发生相互对应、呼应的关系。

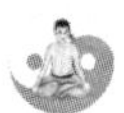

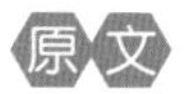

帝曰：五脏应四时，各有攸受[①]乎？

岐伯曰：有。东方青色，人通于肝。开窍于目，藏精于肝，故病在头。其味酸，其类草木，其畜鸡，其谷麦。其应四时，上为岁星[②]，是以知病之在筋也。其音角[③]，其数八[④]，其臭臊。

南方赤色，入通于心。开窍于舌，藏精于心，故病在五脏。其味苦，其类火，其畜羊，其谷黍。其应四时，上为荧惑星[⑤]，是以知病之在脉也。其音徵，其数七，其臭焦。

中央黄色，入通于脾。开窍于口，藏精于脾，故病在脊。其味甘，其类土，其畜牛，其谷稷。其应四时，上为镇星[⑥]，是以知病之在肉也。其音宫，其数五，其臭香。

西方白色，入通于肺。开窍于鼻，藏精于肺，故病在背。其味辛，其类金，其畜马，其谷稻。其应四时，上为太白星[⑦]。是以知病之在皮毛也。其音商，其数九，其臭腥。

北方黑色，入通于肾。开窍于二阴，藏精于肾，故病在谿[⑧]。其味咸，其类水，其畜彘[⑨]，其谷豆。其应四时，上为辰星[⑩]，是以知病之在骨也。其音羽，其数六，其臭腐。

故善为脉[⑪]者，谨察五脏六腑，逆从、阴阳、表里、雌雄之纪，藏之心意，合心于精。非其人勿教，非其真勿授，是谓得道。

五色	五味	五脏	五官	五情	五行
青	酸	肝	目	怒	木
赤	苦	心	舌	喜	火
黄	甘	脾	口	思	土
白	辛	肺	鼻	忧	金
黑	咸	肾	耳	恐	水

注：① **五行的相生、相克关系**

相生关系：木生火、火生土、土生金、金生水、水生木。

相克关系：木克土、土克水、水克火、火克金、金克木。

② **五色与五脏：**肝色青、心色赤、肺色白、脾色黄、肾色黑

③ **五味与五脏：**酸生肝、苦生心、甘入脾、辛入肺、咸入肾

④ **五官与五脏：**目为肝之官、舌为心之官、口为脾之官、鼻为肺之官、耳为肾之官

⑤ **五情与五脏：**肝在志为怒、心在志为喜、脾在志为思、肺在志为忧、肾在志为恐

注释

①攸受：所用。攸，助词，所。受，产生作用。②岁星：即木星。③角（jué）：五音之一。宫、商、角、徵、羽为五音，分别与五行相配，角属木，徵属火，宫属土，商属金，羽属水。④其数八："八"为"木"的成数。根据易理，数生五行：天一生水，地六成之；地二生火，天七成之；天三生木，地八成之；地四生金，天九成之；天五生土，地十成之。肝属木，所以说"其数八"。⑤荧惑星：即火星。⑥镇星：即土星。⑦太白星：即金星。⑧谿（xī）：指肘膝腕踝关节。⑨彘（zhì）：猪。⑩辰星：即水星。⑪为脉：诊脉。

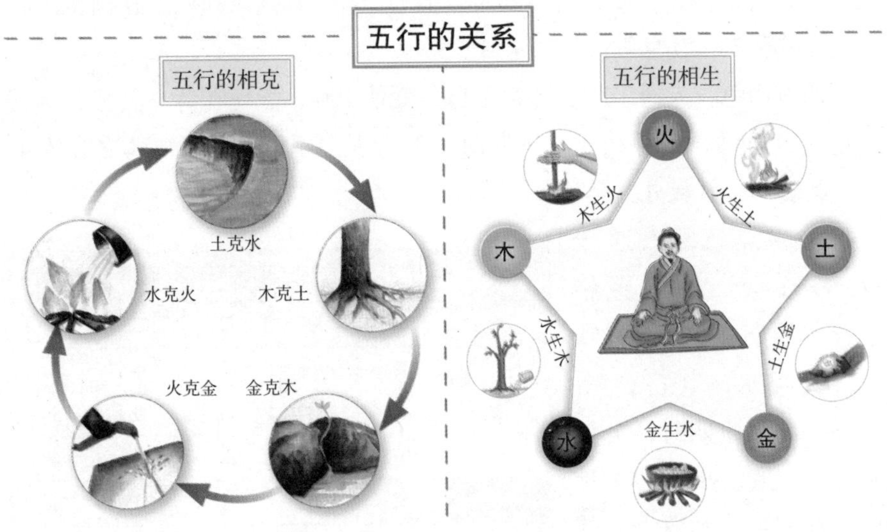

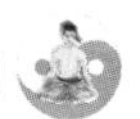

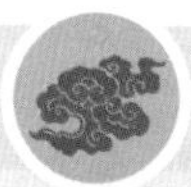

阴阳应象大论篇：阴阳五行与疾病诊治

导读

阴阳，既指天地四时之阴阳，又指人体之阴阳。应，即对应、相应。象，指的是自然界万事万物的各种现象。阴阳是中国传统医学以及中国古代哲学的核心概念之一，本篇内容将天地间的各种物象归属于阴阳，又结合五行学说将其归类于五行，所以名为“阴阳应象大论”。

本篇的内容可分为两个方面：一、论述天地万物的阴阳规律，以及人体与阴阳、四时、五行的内在关系；二、具体说明如何运用阴阳学说治疗疾病。

原文

黄帝曰：阴阳者，天地之道也，万物之纲纪①，变化之父母②，生杀之本始③，神明④之府也，治病必求于本⑤。故积阳为天，积阴为地。阴静阳躁，阳生阴长，阳杀阴藏。阳化气，阴成形⑥，寒极生热，热极生寒。寒气生浊，热气生清。清气在下，则生飧泄。浊气在上，则生䐜胀⑦。此阴阳反作，病之逆⑧从⑨也。

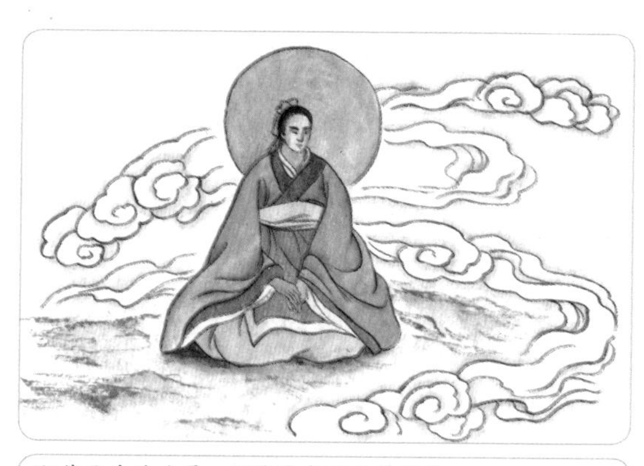

阳能化生为力量，阴能生成万物的形体

故清阳为天，浊阴为地。地气上为云，天气下为雨。雨出地气，云出天气。故清阳出上窍⑩，浊阴出下窍⑪。清阳发腠理，浊阴走五脏。清阳实四支，浊阴归六腑。

注释

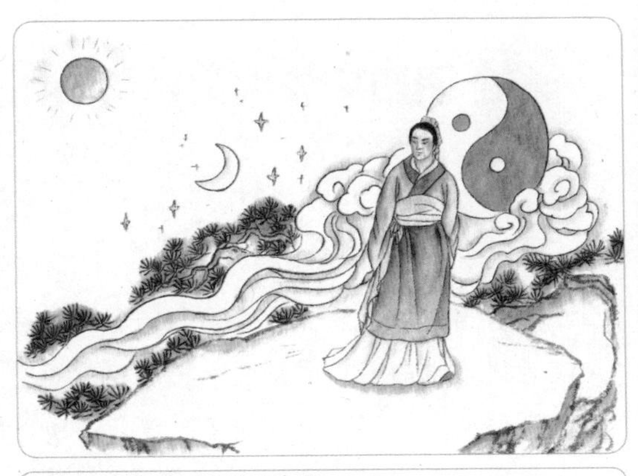
阴阳，是宇宙间的普遍规律

①纲纪：有纲领的意思。总的为纲，分支为纪。②变化之父母：万物生长变化的根源。父母，这里有根源、起源的意思。③生：生长。杀：杀伐，消亡。本始：根本。④神明：变化不测谓之神，品物流行谓之明。推动万物生成和变化的力量称为“神明”。⑤本：根源，根本。这里指阴阳。⑥阳化气，阴成形：这里的气指能力、力量。形，指形体、物质。⑦䐜（chēn）胀：上腹部胀满。⑧逆：病的异常称“逆证”。⑨从：病的正常称“顺证”。⑩上窍：指眼、耳、口、鼻七窍。⑪下窍：指尿道和肛门。

原文

水为阴，火为阳。阳为气①，阴为味②。味归形③，形归气。气归精④，精归化⑤。精食气⑥，形食味⑦。化生精，气生形⑧。味伤形，气伤精⑨。精化为气，气伤于味⑩。

阴味出下窍，阳气出上窍。味厚者为阴⑪，薄为阴之阳。气厚者为阳，薄为阳之阴。味厚则泄，薄则通。气薄则发泄，厚则发热。壮火⑫之气衰，少火⑬之气壮。壮火食气⑭，气食少火⑮。壮火散气，少火生气。气味，辛、甘发散为阳，酸、苦涌泄为阴。

阳	运动	外向	上升	温热	明亮	无形	功能	兴奋	推动	温煦
阴	静止	内守	下降	寒冷	晦暗	有形	物质	抑制	凝聚	滋润

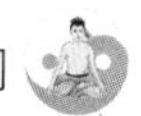

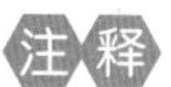

注释

①气：这里指功能或活动能力。②味：泛指有任一性味的食物。③形：指形体，包括脏腑、肌肉、血脉、筋骨、皮毛等。归：生成，滋养。④气归精：真气化生精。⑤精归化：精血充盛，又可化生真气。化，化生。⑥精食（sì）气：精的生成要仰赖营养物质。食，仰赖或依赖。⑦形食（sì）味：形体有赖食物的营养。⑧化生精，气生形：气化、生化的作用，既促进了精的生成，同时又充养了形体。⑨味伤形，气伤精：味和气也会伤害人体的形和精。⑩精化为气，气伤于味：精可以化生气，发挥其功能，饮食五味失调也可以伤气，损伤其功能。⑪味厚者为阴：根据中医药学理论，药物之性包括四气五味。四气源于一年四季寒热温凉的变化，所以药气分为温、热、凉、寒四大类。五味源于地气，分为酸、苦、甘、辛、咸五大类。四气源于天，所以属阳，五味源于地，所以属阴；但气味又有厚薄的不同，气厚的为纯阳，味厚的为纯阴，气薄的为阳中之阴，味薄的为阴中之阳。⑫壮火：过于亢盛的阳气，这种火实质上已经不是生理性的而是病理性的邪火。⑬少火：正常的阳气，这种火属于生理性的，是人体生命活动的动力。⑭壮火食气：壮火侵蚀和消耗元气。⑮气食（sì）少火：元气依赖于少火的充养。

原文

阴胜则阳病，阳胜则阴病。阳胜则热，阴胜则寒。重寒则热，重热则寒。寒伤形，热伤气。气伤痛，形伤肿。故先痛而后肿者，气伤形也；先肿而后痛者，形伤气也。风胜则动，热胜则肿，燥胜则干，寒胜则浮[①]，湿胜则濡泻[②]。

天有四时五行，以生长收藏，以生寒暑燥湿风，人有五脏化五气[③]，以生喜怒悲忧恐。故喜怒伤气，寒暑伤形；暴怒伤阴，暴喜伤阳。厥气[④]上行，满脉去形。喜怒不节，寒暑过度，生乃不固。故重阴必阳，重阳必阴。故曰：冬伤于寒，春必温病；春伤于风，夏生飧泄；夏伤于暑，秋必痎疟；秋伤于湿，冬生咳嗽。

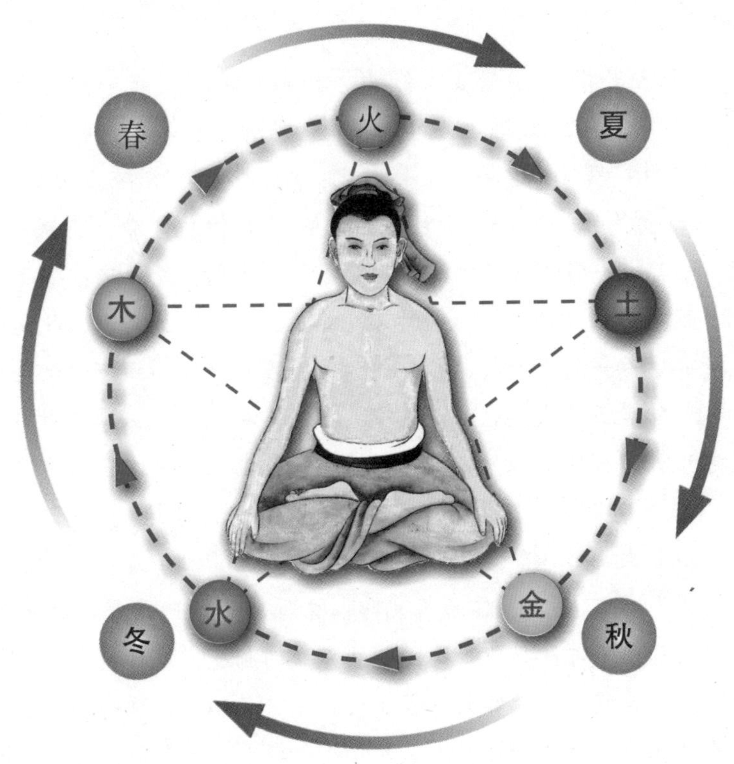

注释

①浮：浮肿。②濡泻：拖延日久的泄泻。③五气：五脏之气，由五气而生出五志，即喜、怒、悲、忧、恐五种情志。④厥气：逆行之气。

原文

帝曰：余闻上古圣人，论理人形，列别[①]脏腑；端络经脉[②]，会通六合[③]，各从其经；气穴所发，各有处名；谿谷属骨[④]，皆有所起；分部逆从，各有条理；四时阴阳，尽有经纪。外内之应，皆有表里。其信然乎？

岐伯对曰：东方生风，风生木，木生酸，酸生肝，肝生筋，筋生心。肝主目。其在天为风，在地为木，在体为筋，在藏为肝，在色为苍，在音为角，在声为呼，在变动为握，在窍为目，在味为酸，在志为怒。怒伤肝，悲胜怒；风伤筋，燥胜风；酸伤筋，辛胜酸。

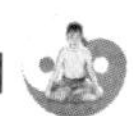

季节	气候	方位	五音	五行
春	风	东方	角	木
夏	暑	南方	徵	火
长夏	湿	中央	宫	土
秋	燥	西方	商	金
冬	寒	北方	羽	水

南方生热，热生火，火生苦，苦生心，心生血，血生脾。心主舌。其在天为热，在地为火，在体为脉，在藏为心，在色为赤，在音为徵，在声为笑，在变动为忧，在窍为舌，在味为苦，在志为喜。喜伤心，恐胜喜；热伤气，寒胜热；苦伤气，咸胜苦。

中央生湿，湿生土，土生甘，甘生脾，脾生肉，肉生肺。脾主口。其在天为湿，在地为土，在体为肉，在藏为脾，在色为黄，在音为宫，在声为歌，在变动为哕，在窍为口，在味为甘，在志为思。思伤脾，怒胜思；湿伤肉，风胜湿；甘伤肉，酸胜甘。

西方生燥，燥生金，金生辛，辛生肺，肺生皮毛，皮毛生肾。肺主鼻。其在天为燥，在地为金，在体为皮毛，在藏为肺，在色为白，在音为商，在声为哭，在变动为咳，在窍为鼻，在味为辛，在志为忧。忧伤肺，喜胜忧；热伤皮毛，寒胜热；辛伤皮毛，苦胜辛。

北方生寒，寒生水，水生咸，咸生肾，肾生骨髓，髓生肝。肾主耳。其在天为寒，在地为水，在体为骨，在藏为肾，在色为黑，在音为羽，在声为呻，在变动为栗，在窍为耳，在味为咸，在志为恐。恐伤肾，思胜恐；寒伤血，燥胜寒；咸伤血，甘胜咸。

故曰：天地者，万物之上下也；阴阳者，血气之男女⑤也；左右者，阴阳之道路也⑥；水火者，阴阳之征兆⑦也；阴阳者，万物之能始⑧也。故曰：阴在内，阳之守也；阳在外，阴之使也。

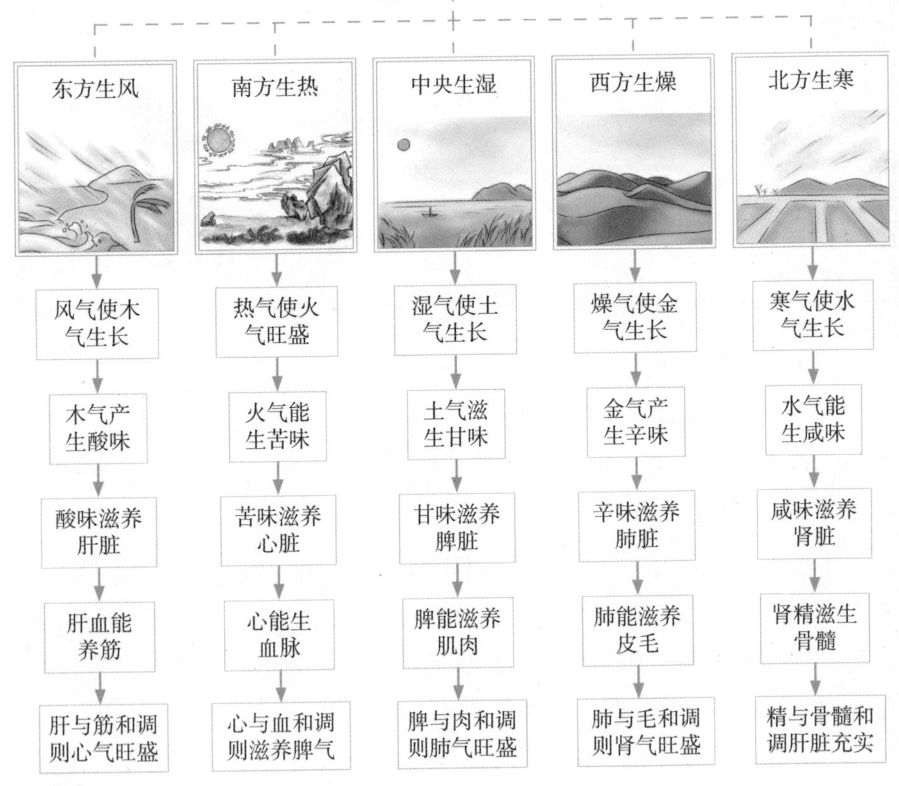

注释

①列别：分别，分辨。②端络经脉：审察经脉的相互联系。端络，纵

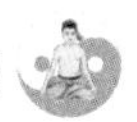

横。③六合：东西南北四方和上下为“六合”。另外，十二经脉的阴阳配合也称“六合”。这里包含两层意思，即联系自然界的四方上下六合来类比十二经脉的阴阳六合。④谿谷：山间的河沟为“谿”，同“溪”。两山之间的夹道或流水道称“谷”。中医借用来指肌肉会聚之处，因为肌肉会聚处肌腱交叠而形成凹陷似“谿谷”。属骨：骨相连之处。⑤血气之男女：借用男女气血来说明阴阳的相对关系。⑥“左右者”两句：古人认为，阴气右行，阳气左行。⑦征兆：即象征。⑧能（tāi）始：变化生成之本原。能，通“胎”。

原文

帝曰：法[①]阴阳奈何？

岐伯曰：阳胜则身热，腠理闭，喘粗为之俯仰。汗不出而热，齿干以烦冤，腹满死。能[②]冬不能夏。阴胜则身寒，汗出，身常清[③]，数栗而寒，寒则厥，厥则腹满死，能夏不能冬。此阴阳更胜之变，病之形能[④]也。

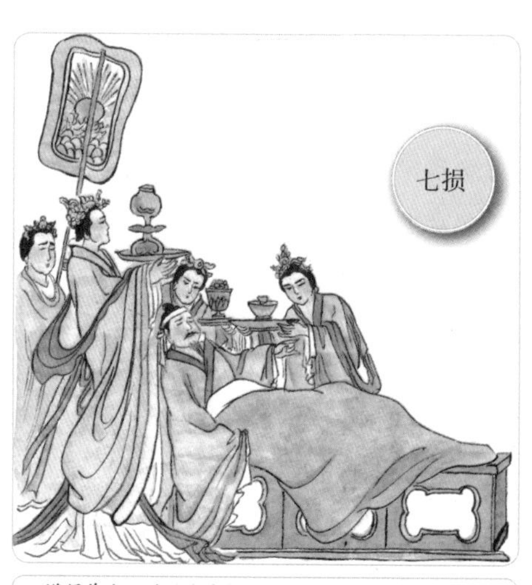

不懂得养生之道的人会提早衰老

帝曰：调此二者，奈何？

岐伯曰：能知七损[⑤]八益[⑥]，则二者可调；不知用此，则早衰也。年四十，而阴气自半也，起居衰矣；年五十，体重，耳目不聪明矣；年六十，阴痿，气大衰，九窍不利，下虚上实，涕泣俱出矣。故曰：知之则强，不知则老，故同出而名异耳。智者察同，愚者察异。愚者不足，智者有余[⑦]。有余则耳目聪明，身体

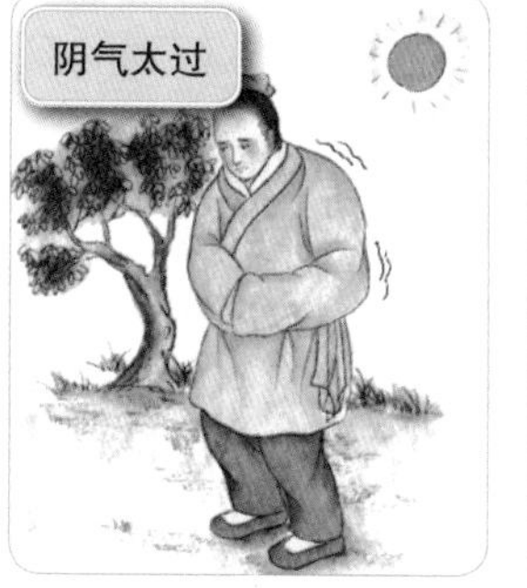

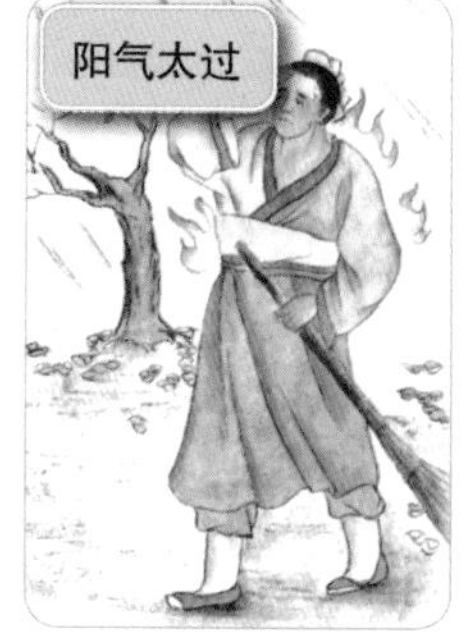

阴气或阳气太过，会使人体的阴阳失去平衡，导致疾病产生

不懂得七损八益的普通人逐渐衰老的过程
阴气减损一半
觉得身体笨重，耳不聪，目不明
阴气痿弱，肾气大大衰减，不时出现流鼻涕、淌眼泪的现象
四十岁
五十岁
六十岁

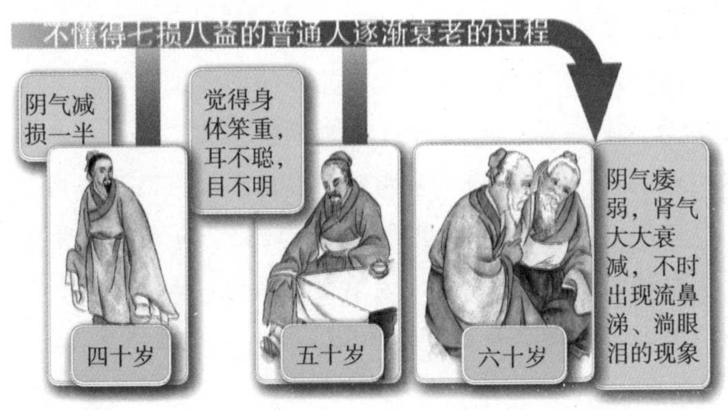

轻强，老者复壮，壮者益治。是以圣人为无为之事，乐恬惔之能，从欲快志于虚无之守，故寿命无穷，与天地终。此圣人之治身也。

注释

①法：取法，运用。②能：同“耐”。③清：通“凊”（qìng），寒。④形能：能，通“态”。⑤七损：指房事中损伤人体精气的七种情况。⑥八益：指房事中对人体精气有益的八种情况。⑦“智者”两句：聪明人在生病之前注意养生，愚蠢的人发病之后才知道调养。同，指健康。异，指疾病衰老。

原文

天不足西北，故西北方阴也，而人右耳目不如左明也。地不满东南，故东南方阳也，而人左手足不如右强也。

帝曰：何以然？

岐伯曰：东方阳也，阳者其精并[①]于上，并于上则上明而下虚，故使耳目聪明而手足不便[②]也。西方阴也，阴者其精并于下，并于下则下盛而上虚，故其耳目不聪明而手足便也。故俱感于邪，其在上则右甚，在下则左甚，此天地阴阳所不能全也，故邪居之。

故天有精，地有形。天有八纪[③]，地有五里[④]。故能为万物之父母。清阳上天，浊阴归地。是故天地之动静，神明为之纲纪。故能以生长收藏，终而复始。惟贤人上配天以养头，下象地以养足，中傍人事[⑤]以养五脏。天气通于肺，地气通于嗌[⑥]，风气通于肝，雷气通于心，谷气[⑦]通于脾，雨气通于肾。六经为川，肠胃为海，九窍为水注之气。以天地为之阴阳，人之汗，以天地之雨名之；人之气，以天地之疾风名之。暴气象雷，逆气象阳。故治不法天之纪，不用地之理，则灾害至矣。

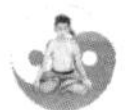

注释

①并：聚集。②便：便利，灵巧，自如。③八纪：立春、立夏、立秋、立冬、春分、秋分、夏至、冬至八个大节气。④五里：指东、南、西、北、中央五方。⑤人事：日常饮食和情志。⑥嗌（yì）：喉下食管处，即咽。⑦谷气：两山间通水之道路称“谷”。人体肌肉与肌肉之间也称“谷”。张志聪：“谷气，山谷之通气也。”

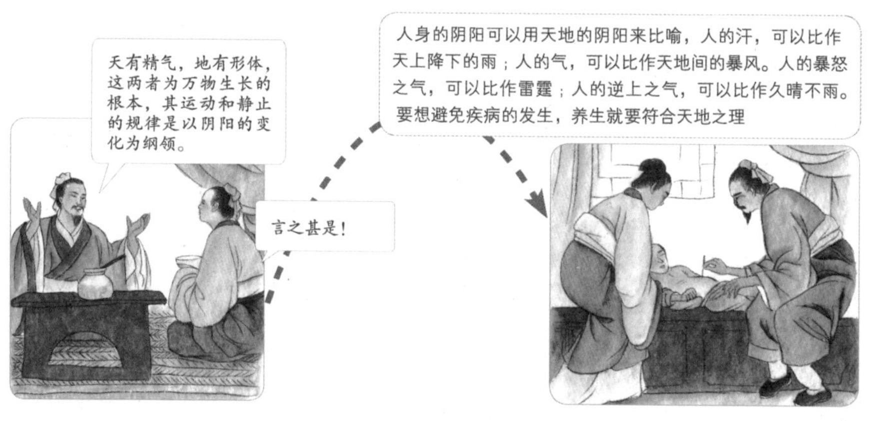

原文

故邪风之至，疾如风雨，故善治者治皮毛，其次治肌肤，其次治筋脉，其次治六腑，其次治五脏。治五脏者，半死半生也。故天之邪气，感则害人五脏；水谷之寒热，感则害于六腑；地之湿气，感则害皮肉筋脉。

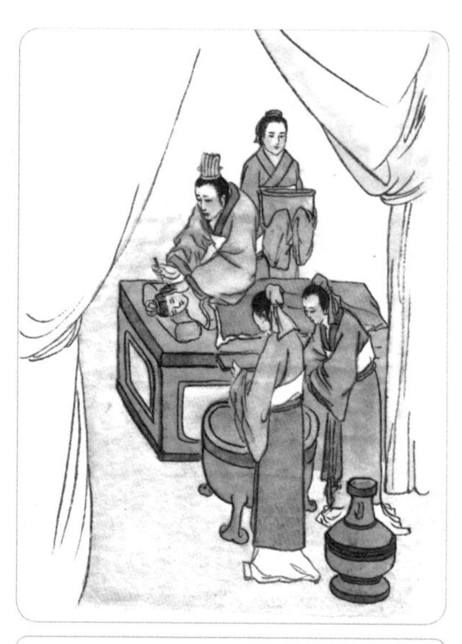
病刚发生，用刺法就可治愈

故善用针者，从阴引阳，从阳引阴①。以右治左，以左治右。以我知彼②，以表知里，以观过与不及之理。见微得过，用之不殆。

善诊者，察色按脉，先别阴阳。审清浊，而知部分；视喘息③，听音声，而知所苦；观权衡规矩[④]，而知病所主；按尺寸[⑤]，观浮沉滑涩，而知病所生。以治无过，以诊则不失矣。

故曰：病之始起也，可刺而已；其盛，可待衰而已。故因其轻而扬之[⑥]，因其重而减之[⑦]，因其衰而彰之[⑧]。形不足者，温之以气；精不足者，补之以味。其高者，因而越之[⑨]；其下者，引而竭之[⑩]；中满[⑪]者，泻之于内；其有邪者，渍形以为汗[⑫]；其在皮者，汗而发之；其慓悍者，按而收之[⑬]；其实者，散而泻之。审其阴阳，以别柔刚[⑭]。阳病治阴，阴病治阳。定其血气，各守其乡，血实宜决之，气虚宜掣引之。

注释

①“从阴”两句：取阴经之穴以治疗阳经之病；取阳经之穴以治疗阴经之病。②以我知彼：用正常人与患者比较来推测病变情况。我，指正常人。彼，指患者。③喘息：指呼吸的气息和动态。④权衡规矩：指四时的正常脉象，即春弦如规之圆，夏洪如矩之方，秋毛如衡之平，冬沉如权之重。⑤尺：尺肤。寸：寸口。⑥轻：病邪轻浅，病在表。扬：用轻宣疏散方法驱邪外泄。⑦重：病邪重深，病在里。减之：以攻泻的方法祛除病邪。⑧衰：正气衰弱。彰之：给予补益之剂。⑨越之：使用涌吐方法。⑩引而竭之：使用通便方法。⑪中满：胸腹胀满。⑫渍形以为汗：即“清以为汗”，用辛凉解表的疗法。⑬其慓悍者，按而收之：病情发越太过，可以用抑收法。⑭柔刚：柔剂、刚剂。即药性平和或猛烈的药剂。

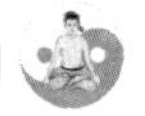

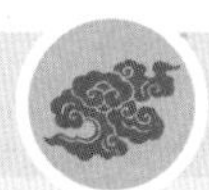

灵兰秘典论篇：十二脏腑功能简述

导读

灵兰，即灵台兰室之意。秘典，即秘而不传的珍贵典籍。灵兰秘典，与金匮真言、玉版论要等都是形容篇中所论的重要性，不反映该篇内容的主旨。

本篇的主要内容如下：一、以古代官制中的各个官职做比喻，论述人体十二脏腑的功能和相互联系；二、着重指出心在十二脏腑中的主宰地位及其重要作用。

原文

黄帝问曰：愿闻十二脏之相使①，贵贱②何如？

岐伯对曰：悉乎哉问也！请遂言之。心者，君主之官③也，神明出焉。肺者，相傅④之官，治节出焉。肝者，将军⑤之官，谋虑出焉。胆者，中正之官，决断出焉⑥。膻中⑦者，臣使⑧之官，喜乐出焉。脾胃者，仓廪之官⑨，五味出焉。大肠者，传道⑩之官，变化⑪出焉。小肠者，受盛⑫之官，化物⑬出焉。肾者，作强⑭之官，伎巧⑮出焉。三焦者，决渎⑯之官，水道出焉。膀胱者，州都⑰之官，津液藏焉，气化⑱则能出矣。凡此十二官者，不得相失也。故主明则下安，以此养生则寿，殁世不殆，以为天下则大昌。主不明则十二官危，使道⑲闭塞而不通，形乃大伤，以此养生则殃，以为天下者，其宗大危，戒之戒之！

注释

①十二脏：指心、肝、脾、肺、肾、膻中、胆、胃、大肠、小肠、三焦、膀胱十二个脏器。相使：相互联系。②贵贱：主要与次要。③官：职守。④相傅：辅佐君主的宰相。相，为佐君者。傅，为教育太子及诸皇子

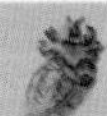
心主宰全身，神明出焉，与耳相关

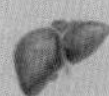
肝主怒，主筋，谋略出焉，与目相关

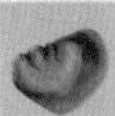
脾主运化、统血，输布水谷精微，与口相关

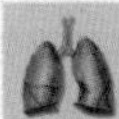
肺主一身之气，调节全身活动，与鼻相关

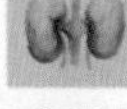
肾藏先天之精，主水，纳气，技巧出焉，与二阴相关

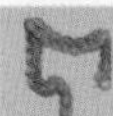
大肠能传送食物中的废物

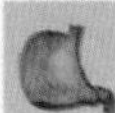
胃为水谷之海，受纳并腐熟五谷

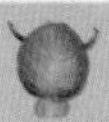
膀胱蓄藏津液，通过气化作用而排出尿液

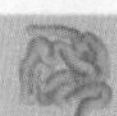
小肠承受胃中下行的食物而进一步分化清浊

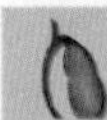
胆储存并排泄胆汁，并参与饮食消化

者。⑤将军：以将军比喻肝的易动而刚强之性。⑥中正：即中精，胆为清净之府，藏清汁。决断：决定判断的能力。⑦膻（dàn）中：心脏的外围组织，也叫“心包络”。⑧臣使：即内臣。因膻中贴近心，故为心的臣使。⑨仓廪（lǐn）之官：脾胃有受纳水谷和运化精微之能，故称“仓廪之官”。古代储藏有壳的谷物的地方称为仓，储藏去壳后的谷物的地方称为廪。⑩传道：传导运输。道，同“导”。⑪变化：饮食消化、吸收、排泄的过程。⑫受盛：接受和容纳。⑬化物：分别清浊，消化食物。⑭作强：作用强而有力，即指能力充实。⑮伎巧：技巧。⑯决渎：通利水道。⑰州都：水陆会聚的地方。⑱气化：因气的运动而产生的生理变化。⑲使道：人体十二脏相互联系的通道。

原文

至道在微，变化无穷，孰知其原①？窘②乎哉！消者瞿瞿③，孰知其要？闵闵④之当，孰者为良？恍惚⑤之数，生于毫氂⑥，毫氂之数，起于度量，千之万之，可以益大，推之大之，其形乃制。

黄帝曰：善哉！余闻精光⑦之道，大圣之业。而宣明⑧大道，非斋戒⑨择吉日，不敢受也。

黄帝乃择吉日良兆，而藏灵兰之室⑩，以传保焉。

注释

①原：本源。②窘（jiǒng）：困难。③瞿瞿（jǔ）：惊疑的样子。④闵闵：忧虑的样子。⑤恍惚：似有若无。⑥毫氂（lí）：形容极微小。氂，同“厘”。⑦精光：精纯明白。⑧宣明：通达光明。⑨斋戒：洗心曰斋，诚意曰戒。即诚心诚意。⑩灵兰之室：灵台兰室，黄帝藏书的地方。

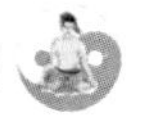

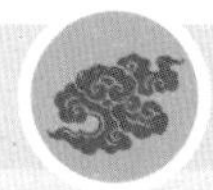

六节脏象论篇：气候也能致病

导读

六节，古人以一个甲子之数六十日为一节，一年共分为六节。脏象，即五脏的功能状态在人体外部表现出来的征象。

本篇首先讲述了天度和气数的内容，属于运气学说；其次又论述了脏象和脉象，说明人体内在脏腑与外界环境的密切关系。

原文

黄帝问曰：余闻天以六六[①]之节，以成一岁，地以九九制会[②]，计人亦有三百六十五节以为天地[③]，久矣，不知其所谓也。

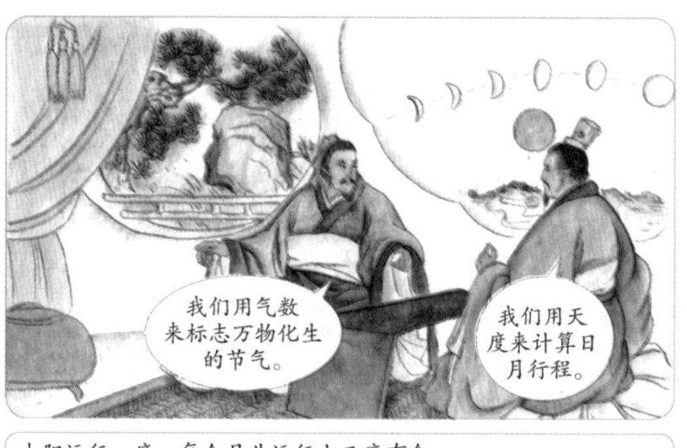

我们用气数来标志万物化生的节气。
我们用天度来计算日月行程。
太阳运行一度，每个月共运行十三度有余

岐伯对曰：昭乎哉问也！请遂言之。夫六六之节、九九制会者，所以正天之度[④]，气之数[⑤]也。天度者，所以制日月之行也，气数者，所以纪化生之用也。天为阳，地为阴；日为阳，月为阴。行有分纪[⑥]，周有道理[⑦]。日行一度，月行十三度而有奇焉[⑧]。故大小月三百六十五日而成岁，积气余而盈闰矣[⑨]。立端于始[⑩]，表正于中[⑪]，推余于终，而天度毕矣。

帝曰：余已闻天度矣，愿闻气数，何以合之？

岐伯曰：天以六六为节，地以九九制会。天有十日[⑫]，日六竟而周甲[⑬]，甲六复而终岁，三百六十日法也。夫自古通天者，生之本，本于阴阳。其气九州、九窍，皆通乎天气。故其生五，其气三。三而成天，三而成地，三而成人，三而三之，合则为九，九分为九野[⑭]，九野为九脏，故形脏四，神脏五[15]，合为九脏以应之也。

注释

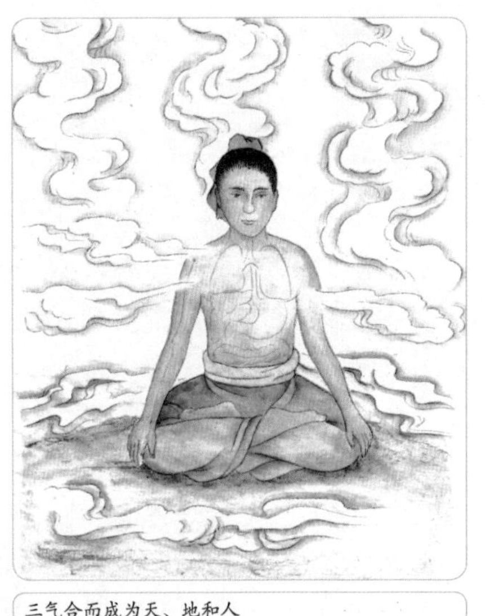
三气合而成为天、地和人

①六六：六十日为一甲子，是为一节。“六六”就是六个甲子。②九九制会：指人的九窍、九脏与地的九州、九野的相配关系。③节：指腧穴，是人体气血交会出入的地方。以为天地：即人与天地相应。④度：周天三百六十五度。⑤数：一年二十四节气的常数。⑥行有分纪：日月是按照天体中所划分的区域和度数运行的。⑦周有道理：日月环周运行有一定的轨道。⑧“日行”两句：地球绕太阳公转一周（360度）要365天，平均每天运行近似一度。古人认为地不动而日行，所以说“日行一度”。月亮绕地球运转一周，要27.32天，平均每日运行十三度有余（360度÷27.32=13.18度），所以说“日行一度，月行十三度而有奇”。奇（jī），余数。⑨积气余而盈闰矣：节气以日行十五度来计，一年二十四节气，正合周天365.25度，一年十二个月共得354日，因此，月份常不足，节气常有余，余气积满二十九日左右，即置一闰月。故三年必有一闰月，约十九年间须置七个闰月，才能使节气与月份归于一致。气，节气。闰，谓置闰，古历月份以朔望计算，每月平均得29.5日。⑩立端于始：即冬至节。古历确定冬至节为一年节气的开始。立，确立。端，岁首。⑪表正于中：以圭表测量日影的长短变形，计算日月的运度，来校正时令节气。表，即圭表，古代天文仪器之一，测日影使用。正，校正。⑫天有十日：天，指天干，天干有十，即甲、乙、丙、丁、戊、己、庚、辛、壬、癸。古以天干纪日，所以说“天有十日”。⑬日六竟而周甲：即十个天干与十二地支（子、丑、寅、卯、辰、巳、午、未、申、酉、戌、亥）相合，凡六十日为甲子一周，故称为“周甲”。⑭九野：九州的分野。⑮形脏四，神脏五：人身形脏指胃、大肠、

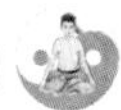

小肠、膀胱，所藏的都是有形之物。神脏指心、肝、脾、肺、肾五脏，所藏的都是无形之物，即心藏神、肝藏魂、脾藏意、肺藏魄、肾藏志。

原文

帝曰：余已闻六六九九之会也，夫子言积气盈闰，愿闻何谓气？请夫子发蒙解惑①焉！

岐伯曰：此上帝所秘，先师传之也。

帝曰：请遂闻之。

岐伯曰：五日谓之候②，三候谓之气③；六气谓之时，四时谓之岁。而各从其主治④焉。五运相袭⑤，而皆治之；终期⑥之日，周而复始。时立气布⑦，如环无端，候亦同法。故曰：不知年之所加⑧，气之盛衰，虚实之所起，不可以为工矣。

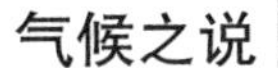

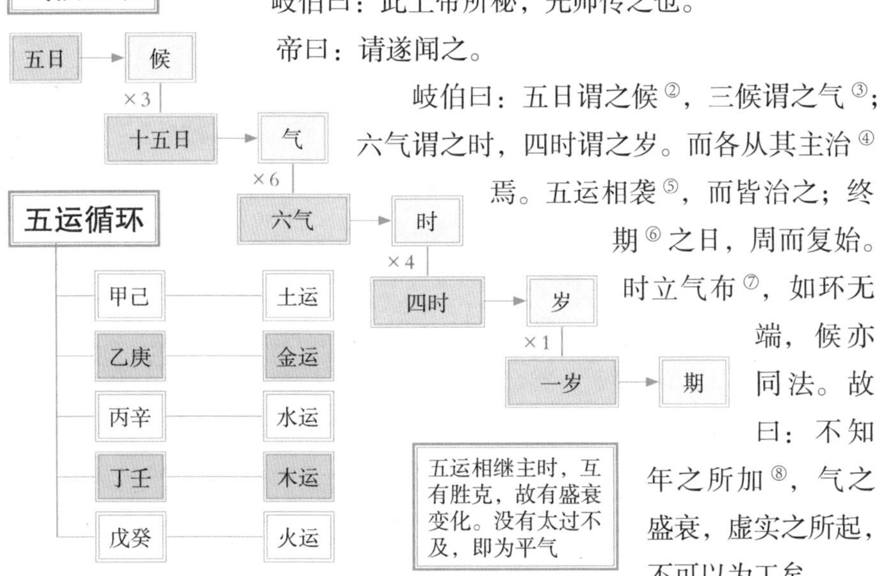

注释

①发蒙解惑：启发蒙昧，解释疑惑。②五日谓之候：五日称为“一候”。候，指气候。③三候谓之气：三候称为一个节气。气，指节气。④各从其主治：治病就应顺从其当旺之气。主治，主管，当令。四时各有当令之主气，如木旺春、火旺夏等。⑤五运相袭：五行运行之气，相互承袭。⑥期（jī）：周年。⑦时立气布：一年之中分立四时，四时之中分布节气。⑧年之所加：指各年主客气加临的情况。

原文

帝曰：五运终始，如环无端，其太过不及何如？

岐伯曰：五气更立①，各有所胜，盛虚之变，此其常也。

帝曰：平气何如？

岐伯曰：无过[②]者也。

帝曰：太过不及奈何？

岐伯曰：在经[③]有也。

帝曰：何谓所胜？

岐伯曰：春胜长夏，长夏胜冬，冬胜夏，夏胜秋，秋胜春。所谓得五行时之胜，各以其气命其脏。

帝曰：何以知其胜？

岐伯曰：求其至也，皆归始春。未至而至[④]，此谓太过，则薄[⑤]所不胜，而乘[⑥]所胜也，命曰气淫[⑦]。至而不至，此谓不及，则所胜妄行，而所生受病，所不胜薄之也，命曰气迫。所谓求其至者，气至之时也，谨候其时，气可与期。失时反候，五治不分，邪僻[⑧]内生，工不能禁也。

注释

①五气更立：木、火、土、金、水五运之气更替主时。②无过：没有太过不及。③经：指古医经。④未至而至：前一"至"指时令，后一"至"指气候。"未至而至"，就是未到其时令而有其气候。⑤薄：通"迫"，侵犯，伤害。⑥乘：过度克胜。欺凌，凌侮。⑦气淫：气太过。⑧邪僻：不正之气。

原文

帝曰：有不袭乎？

岐伯曰：苍天之气，不得无常也。气之不袭，是谓非常，非常则变矣。

帝曰：非常而变，奈何？

岐伯曰：变至则病。所胜则微，所不胜则甚，因而重感于邪则死矣。故非其时则微，当其时则甚也。

 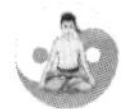

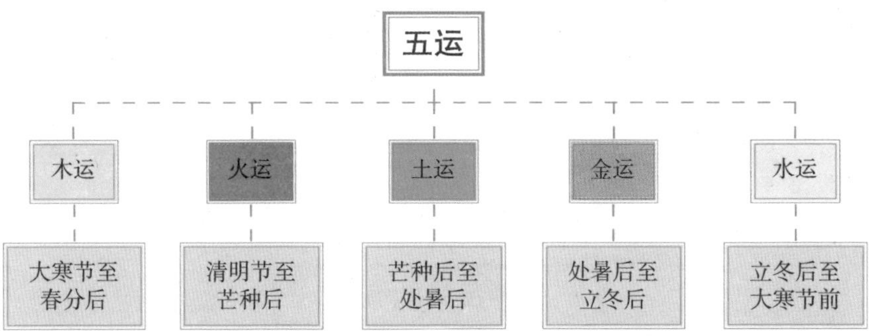

注：① 五运：木运为初运、火运为二运、土运为三运、金运为四运、水运为五运。

② 二十四节气：立春、雨水、惊蛰、春分、清明、谷雨

立夏、小满、芒种、夏至、小暑、大暑

立秋、处暑、白露、秋分、寒露、霜降

立冬、小雪、大雪、冬至、小寒、大寒

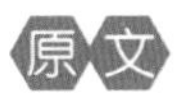

帝曰：善！余闻气合而有形，因变以正[①]名，天地之运，阴阳之化，其于万物，孰少孰多，可得闻乎？

岐伯曰：悉乎哉问也！天至广不可度，地至大不可量，大神灵问[②]，请陈其方。草生五色，五色之变，不可胜视；草生五味，五味之美，不可胜极。嗜欲不同，各有所通。天食人以五气[③]，地食人以五味。五气入鼻，藏于心肺，上使五色修明，音声能彰；五味入口，藏于肠胃，味有所藏，以养五气。气和而生[④]，津液相成，神乃自生。

注释

① 变：变化，变异。正：确定，订正。② 大神灵问：所提问题是涉及天地阴阳，变幻莫测、微妙难穷的大问题。大神灵，道理广泛深奥。③ 天食（sì）人以五气：天供给人们五气。食，养育。五气，指五脏之气。④ 气和：五脏之气协调正常。生：生化机能。

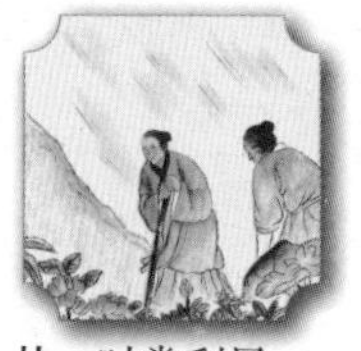

从：时常刮风，草木茂盛

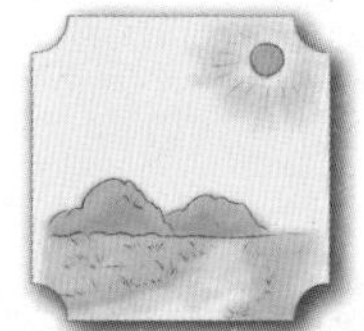

逆：天气晴朗，空气干燥，没有风

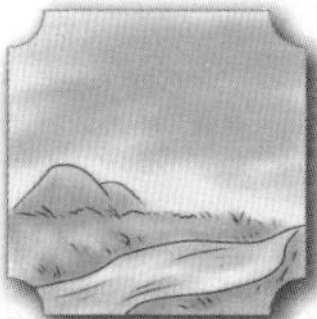

淫：尘土漫天，水不结冰

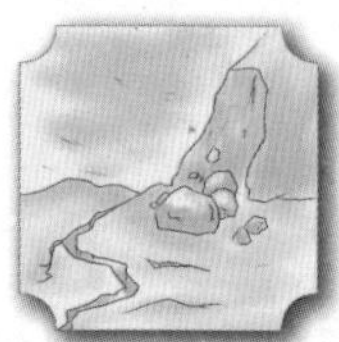

太过：地动山摇，常有风沙

八种反常的气候

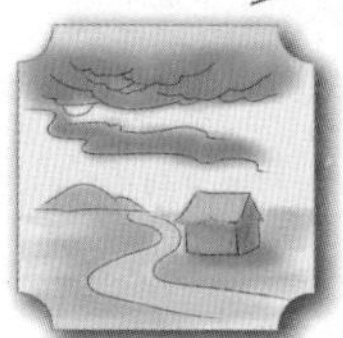

不足：乌云遮蔽太阳，犹如黑夜

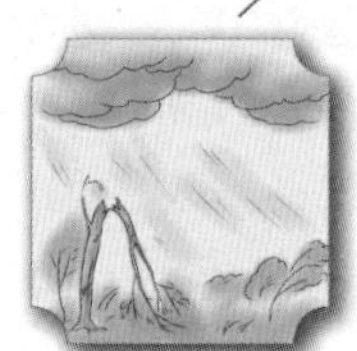

郁：风吹树断，乌云密布

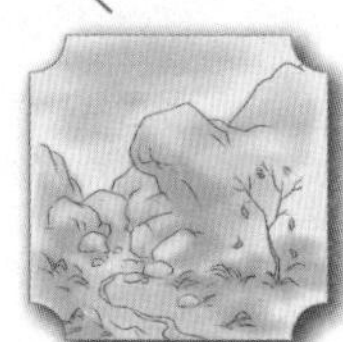

胜：泉水干枯，花草衰败

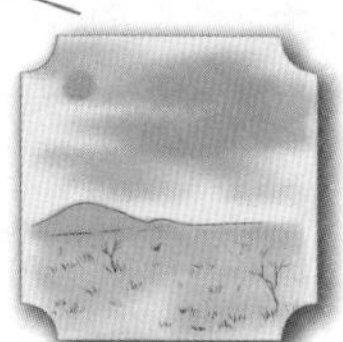

复：又干又热，多发蝗灾

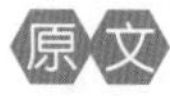

帝曰：脏象[①]何如？

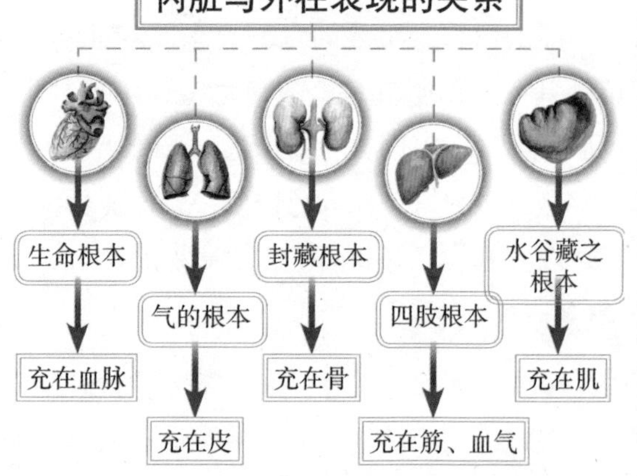

岐伯曰：心者，生之本，神之处也；其华在面，其充在血脉，为阳中之太阳，通于夏气。肺者，气之本，魄[②]之处也；其华在毛，其充在皮，为阳中之太阴，通于秋气。肾者，主蛰[③]，封藏之本，精之处也；其华在发，其充在骨，为阴中之太阴，通于冬气。肝者，罢极[④]之本，魂之居也；其华在爪，其充在筋，以生血气，其味酸，其色苍，此为阳中之少阳，通于春气。脾者，仓廪之本，营之居也；其华在唇四白，其充在肌，此至阴之类，通于土气。胃、大肠、小肠、三焦、膀胱，名曰器，能化糟粕，转味而出入者也。凡十一脏，取决于胆也。

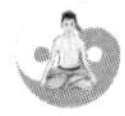

故人迎一盛⑤，病在少阳，二盛病在太阳，三盛病在阳明，四盛已上为格阳⑥。寸口一盛，病在厥阴，二盛病在少阴，三盛病在太阴，四盛已上为关阴⑦。人迎与寸口俱盛四倍已上为关格⑧，关格之脉羸⑨，不能极⑩于天地之精气，则死矣。

注释

①脏象：人体内脏机能活动表现于外的表象。脏，泛指体内的脏器。象，指内脏活动显现于外的各种生理和病理表象。②魄：人体的精神活动之一，表现为感觉和动作。③蛰：虫类伏藏于土中。这里有闭藏的意思。④罢（pí）极：即四极、四肢。肝华在爪，充在筋，以生血气，所以为四肢（罢极）之本。罢，疲劳，衰弱。这里指四肢过劳则疲软无力。⑤一盛：盛，指脉大，一盛是大一倍，二盛是大两倍。⑥已：通“以”。格阳：气血盛溢于三阳，与三阴格拒而不相交通。⑦关阴：气血盛溢于三阴，与三阳隔绝，不相交通。⑧关格：阴阳之脉俱盛，阴关于内，阳格于外。⑨羸：音义同“盈”，有余、亢盛之意。⑩极：通“汲”。

五脏生成篇：详诊五脏之病

导读

五脏，指人体内的心、肺、肝、脾、肾五个脏器。本篇主要讨论了通过诊察色脉以测候五脏之病的问题，因为五色之脉是由五脏的气血所生成的，所以名为“五脏生成”。

本篇的内容要点如下：一、指出五脏与其所合的脉、皮、筋、肉、骨以及色、毛、爪、唇、发等方面的关系；二、论述五味、五色、五脉与五脏之间的关系；三、说明色诊、脉诊在临床上的应用以及色脉合参的重要性。

原文

心之合[①]脉也，其荣[②]色也，其主[③]肾也。肺之合皮也，其荣毛也，其主心也。肝之合筋也，其荣爪也，其主肺也。脾之合肉也，其荣唇也，其主肝也。肾之合骨也，其荣发也，其主脾也。

是故多食咸，则脉凝泣[④]而变色；多食苦，则皮槁而毛拔[⑤]；多食辛，则筋急[⑥]而爪枯；多食酸，则肉胝皱而唇揭[⑦]；多食甘，则骨痛而发落。此五味之所伤也。故心欲苦，肺欲辛，肝欲酸，脾欲甘，肾欲咸。此五味之所合也。

注释

①合：配合，外合。心、肝、脾、肺、肾在内，脉、筋、肉、皮、骨在外，外内表里相合，所以叫“心合脉”“肺合皮”等。②荣：荣华。五脏精华在体表的反映。③主：制约。④凝泣（sè）：凝结而不畅通。泣，通“涩”。⑤毛拔：毛发脱落。⑥筋急：筋脉拘挛。⑦肉胝皱而唇揭：肉厚而唇缩。胝，手足老茧。揭，掀起。

五色关乎五脏

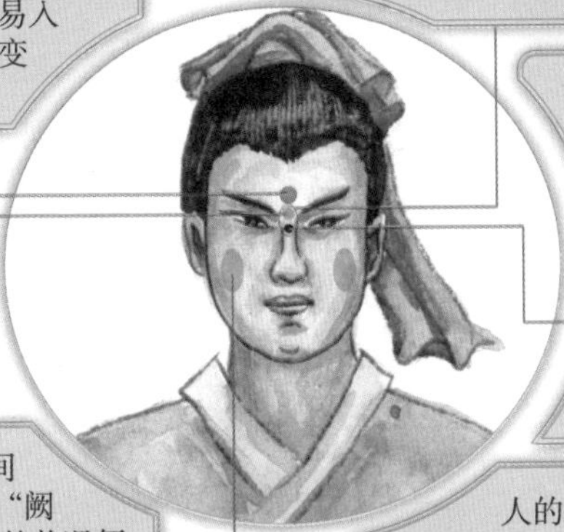

"黑色出于庭，大如拇指，必不病而猝死。"庭即天庭，水色出现在火地，天庭黑如墨烟，说明人体内的元气已经严重衰败，病邪极易入侵，故常未见病变的全过程便猝死

"阙"指的是双眉中间的区域，即眉心，与肺相对应。肺主皮毛，外界风寒入侵时，双眉之间便会有薄而泽的颜色

眉心之下，就是鼻根部。鼻根又叫"山根""下极"。心脏的状况便是在这里显现出来的。心脏出现病变时，此处亦会出现病色

天庭与眉心之间的区域，叫作"阙上"。人体咽喉的状况便是在这里显现出来的。咽喉区域的组织器官出现病变时，此处亦会出现病色

人的面部两侧颧骨上出现赤色，我们称之为"东西两岳现赤霞"。"赤色出两颧，大如拇指者，病虽小愈，必猝死。"可见这是十分凶险的病状

五色的正常色与异常色

赤

正常的赤色，既如细白的薄绢裹着朱砂，又如鸡冠

异常的赤色，如同赭石，略带紫色，暗淡而无光泽

青

正常的青色，既如白绢裹着红青色的东西，又如翠鸟的羽毛

异常的青色，看上去像是蓝色

黄

正常的黄色，既如白绢裹着栝楼的果实，又如蟹腹

异常的黄色，像泥土一样，干枯而没有生气

白

正常的白色，既如细白的薄绢裹着红色的东西，又如猪脂

异常的白色，犹如海盐，白中带浊，泛着浮光

黑

正常的黑色，既如白绢裹着紫色的东西，又如乌鸦的羽毛

异常的黑色，像地衣一样，色泽枯槁

原文

五脏之气，故色见青如草兹[①]者死，黄如枳实[②]者死，黑如炲[③]者死，赤如衃血[④]者死，白如枯骨者死。此五色之见死也。

青如翠[⑤]羽者生，赤如鸡冠者生，黄如蟹腹者生，白如豕膏[⑥]者生，黑如乌羽[⑦]者生。此五色之见生也。生于心，如以缟[⑧]裹朱；生于肺，如以缟裹红；生于肝，如以缟裹绀[⑨]；生于脾，如以缟裹栝楼实[⑩]；生于肾，如以缟裹紫。此五脏所生之外荣也。

色味当五脏[⑪]。白当肺、辛，赤当心、苦，青当肝、酸，黄当脾、甘，黑当肾、咸。故白当皮，赤当脉，青当筋，黄当肉，黑当骨。

注释

①草兹：死草色，为青中带有枯黑之色。②枳（zhì）实：中药名，色青黄。③炲（tái）：黑黄色，色如烟灰。④衃（pēi）血：凝血，色黑赤。⑤翠：指翡翠，鸟名，羽毛青色。⑥豕膏：猪的脂肪，色白而光润。⑦乌羽：乌鸦的羽毛，色黑而光泽。⑧缟（gǎo）：白绢。⑨绀（gàn）：青赤色。⑩栝（guā）楼实：药名。为葫芦科植物栝楼的果实，熟时橙黄色。⑪色味当五脏：色味与五脏相合。当，合。

原文

诸脉者皆属[①]于目，诸髓者皆属于脑，诸筋者皆属于节，诸血者皆属于心，诸气者皆属于肺。此四支八谿之朝夕[②]也。

故人卧血归于肝。目受血而能视，足受血而能步，掌受血而能握，指受血而能摄。卧出而风吹之，血凝于肤者为痹，凝于脉者为泣，凝于足者为厥。此三者，血行而不得反其空[③]，故为痹厥也。人有大谷十二分[④]，小谿[⑤]三百五十四名，少十二俞[⑥]。此皆卫气

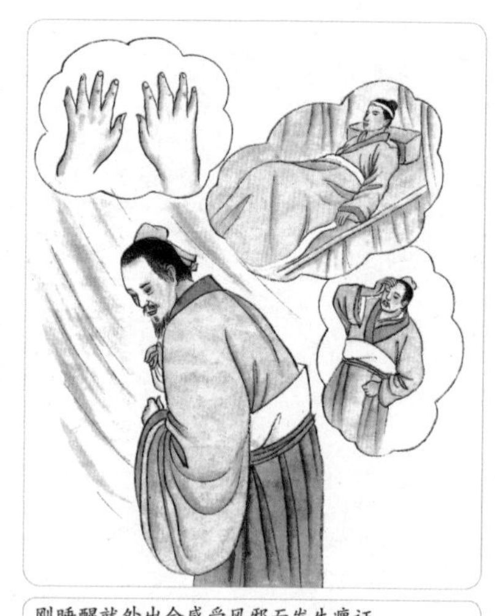

刚睡醒就外出会感受风邪而发生痹证

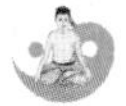

之所留止，邪气之所客[⑦]也，针石缘[⑧]而去之。

注释

①属：注。②八谿：指上肢的肘腕，下肢的膝踝，左右共八处，故称“八谿”。朝夕：通“潮汐”。③空（kǒng）：孔窍。④大谷十二分：大谷，指人体的大关节。在手有肩、肘、腕，在足有踝、膝、髋各三节共计十二处，即“十二分”。⑤小谿：肉之小会，也就是人体腧穴。⑥少十二俞：即少十二关。⑦客：留止。⑧缘：因，用。

原文

诊病之始，五决为纪[①]。欲知其始，先建其母[②]。所谓五决者，五脉也。

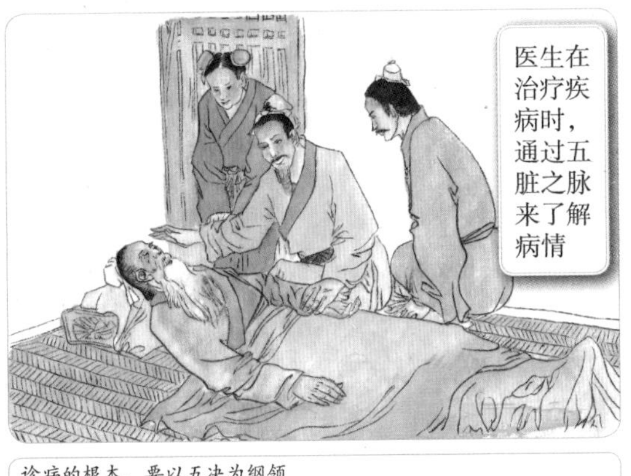

诊病的根本，要以五决为纲领

是以头痛巅[③]疾，下虚上实[④]，过在足少阴、巨阳[⑤]，甚则入肾。徇蒙招尤[⑥]，目冥[⑦]耳聋；下实上虚，过在足少阳、厥阴，甚则入肝。腹满膜胀[⑧]，支鬲胠胁[⑨]，下厥上冒[⑩]，过在足太阴、阳明。咳嗽上气[⑪]，厥在胸中，过在手阳明、太阴，甚则入肺。心烦头痛，病在鬲中，过在手巨阳、少阴，甚则入心。

注释

①五决为纪：以五脏之脉为纲纪。②母：指胃气。因胃为水谷之海，是人的生命赖以存在的根本。③巅：巅顶，即头顶。④下虚上实：正气虚于下，邪气实于上。⑤过：即病。巨阳：太阳的别称。⑥徇蒙招尤：眩晕而视物昏暗不清，头颤而摇动不定。⑦目冥：慢性眼病，目暗。⑧腹满：饱闷。膜胀：内外急迫。⑨支鬲胠（qú）胁：胸膈和胠胁像有东西撑拄一样。支，拄，支撑。鬲，通“膈”，胸膈。胠，指腋下胁上空软部分。⑩冒：神志不清。⑪上气：逆喘。

原文

夫脉之小大滑涩浮沉，可以指别；五脏之象，可以类推[①]；五脏相音[②]，可以意识；五色微诊[③]，可以目察。能合脉色，可以万全。赤，脉之至也，喘[④]而坚，诊曰有积气在中，时害于食，名曰心痹，得之外疾，思虑而心虚，故邪从之。白，脉之至也，喘而浮，上虚下实，惊，有积气在胸中，喘而虚，名曰肺痹，寒热，得之醉而使内[⑤]也。青，脉之至也，长而左右弹，有积气在心下支胠，名曰肝痹，得之寒湿，与疝同法，腰痛足清头痛。黄，脉之至也，大而虚，有积气在腹中，

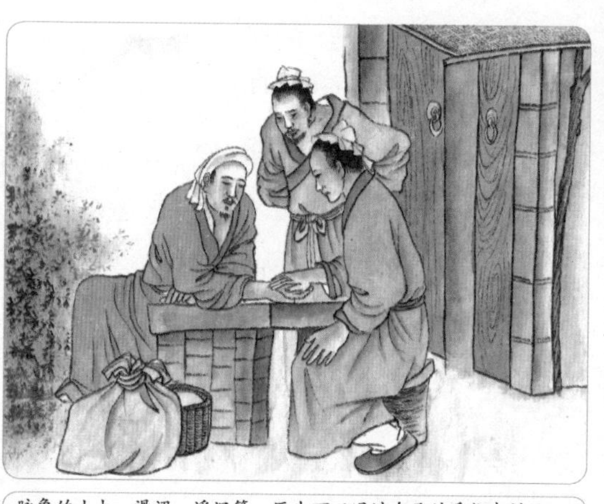

脉象的小大、滑涩、浮沉等，医生可以通过自己的手指来辨认

五脏的生理病理变化

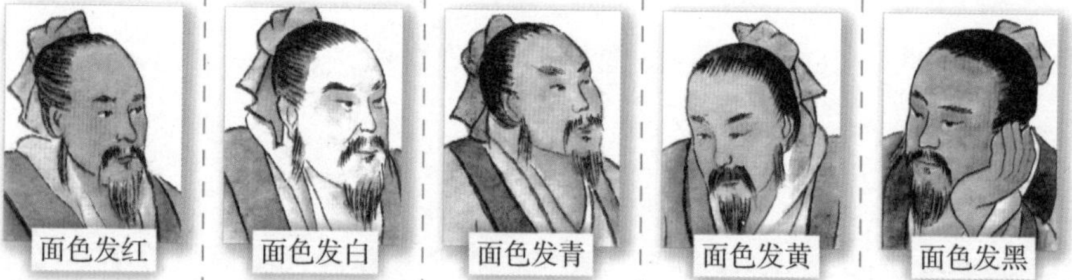

心痹	肺痹	肝痹	厥疝	肾痹
面色发红	面色发白	面色发青	面色发黄	面色发黑
思虑过度，使心气虚弱，病邪乘虚而入	偶发寒热，并在醉后行房	受了寒湿，病理和疝气一样，所以有腰痛、足冷、头痛等症状	剧烈劳动，出汗后受了风邪的侵袭	由用冷水沐浴后就睡觉引起
脉搏湍急而坚强，诊断为病气积聚在中脘，经常影响饮食	脉搏急湍又浮，上虚下实，病气积聚在胸中，气喘而肺虚	脉搏跳动时间长并且左右弹指，病气积聚在心下，支撑两腋下	脉搏大而虚，病气积聚腹中，感觉有一股逆气使身体疼痛	上部脉搏强劲而大，病气积聚在小腹和前阴

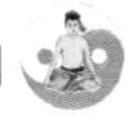

有厥气，名曰厥疝[⑥]，女子同法，得之疾使四支，汗出当风。黑，脉之至也，下坚而大，有积气在小腹与阴[⑦]，名曰肾痹，得之沐浴清水[⑧]而卧。

凡相五色，面黄目青，面黄目赤，面黄目白，面黄目黑者，皆不死也。面青目赤，面赤目白，面青目黑，面黑目白，面赤目青，皆死也。

注释

①“五脏”两句：五脏藏于内，五脏的征象可用取类比象的方法来推测。②相音：察听患者音声之清浊长短疾徐。相，察。③微诊：是说色诊极精微。④喘：通“湍”，急速。⑤使内：指房事。内，房事的避讳语。⑥厥疝：病名。多因脾虚，肝气横逆所致。症见腹中逆气上冲，胃脘作痛，呕吐，足冷，少腹痛引睾丸。⑦阴：指前阴。⑧清水：指凉水。

五脏别论篇：五脏分类及诊病方法

导读

本篇主要讨论了人体的五脏六腑和奇恒之腑的分类及其区别，人体内的六个奇恒之腑，与五脏六腑有着不同的功能特点，所以称为“五脏别论”。

本篇的主要内容有：一、论述奇恒之腑和五脏六腑功能和特点的区别；二、说明诊脉独取寸口脉象的原理；三、介绍医生诊病时的注意事项，以及“不迷信鬼神”和“不讳疾忌医”两种科学思想。

原文

黄帝问曰：余闻方士①，或以脑髓为脏，或以肠胃为脏，或以为腑。敢问更相反，皆自谓是，不知其道，愿闻其说。

岐伯对曰：脑、髓、骨、脉、胆、女子胞②，此六者，地气之所生也，皆藏于阴而象于地，故藏而不泻，名曰奇恒之腑③。夫胃、大肠、小肠、三焦、膀胱，此五者，天气之所生也，其气象天，故泻而不藏，此受五脏浊气，名曰传化之腑④，此不能久留，输泻者也。魄门⑤亦为六腑，使水谷不得久藏。所谓五脏者，藏精气而不泻也，故满而不能实。六腑者，传化物而不藏，故实而不能满也。水谷入口，则胃实而肠虚；食下，则肠实而胃虚，故曰实而不满。

在方士中，对脏和腑的称呼很混乱，我想知道正确的观点。
胃、大肠、小肠、三焦、膀胱称为传化之腑。
脑、髓、骨、脉、胆、女子胞称为奇恒之腑。
黄帝与岐伯谈论有关五腑的话题

帝曰：气口⑥何以独为五脏之主？

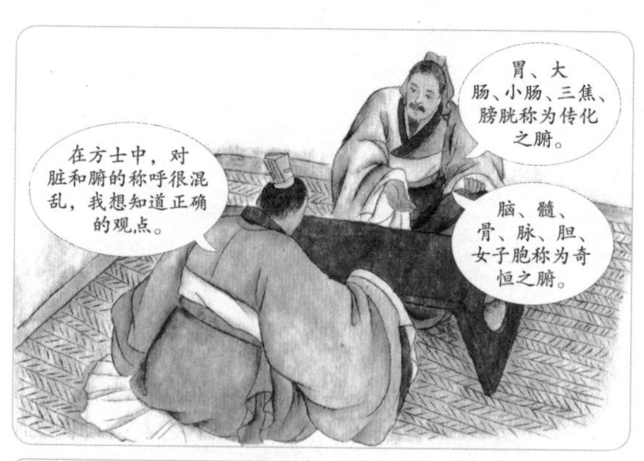

 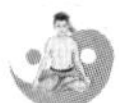

岐伯曰：胃者，水谷之海，六腑之大源也。五味入口，藏于胃，以养五脏气。气口亦太阴也，是以五脏六腑之气味，皆出于胃，变见于气口。故五气入鼻，藏于肺，肺有病，而鼻为之不利也。凡治病，必察其下⑦，适⑧其脉，观其志意，与其病也。

拘于鬼神者，不可与言至德⑨；恶于针石者，不可与言至巧⑩；病不许治者，病必不治，治之无功矣。

注释

①方士：这里指医生。王冰："谓明悟方术之士也。"②女子胞：即子宫。③奇恒之腑：异于一般的腑。④传化之腑：指五腑，即胃、大肠、小肠、三焦、膀胱。⑤魄门：即肛门。魄，通"粕"。王冰："魄门谓之肛门也。内通于肺，故曰魄门。"中医认为肺藏魄，肺与大肠相表里。⑥气口：诊脉部位，即掌后动脉部位。中医认为五脏六腑的脉气在此表现最为明显，故称"气口"，也叫"脉口"。又因诊脉部位距掌后横纹一寸，又称"寸口"。⑦下：指大小便。⑧适：诊测，调适。⑨至德：医学道理。⑩至巧：针石技巧。

<table>
<tr><td>奇恒之腑</td><td>感受地气而生</td><td>储藏精血，藏而不泻</td><td>脑、髓、骨、脉、胆、子宫</td><td rowspan="2">两者似腑非腑，似脏非脏，虽是相对密闭的组织器官，却并不直接接触五谷，能储藏精气，却与五脏不同，除了胆是六腑之一，均不与五脏存在表里配属关系</td></tr>
<tr><td>传化之腑</td><td>秉承天气而生</td><td>受纳五脏浊气，泻而不藏</td><td>胃、大肠、小肠、三焦、膀胱、肛门</td></tr>
</table>

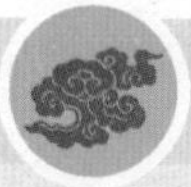

异法方宜论篇：地域气候影响治病

导读

本篇说明了由于自然环境和生活条件的不同，各地之人的体质各异，因而其发病和治疗也存在差别，所以在治疗时要了解病情，因地、因人制宜，采用不同的治疗方法，所以名为“异法方宜论”。

本篇的主要内容是介绍东方、西方、北方、南方和中央地区的居民各自的生活环境、生活习惯、体质特征、发病特点及与其适应的治疗方法。

原文

黄帝曰：医之治病也，一病而治各不同，皆愈，何也？

岐伯对曰：地势[①]使然也。故东方之域，天地之所始生[②]也，鱼盐之地。海滨傍水，其民食鱼而嗜咸，皆安其处，美其食。鱼者使人热中[③]，盐者胜血[④]。故其民皆黑色疏理，其病皆为痈疡。其治宜砭石，故砭石者，亦从东方来。

西方者，金玉之域，沙石[⑤]之处，天地之所收引[⑥]也。其民陵居[⑦]而多风，水土刚强。其民不衣而褐荐[⑧]，华食[⑨]而脂肥，故邪不能伤其形体，其病生于内。其治宜毒药[⑩]。故毒药者，亦从西方来。

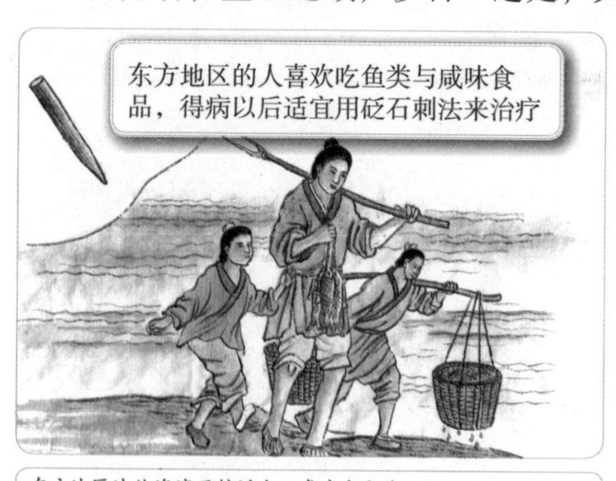

东方地区地处海滨而接近水，盛产鱼和盐

北方者，天地所闭藏之域也。其地高陵居，风寒冰冽。其民乐野处而乳食[⑪]，脏寒生满病[⑫]。其治宜灸焫[⑬]，故灸

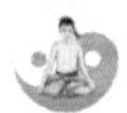

燕者，亦从北方来。

南方者，天地之所长养⑭，阳之所盛处也。其地下⑮，水土弱⑯，雾露之所聚也。其民嗜酸而食胕⑰，故其民皆致理⑱而赤色，其病挛痹⑲。其治宜微针⑳，故九针者，亦从南方来。

中央者，其地平以湿，天地所以生万物也众㉑。其民食杂㉒而不劳，故其病多痿厥寒热。其治宜导引按跷㉓。故导引按跷者，亦从中央出也。

故圣人杂合以治㉔，各得其所宜，故治所以异而病皆愈者，得病之情㉕，知治之大体也。

注释

①地势：指地势的高低、燥湿等因素。②始生：开始生发。取法春生之气。③热中：热邪滞留肠胃。因鱼性属火，多食使人热积于中，而痈发于外。④盐者胜血：盐味咸，咸能入血，多食则伤血。⑤沙石：即流沙，今称沙漠。⑥收引：收敛引急，秋天的气象。⑦陵居：依山而居。⑧不衣：不穿丝绵。褐荐：以毛布为衣、细草为席的生活习惯。褐，毛布。荐，草席。⑨华食：指吃鲜美酥酪、肉类食物。⑩毒药：泛指治病的药物。⑪乐野处：喜欢在野外居住，即游牧生活。乳食：以牛羊乳为食品。⑫脏寒生满病：内脏受寒，而发生胀满等疾病。⑬灸焫（ruò）：一种治疗方法，即用艾灼烧皮肤。⑭长养：南方的气候地理适宜养育生长万物。⑮地下：地势低洼。⑯水土弱：水土卑湿。⑰胕：即“腐”字。经过发酵腐熟的食物。⑱致理：肌肤致密。⑲挛痹：筋脉拘挛，麻木不仁。⑳微针：小针。㉑“天地”句：自然界用来养育各种生命的物产繁多。㉒食杂：食用的东西繁多。㉓导引按跷：古代一种保健和治病的方法，按摩皮肉，搓举手足。㉔杂合以治：综合各种疗法以治疗疾病。㉕得病之情：得以了解病情。

移精变气论：治病方法同时而异

导读

移精变气，是指通过心理调控治疗，改善患者的精神状态，从而调整其体内的气机运行并治愈疾病。因为本篇开篇讲述的是移精变气方面的内容，所以以此名篇。以开篇内容或开头的文字作为篇名，是《黄帝内经》的篇目命名方式之一。

本篇的主要内容有：一、通过对比，指出“移精变气”的疗法在古时有效而在当世无效的原因；二、说明色诊、脉诊在诊断上的重要意义；三、提出问诊的诊断方法，并指明其重要性。

原文

黄帝问曰：余闻古之治病，惟其移精变气[①]，可祝由[②]而已。今世治病，毒药治其内，针石治其外，或愈或不愈，何也？

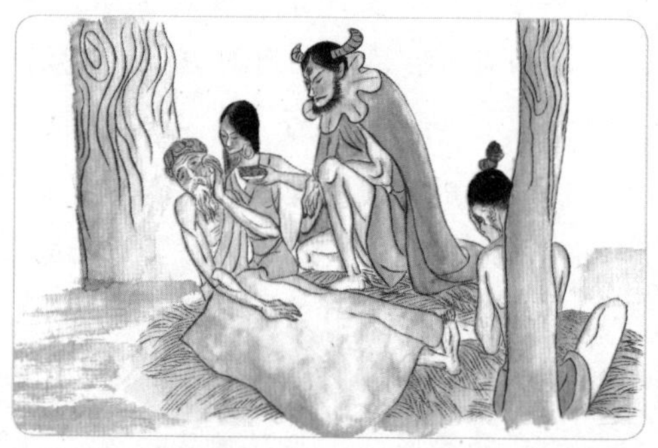
古时，用“祝由”的方法可以治愈患者

岐伯对曰：往古人居禽兽之间，动作以避寒，阴居以避暑。内无眷慕之累，外无伸宦[③]之形。此恬淡之世，邪不能深入也。故毒药不能治其内，针石不能治其外，故可移精变气，祝由而已。当今之世不然。忧患缘其内，苦形伤其外，又失四时之从，逆寒暑之宜，贼风数至，虚邪朝夕，内至五藏骨髓，外伤空窍肌肤，所以小病必甚，大病必死，故祝由不能已也。

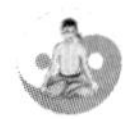

注释

①惟其移精变气：通过调控思想意识来改善精气的活动状态。②祝由：古代用心理暗示的方法改变人的精神状态，从而治疗疾病，类似现代的精神疗法。③伸宦：置身官场，求取官名。

古今疾病及治疗的不同

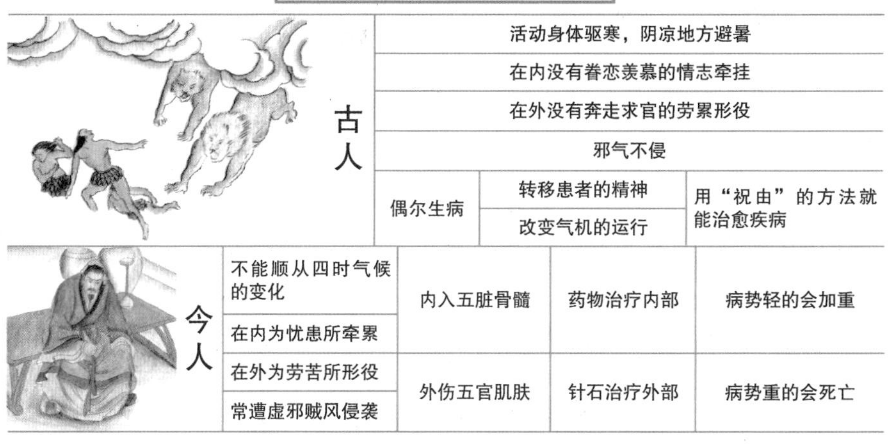
<table>
<tr><td rowspan="6">古人</td><td colspan="4">活动身体驱寒，阴凉地方避暑</td></tr>
<tr><td colspan="4">在内没有眷恋羡慕的情志牵挂</td></tr>
<tr><td colspan="4">在外没有奔走求官的劳累形役</td></tr>
<tr><td colspan="4">邪气不侵</td></tr>
<tr><td rowspan="2">偶尔生病</td><td colspan="2">转移患者的精神</td><td rowspan="2">用“祝由”的方法就能治愈疾病</td></tr>
<tr><td colspan="2">改变气机的运行</td></tr>
<tr><td rowspan="4">今人</td><td>不能顺从四时气候的变化</td><td rowspan="2">内入五脏骨髓</td><td rowspan="2">药物治疗内部</td><td rowspan="2">病势轻的会加重</td></tr>
<tr><td>在内为忧患所牵累</td></tr>
<tr><td>在外为劳苦所形役</td><td rowspan="2">外伤五官肌肤</td><td rowspan="2">针石治疗外部</td><td rowspan="2">病势重的会死亡</td></tr>
<tr><td>常遭虚邪贼风侵袭</td></tr>
</table>

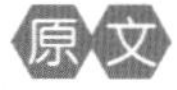

原文

帝曰：善。余欲临患者，观死生，决嫌疑[①]，欲知其要，如日月光，可得闻乎？

岐伯曰：色脉者，上帝之所贵也，先师之所传也。上古使僦贷季[②]，理色脉而通神明，合之金木水火土、四时、八风、六合[③]，不离其常，变化相移，以观其妙，以知其要。欲知其要，则色脉是矣。色以应日，脉以应月，常求其要，则其要也。夫色之变化，以应四时之脉。此上帝之所贵，以合于神明也。所以远死而近生，生道以长，命曰圣王。中古之治病，至而治之。汤液十日，以去八风五痹之病，十日不已，治以草苏草荄之枝[④]。本末为助[⑤]，标[⑥]本已得，邪气乃服。暮世之治病也则不然。治不本四时，不知日月[⑦]，不审逆从，病形已成，乃欲微针治其外，汤液治其内，粗工凶凶[⑧]，以为可攻，故病未已，新病复起。

注释

①嫌疑：疑似。②僦（jìu）贷季：上古的名医，相传是岐伯的祖师。

③ 六合：指东、南、西、北四方及上、下这六个方位。④ 草苏草荄（gāi）之枝：即草叶和草根。苏，叶。荄，根。枝，茎。⑤ 本末为助：本，指患者。末，指医生。⑥ 标：即末，指医生。⑦ 不知日月：不懂得色脉的重要。日月，代指色脉。⑧ 粗工凶凶：医术低劣的医生，大吹大擂。凶凶，即“汹汹”。

原文

帝曰：愿闻要道。

岐伯曰：治之要极，无失色脉。用之不惑，治之大则。逆从倒行，标本不得，亡神失身。去故就新，乃得真人。

帝曰：余闻其要于夫子矣。夫子言不离色脉，此余之所知也。

岐伯曰：治之极于一。

帝曰：何谓一？

面青之人，脉象弦而急
面赤之人，脉象浮大而散
面黄之人，脉象中缓而大
面白之人，脉象浮涩而短
面黑之人，脉象沉濡而滑

尺肤数说明脉象数
尺肤急说明脉象急
尺肤缓说明脉象缓
尺肤涩说明脉象涩
尺肤滑说明脉象滑

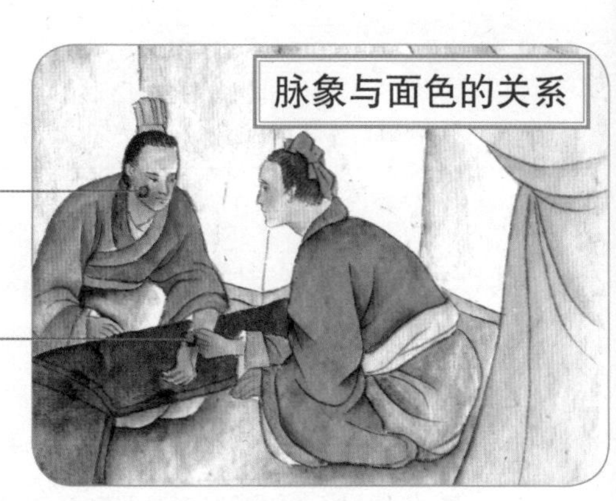

岐伯曰：一者因问而得之。

帝曰：奈何？

岐伯曰：闭户塞牖[①]，系之病者，数问其情，以从其意。得神者昌，失神者亡。

帝曰：善。

注释

① 闭户：关闭房门。塞牖（yǒu）：关上窗户。

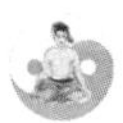

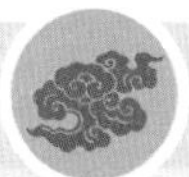

汤液醪醴论：五谷养生法

导读

汤液醪醴，是由五谷制成的酒类，其中清稀淡薄的叫作汤液，稠浊味浓的称为醪醴。本篇开篇讲述的是汤液醪醴方面的内容，所以以此名篇。

本篇的主要内容包括：一、论述汤液醪醴的制作方法和应用；二、阐述患者与医生的医患关系；三、介绍水气病的发病原因和治疗方法。

原文

黄帝问曰：为五谷汤液及醪醴①奈何？

岐伯对曰：必以稻米，炊之稻薪。稻米者完，稻薪者坚。

帝曰：何以然？

岐伯曰：此得天地之和，高下之宜，故能至完，伐取得时，故能至坚也。

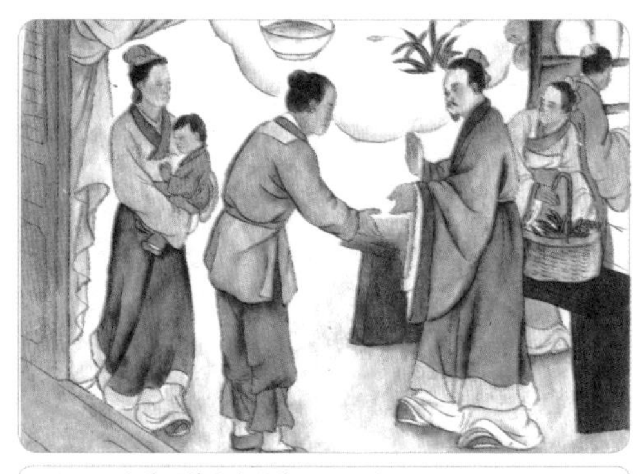

必须用稻米作原料才能制作汤液和醪醴

注释

① 汤液：米汁。醪（láo）醴（lǐ）：酒类。醪，浊酒。醴，甜酒。

原文

帝曰：上古圣人作汤液醪醴，为而不用①，何也？

岐伯曰：自古圣人之作汤液醪醴者，以为备耳，夫上古作汤液，故为而弗服也。中古之世，道德稍衰②，邪气时至，服之万全。

帝曰：今之世不必已，何也？

岐伯曰：当今之世，必齐[③]毒药攻其中，镵石[④]针艾治其外也。

帝曰：形弊血尽而功不立者何？

岐伯曰：神不使也。

帝曰：何谓神不使？

岐伯曰：针石，道[⑤]也。精神不进，志意不治，故病不可愈。今精坏神去，荣卫不可复收。何者？嗜欲无穷，而忧患不止，精气弛坏，荣泣卫除[⑥]，故神去之而病不愈也。

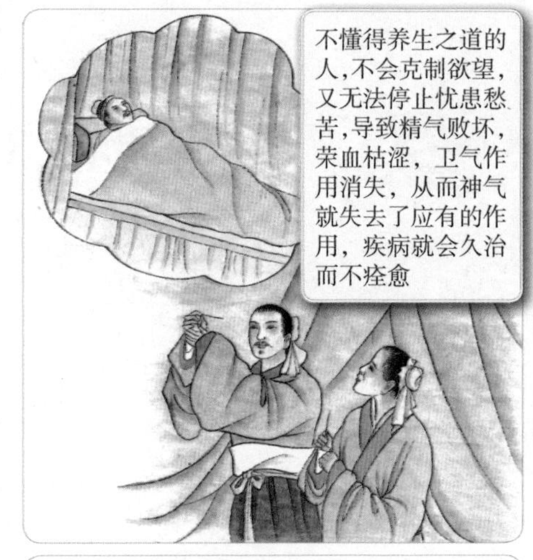

现在的人和中古时代不同，一有疾病，必须用药物内服，用砭石、针灸外治，病才能痊愈

注释

① 为而不用：制备后而不用以煎药。② 道德稍衰：讲究养生之道，追求合乎人道的生活方式的人逐渐减少。③ 必齐（zī）：必须用。齐，通“资”，用。④ 镵（chán）石：即石针。⑤ 道：通“导”，引导气血。⑥ 荣泣（sè）卫除：荣血枯涩，卫气消失。泣，通“涩”。

原文

帝曰：夫病之始生也，极微极精[①]，必先入结于皮肤。今良工皆称曰，病成[②]名曰逆，则针石不能治，良药不能及也。今良工皆得其法，守其数[③]，亲戚兄弟远近[④]，音声日闻于耳，五色日见于目，而病不愈者，亦何暇不早乎？

岐伯曰：病为本，工为标。标本不得，邪气不服，此之谓也。

帝曰：其有不从毫毛而生，五脏阳以竭也。津液充郭[⑤]，其魄独居，孤精于内，气耗于外[⑥]，形不可与衣相保，此四极[⑦]急而动中。是气拒于内，而形施于外。治之奈何？

岐伯曰：平治于权衡[⑧]。去宛陈莝[⑨]，微动四极，温衣，缪刺[⑩]其

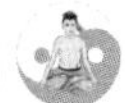

处，以复其形。开鬼门，洁净府[11]，精以时服。五阳已布，疏涤五脏，故精自生，形自盛，骨肉相保，巨气乃平。

帝曰：善。

汤液和醪醴

名称	解释	影响
汤液	以五谷作为原料熬煮而成的清液，可以用来滋养五脏	后世方剂学家在其影响之下，发明了汤剂、酒剂；现代方药中的粳米、秫米、薏米、赤小豆等，也是直接从汤液和醪醴中提取而来的
醪醴	将五谷熬煮之后，发酵酿造而成，可以用来治疗五脏之病	

秉承天地的和气，生长之处地形适宜
稻米得气最为完备
熬煮而成汤液
收割于秋季，季节最为适当
稻秆是最为坚实的
熬煮、发酵而成醪醴

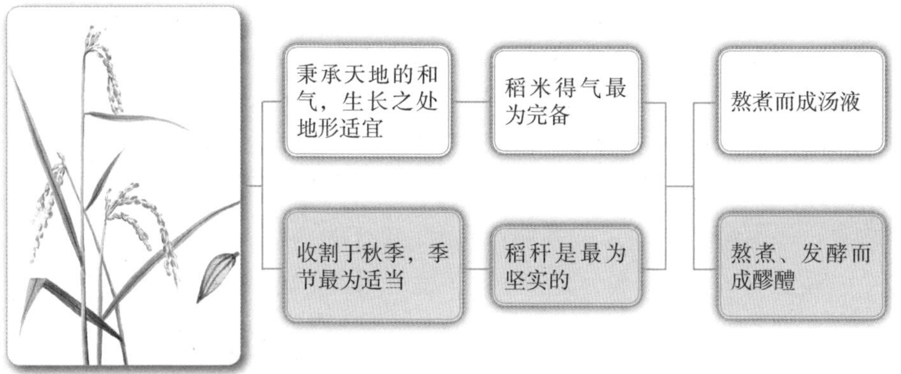

注释

①极微极精：十分轻微隐蔽。②病成：病情严重，病证已成。③数：指技术要领。④远近：即亲疏。⑤津液充郭：津液充满于皮肤。郭，皮肤。⑥“其魄”三句：精得阳则化气行水，今阳气衰竭，体内阴精过剩，水液停留，所以说“其魄独居”，所以说“孤精于内，气耗于外”。这是病理上的连锁关系。魄，指阴精。⑦四极：即四肢。⑧权衡：秤砣和秤杆，代指衡量轻重。⑨去宛陈莝（cuò）：去除淤积的废物。⑩缪（miù）刺：即病在左而刺右，病在右而刺左的针刺方法。⑪洁净府：通利小便。净府，膀胱。

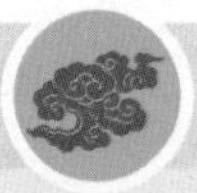

脏气法时论篇：五脏的保养

导读

本篇根据五行生克的规律，论述了五脏之气与四时的关系，提出了五脏之气的生克制化均取法于四时五行的观点，所以名为“脏气法时论”。

本篇的主要内容有：一、论述依据四时五行的生克制化规律，结合人体五脏之气来治疗疾病的道理；二、阐明五脏病痊愈、加重、稳定、好转的时间，及其禁忌与治疗原则；三、论述五脏虚实的证候及治疗方法；四、论述五色、五味、五谷、五果、五畜、五菜对五脏之所宜。

原文

黄帝问曰：合人形以法四时五行而治①，何如而从？何如而逆？得失之意，愿闻其事。

岐伯对曰：五行者，金木水火土也，更贵更贱②，以知死生，以决成败，而定五脏之气，间甚③之时，死生之期也。

帝曰：愿卒闻之。

岐伯曰：肝主春，足厥阴少阳主治，其日甲乙④；肝苦急，急食甘以缓之。心主夏，手少阴太阳主治，其日丙丁；心苦缓，急食酸以收之。脾主长夏，足太阴阳明主治，其日戊己；脾苦⑤湿，急食苦⑥以燥之。肺主秋，手太阴阳明主治，其日庚辛，肺苦气上逆，急食苦以泄之。肾主冬，足少阴太阳主治，其日壬癸，肾苦燥，急食辛以润之。开腠理，致津液，通气也⑦。

注释

① 法四时五行而治：根据四时五行生克的规律，制定治疗原则。② 更贵更贱：指五行交替兴旺或衰落。旺时为贵，衰时为贱。高世栻：“贵者，

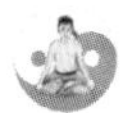

木旺于春，火旺于夏。贱者，木败于秋，火灭于冬。更贵更贱者，生化迭乘，寒暑往来也。”③间甚：病减轻为间，病加重为甚。④其日甲乙：甲乙属木，木分阴阳，甲为阳木，乙为阴木，阳木内应足少阳胆经，阴木内属足厥阴肝经，故胆旺于甲日，肝旺于乙日，故曰“其日甲乙”。余脏类推。⑤苦：患、怕，即难以忍受。⑥苦：当为“咸”之误。⑦“开腠理”三句：元代医学家滑寿：“此一句九字，疑原是注文。”

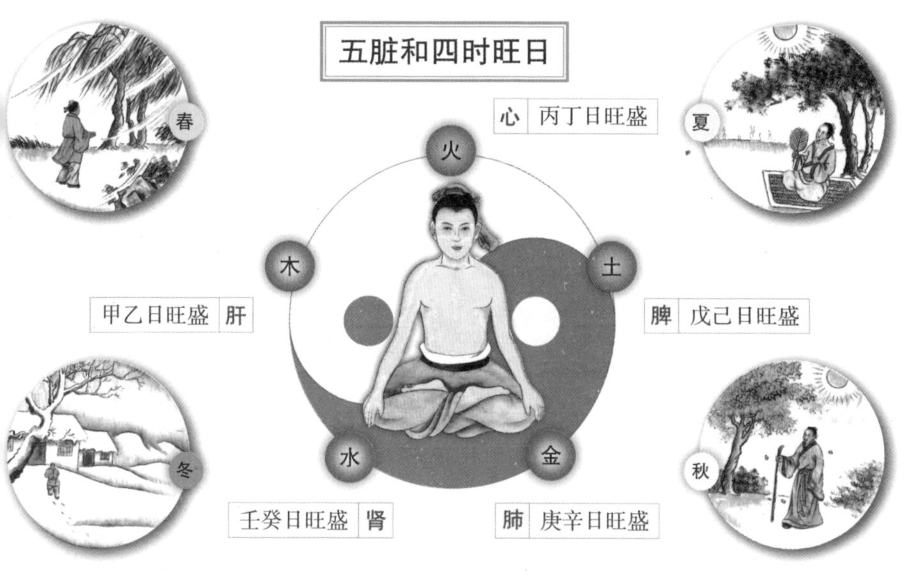

原文

病在肝，愈于夏；夏不愈，甚于秋；秋不死，持[①]于冬；起于春，禁当风[②]。肝病者，愈在丙丁；丙丁不愈，加于庚辛；庚辛不死，持于壬癸，起于甲乙。肝病者，平旦慧[③]，下晡[④]甚，夜半[⑤]静。肝欲散，急食辛以散之，用辛补之，酸泻之[⑥]。

病在心，愈在长夏；长夏不愈，甚于冬；冬不死，持于春，起于夏；禁温食热衣。心病者，愈在戊己；戊已不愈，加于壬癸；壬癸不死，持于甲乙，起于丙丁。心病者，日中[⑦]慧，夜半甚，平旦[⑧]静。心欲耎，急食咸以软之[⑨]，用咸补之，甘泻之[⑩]。

病在脾，愈在秋，秋不愈，甚于春；春不死，持于夏，起于长夏；禁温食饱食，湿地濡衣。脾病者，愈在庚辛；庚辛不愈，加于甲乙；甲乙不死，持于丙丁，起于戊己。脾病者，日昳[11]慧，日出[12]甚，下晡静。脾欲缓，急食甘以缓之，用苦泻之，甘补之[13]。

病在肺，愈于冬；冬不愈，甚于夏；夏不死，持于长夏，起于秋；禁寒饮食、寒衣。肺病者，愈在壬癸；壬癸不愈，加于丙丁；丙丁不死，持于戊己，起于庚辛。肺病者，下晡慧，日中甚，夜半静[14]。肺欲收，急食酸以收之，用酸补之，辛泻之[15]。

五脏病	肝病	心病	脾病	肺病	肾病
治愈季	夏	长夏	秋	冬	春
加重季	秋	冬	春	夏	长夏
稳定季	冬	春	夏	长夏	秋
好转季	春	夏	长夏	秋	冬
禁忌	受风邪侵袭	食温热食物，衣服太过温暖	食温热食物，饮食过饱，居湿地，穿湿衣	食寒冷食物，穿得太单薄	食火烤油炸的过热食物，穿经火烘烤过的衣服
治愈日	丙丁日	戊己日	庚辛日	壬癸日	甲乙日
加重日	庚辛日	壬癸日	甲乙日	丙丁日	戊己日
稳定日	壬癸日	甲乙日	丙丁日	戊己日	庚辛日
好转日	甲乙日	丙丁日	戊己日	庚辛日	壬癸日
清爽时	早晨	中午	午后	傍晚	半夜
加重时	傍晚	夜半	日出	中午	辰戌丑未四时
平稳时	夜半	早晨	傍晚	半夜	傍晚
调理	肝病须疏泄，应当用辛味药	心病须缓软，应当用咸味药	脾病须缓和，应当用甘味药	肺气须收敛，用酸味药	肾气须坚固，应当用苦味药
补药	辛味药	咸味药	甘味药	酸味药	苦味药
泻药	酸味药	甘味药	苦味药	辛味药	咸味药

病在肾，愈在春；春不愈，甚于长夏；长夏不死，持于秋，起于冬；禁犯焠烪热食[16]，温炙衣。肾病者，愈在甲乙；甲乙不愈，甚于戊已；戊己不死，持于庚辛，起于壬癸。肾病者，夜半慧，四季甚[17]，下晡静。肾欲坚，急食苦以坚之，用苦补之，咸泻之[18]。

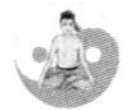

夫邪气之客于身也，以胜相加[19]，至其所生而愈[20]，至其所不胜而甚[21]，至于所生而持[22]，自得其位而起[23]。必先定五脏之脉[24]，乃可言间甚之时，死生之期也。

注释

①持：相持而稳定。病情无大变化，相对稳定。②禁当风：禁止吹风。③慧：清爽舒适。④下晡（bū）：午后申、酉两个时辰为晡，下晡为这两个时辰末将要进入戌时的时候。⑤夜半：指水旺于子的时候。⑥“用辛”两句：吴昆：“顺其性为补，反其性为泻。肝木喜辛散，而恶酸收，故辛为补，而酸为泻也。”⑦日中：午时，为火旺之时。⑧平旦：平旦属卯，为木旺之时。⑨“心欲耎”两句：张介宾：“心火太过则为燥越，故宜食咸以耎之，盖咸从水化，能相济也。”耎，同“软”。⑩“用咸”两句，吴昆：“心火喜软而恶缓，故成为补，甘为泻也。”⑪日昳（dié）：午后未时，为脾旺之时。⑫日出：按《甲乙经》“日出”作“平旦”，“虽日出与平旦时等……盖日出于冬夏之期有早晚，不若平旦之为得也”。⑬“用苦”两句：脾喜燥恶湿，苦性燥，故脾以苦为泻，脾欲缓，甘则顺其性而缓之，故补脾用甘。⑭夜半静：夜半，应为“日昳”。丹波元简：“据前后文例，当是云‘日昳静’。”⑮“用酸”两句：金性收敛，辛反其性而发散，故为泻。金欲收，酸则顺其性而收，故补肺用酸。⑯焠（cuì）烪（āi）热食：烧爆的食物。焠，烧也。烪，热甚也。下文温炙衣指经火烘烤过的衣服。⑰四季甚：王冰：“土旺则甚。”指辰、戌、丑、未四个时辰，相当于一年中的四季。⑱“用苦”两句：王冰：“苦补取其坚也，成泻取其软也。水性凝滞，成则反其性而软，故为泻。水欲坚，苦则顺其性而坚，故补肾用苦。”⑲以胜相加：以强凌弱。加，侵侮。如风盛则脾病，为木克土。余脏类推。⑳至其所生而愈：至其所生的时日而愈，如肝病愈于夏，愈于丙丁，为木生火。余脏类推。㉑至其所不胜而甚：至被克的时日而病加重，如肝病甚于秋，加于庚辛，为金克木。余脏类推。㉒至于所生而持：至生己的时日而病情相对稳定，如肝病持于冬，持于壬癸，为水能生木。余脏类推。㉓自得其位而起：到本脏当旺的时日，如肝病起于春，起于甲乙，甲乙与春均为木旺之时。余脏类推。㉔五脏之脉：五脏的正常脉象，

如肝脉弦、心脉钩、脾脉缓、肺脉毛、肾脉石。

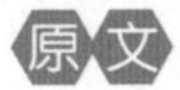

原文

肝病者，两胁下痛引少腹，令人善怒；虚则目䀮䀮无所见[①]，耳无所闻，善恐，如人将捕之。取其经，厥阴与少阳。气逆，则头痛，耳聋不聪，颊肿，取血者[②]。

心病者，胸中痛，胁支满，胁下痛，膺背肩甲[③]间痛，两臂内痛；虚则胸腹大，胁下与腰相引而痛。取其经，少阴太阳，舌下血者。其变病，刺郄[④]中血者。

脾病者，身重善肌[⑤]，肉痿，足不收，行善瘛[⑥]，脚下痛；虚则腹满肠鸣，飧泄食不化。取其经，太阴阳明，少阴血者。

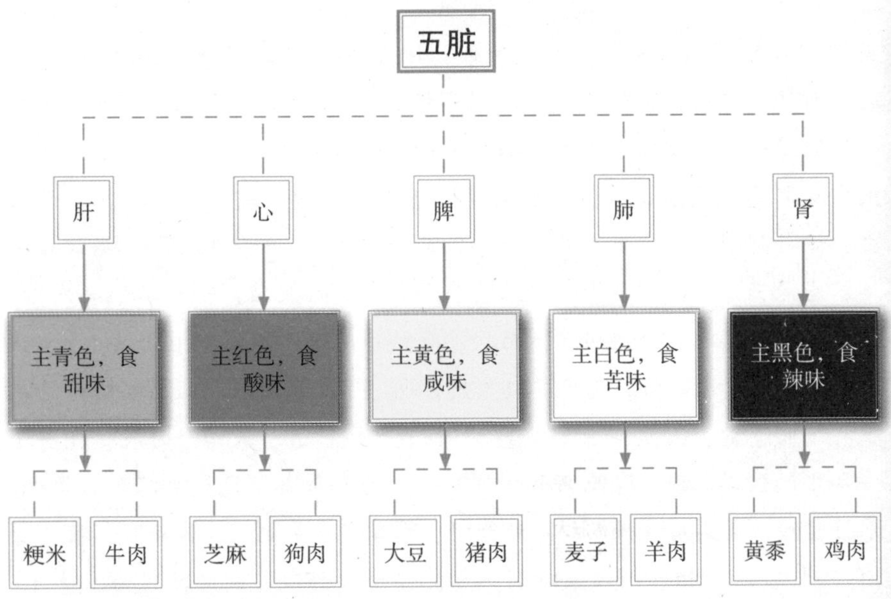

肺病者，喘咳逆气，肩背痛，汗出，尻、阴股、膝、髀、腨、胻、足皆痛。虚则少气，不能报息[⑦]，耳聋嗌干。取其经，太阴足太阳之外，厥阴内，血者。

肾病者，腹大胫肿，喘咳身重，寝汗[⑧]出，憎风[⑨]；虚则胸中痛，大腹小腹痛，清厥[⑩]，意不乐。取其经，少阴太阳血者。

肝色青，宜食甘，粳米、牛肉、枣、葵，皆甘。心色赤，宜食酸，小豆、犬肉、李、韭，皆酸。肺色白，宜食苦，麦、羊肉、杏、薤，皆苦。脾色黄，宜食咸，大豆、豕肉、栗、藿，皆咸。肾色黑，宜食辛，黄黍、鸡肉、桃、葱，皆辛。辛散，酸收，甘缓，苦坚，咸软。

毒药[11]攻邪。五谷[12]为养，五果[13]为助，五畜[14]为益，五菜为充[15]，气味合而服之，以补精益气。此五者，有辛酸甘苦咸，各有所利，或散或收，或缓或急，或坚或软，四时五脏病，随五味所宜也。

五脏之病症及疗法

五脏	症状		治疗
肝	实证	两胁下疼痛牵引少腹，容易发怒	取厥阴肝经和少阳胆经的经穴
	虚证	两眼昏花，视物不清，两耳听不见声音，容易恐惧	
	气逆	头痛，耳聋而听觉失灵，面颊肿胀	取厥阴、少阳的经脉，针刺放血
心	实证	胸中疼痛，胁部支撑胀满，胁下、胸膺部、背部、肩胛间、两臂内侧疼痛	取少阴心经和太阳小肠经的经穴，并刺舌下的廉泉穴放血，病情有变化，则刺阴郄穴放血
	虚证	胸腹部胀大，胁下和腰部牵引作痛	
脾	实证	身体沉重，容易饥饿，肌肉萎软无力，行走时容易抽搐，脚下疼痛	取太阴脾经、阳明胃经和少阴神经的经穴，针刺放血
	虚证	腹部胀满，肠鸣，泻下而食物不化	
肺	实证	喘咳气逆，肩背部疼痛，尻、阴、股、膝、髋、小腿肚、小腿下半部、脚部都发生疼痛	取太阴肺经的经穴，以及足太阴阳经的外侧，足厥阴内侧，即足少阴肾经的经穴
	虚证	少气，呼吸困难而难于接续，耳聋，咽干	
肾	实证	腹部胀大，胫部浮肿，气喘，咳嗽，身体沉重，睡后出汗，恶风	取足少阴肾经和足太阳膀胱经的经穴，针刺放血
	虚证	胸中疼痛，大腹和小腹疼痛，四肢厥冷，心中闷闷不乐	

注释

① 目䀮䀮（huāng）无所见：眼睛昏花，视物不清。② 取血者：在经血盛处放血。③ 甲：同“胛”。④ 郄（xì）：阴郄穴。马元台：“手少阴之郄，曰阴郄穴者，在掌后脉中去腕半寸。”⑤ 肌：当作“饥”。⑥ 瘛：抽

瘈。张介宾:“手足掉瘈也。”⑦不能报息:呼吸短促,难以接续。张介宾:“报,复也。不能报息,谓呼吸气短,难于接续也。”⑧寝汗:盗汗。⑨憎风:恶风。⑩清厥:厥冷。⑪毒药:药物之统称。与今之毒药概念不同,药物性味各有所偏,这种药性之偏,古人称之为“毒性”。⑫五谷:粳米、小豆、麦、大豆、黄黍。⑬五果:桃、李、杏、栗、枣。⑭五畜:牛、羊、猪、鸡、犬。⑮五菜:葵、藿(豆叶)、薤、葱、韭。充:充实于脏腑。

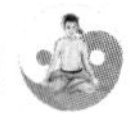

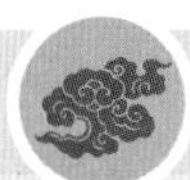

宣明五气篇：五味与五脏的关系

导读

宣明，即宣扬阐明之意。五气，即五脏之气。本篇上接《脏气法时论篇》的内容，对人体五脏之气的功能变化规律进行了更加深入细致的阐明和宣扬，所以名为“宣明五气”。

本篇主要讲述了与五脏之气相关的五味所宜、发病情况、饮食禁忌、药食性味、病情变化、脏腑功能、脉象表现等内容，以作为诊断治疗时的指导原则。

原文

五味所入：酸入肝，辛入肺，苦入心，咸入肾，甘入脾，是谓五入。

五气所病①：心为噫②，肺为咳③，肝为语④，脾为吞⑤，肾为欠、为嚏⑥。胃为气逆、为哕、为恐⑦，大肠、小肠为泄⑧，下焦溢为水⑨，膀胱不利为癃，不约为遗溺⑩，胆为怒⑪。是谓五病。

五精所并⑫：精气并于心则喜，并于肺则悲，并于肝则忧，并于脾则畏，并于肾则恐。是谓五并，虚而相并者也。

五脏所恶：心恶热，肺恶寒，肝恶风，脾恶湿，肾恶燥。是谓五恶。

五脏化液：心主汗⑬，肺主涕，肝主泪，脾主涎⑭，肾主唾⑮。是谓五液。

注释

① 五气所病：五脏之气的病变。杨上善：“五脏从口中所出之气，皆是人常气之变也。”② 心为噫：噫，噫气。王冰：“象火炎上，烟随焰出，心不受秽，故噫出之。”③ 肺为咳：王冰：“象金坚劲，扣之有声，邪击于肺，故为咳也。”④ 肝为语：语，以事告人，告诉。王冰：“象木枝条，而形支别，语宣委曲，故出于肝。”⑤ 脾为吞：王冰：“象土包容，物

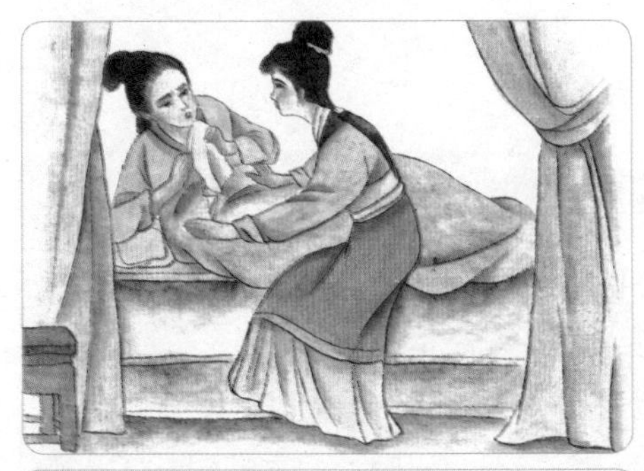
肺气失调使人咳嗽

归于内，翕如皆受，故为吞也。”⑥肾为欠、为嚏：王冰：“泉水下流，上生云雾，气郁于胃，故欠生焉。”⑦胃为气逆、为哕、为恐：哕，呃逆，打嗝。王冰：“水谷之海，肾与为关，关闭不利，则气逆而上行，以包容水谷，性喜受寒，寒谷相薄，故为哕也。寒盛则哕起，热盛则恐生。何者？胃热则肾气微弱，故为恐也。”⑧大肠、小肠为泄：王冰：“大肠为传导之腑，小肠为受盛之腑，受盛之气既虚，传导之司不禁，故为泻痢也。”⑨下焦溢为水：王冰：“下焦为分注之所，气窒不泻，则溢而为水。”⑩“膀胱”两句：王冰：“膀胱为津液之府，水注由之。然三焦脉实，约下焦而不通，则不得小便；足三焦脉虚，不约下焦，则遗溺也。”⑪胆为怒：王冰：“中正决断，无私无偏，其性刚决，故为怒也。”⑫五精所并：并，合并，会聚一处。五脏精气相乘并于一脏，化生实邪为病。⑬心主汗：津液渗入脉中，转化为血液，归属于心，而血中津液，又可渗出于脉外，其中随卫气外泄的部分，就是汗。⑭脾主涎：涎，口液。杨上善：“脾足太阴脉，通于五谷之液，上出廉泉，故名为涎。”⑮肾主唾：张介宾：“唾生于舌下，足少阴肾脉，循喉咙，挟舌本也。”

原文

五味所禁：辛走气，气病，无多食辛；咸走血，血病，无多食咸；苦走骨，骨病，无多食苦；甘走肉，肉病，无多食甘；酸走筋，筋病，无多食酸。是谓五禁，无令多食。

五病所发：阴病发于骨，阳病发于血，阴病发于肉，阳病发于冬，阴病发于夏[①]。是谓五发。

五邪所乱：邪入于阳则狂[②]，邪入于阴则痹[③]，搏阳则为巅疾[④]，搏阴则为喑[⑤]，阳人之阴则静，阴出之阳则怒。是谓五乱。

五邪所见：春得秋脉，夏得冬脉，长夏得春脉，秋得夏脉，冬得长夏脉，名曰阴出之阳，病善怒，不治[⑥]。是谓五邪，皆同命，死不治。

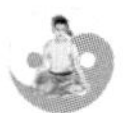

注释

①“阳病发”两句：肝为阳脏，其病发源于冬；肺为阴脏，其病发源于夏。②邪入于阳则狂：狂，精神狂乱，相当于今狂躁型精神病。杨上善：“热气入于阳脉，重阳故为狂病。”③邪入于阴则痹：杨上善：“寒邪入于阴脉，重阴故为血痹。”④巅疾：头部的疾患，如头痛、眩晕，以至昏仆等病证。⑤搏阴则为喑（yīn）：喑，嘶哑。张介宾：“邪搏于阴，则阴气受伤，故声为音哑。阴者，五脏之阴也。盖心主舌，而手少阴心脉上走喉咙，系舌本；手太阴肺脉，循喉咙；足太阴脾脉，上行结于咽，连舌本，散舌下；足厥阴肝脉，循喉咙之后，上入颃颡，而筋脉络于舌本；足少阴肾脉，循喉咙，系舌本。故皆主病喑也。”⑥“名曰”及以下九字：为错简衍文。

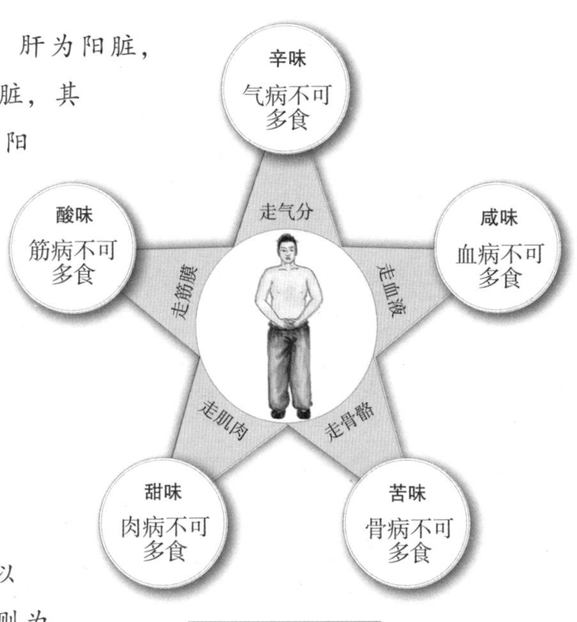

五味的禁忌

原文

五脏所藏：心藏神，肺藏魄，肝藏魂，脾藏意，肾藏志。是谓五脏所藏。

五脏所主：心主脉，肺主皮，肝主筋，脾主肉，肾主骨。是谓五主。

五劳[①]所伤：久视伤血，久卧伤气，久坐伤肉，久立伤骨，久行伤筋。是谓五劳所伤。

五脉应象：肝脉弦，心脉钩，脾脉代，肺脉毛，肾脉石。是谓五脏之脉。

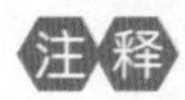
注释

① 五劳：指因长期劳逸过度而形成的五种劳伤。

五脏的五行归类

五行	火	金	木	土	水
五脏	心	肺	肝	脾	肾
五味所入	苦入心	辛入肺	酸入肝	甘入脾	咸入肾
五气所病	心为噫气	肺为咳嗽	肝为多言	脾为吞酸	肾为呵欠、喷嚏
五精所并	并于心则喜	并于肺则悲	并于肝则忧	并于脾则畏	并于肾则恐
五恶	热	寒	风	湿	燥
五脏化液	汗	涕	泪	涎	唾
五禁	咸	辛	酸	甜	苦
五脏病发	发于血液	发于夏季	发于冬季	发于肌肉	发于骨骼
五邪所见	夏见石脉	秋见钩脉	春见毛脉	长夏见弦脉	冬见濡脉
五藏	神	魄	魂	意	志
五主	血脉	皮毛	筋膜	肌肉	骨骼
五伤	久视伤血	久卧伤气	久行伤筋	久坐伤肉	久立伤骨

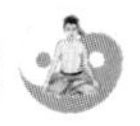

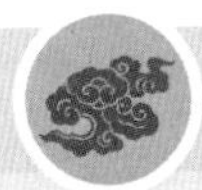

宝命全形论篇：顺应四时规律是养生的根本原则

导读

宝命，即以命为宝，珍重生命的意思。全形，即保全形体。人为万物之灵，天地之间，人的生命最为宝贵，所以必须懂得“宝命全形”之道。

本篇的主要内容有：一、指出医生诊察疾病时要细心观察疾病的证候，并且提醒我们要注意人体与天地阴阳的变化关系；二、介绍针刺的五种针法、针刺正法以及虚实补泻、得气勿失的道理。

原文

黄帝问曰：天覆地载，万物悉备，莫贵于人。人以天地之气生，四时之法成。君王众庶①，尽欲全形，形之疾病，莫知其情，留淫②日深，著③于骨髓。心私虑之，余欲针除其疾病，为之奈何？

岐伯对曰：夫盐之味咸者，其气令器津泄；弦绝者，其音嘶④败；木敷者，其叶发⑤；病深者，其声哕。人有此三者，是为坏腑⑥，毒药无治，短针无取，此皆绝皮伤肉，血气争黑。

帝曰：余念其痛，心为之乱惑⑦，反甚其病，不可更代⑧。百姓闻之，以为残贼⑨，为之奈何？

岐伯曰：夫人生于地，悬命于天⑩，天地合气，命之曰人。人能应四时者，天地为之父母；知万物者，谓之天子。天有阴阳，人有十二节⑪；天有寒暑，人有虚实。能经天地阴阳之化者⑫，不失四时；知十二节之理者，圣智不能欺⑬也；能存八动⑭之变，五胜更立⑮；能达虚实之数者，独出独入，呿吟⑯至微，秋毫在目⑰。

注释

①众庶：众生百姓。②留淫：积累并逐渐发展。③著：潜藏。④嘶：

声音破裂为嘶。⑤ 木敷者，其叶发：发，通“废”，萎落。张介宾：“敷，内溃也。”意思是虽枝叶繁茂，毕竟是外盛中虚，不可长久。⑥ 坏腑：脏腑损伤。⑦ 乱惑：惶惑，迷乱。⑧ 不可更代：指自己不能替代别人生病。⑨ 残贼：残忍不仁。⑩ 悬命于天：与天相关联。⑪ 十二节：指上肢的肩、肘、腕和下肢的股、膝、踝关节。⑫“能经天地”句：能效法天地阴阳的变化。经，效法。⑬ 欺：加，超过。⑭ 能存八动：能够观察八风的变动。存，察。⑮ 五胜更立：指五行交替衰旺。⑯ 呿（qū）吟：指呼吸。呿，张口。吟，呻吟。⑰ 秋毫在目：比喻事物极其微细。

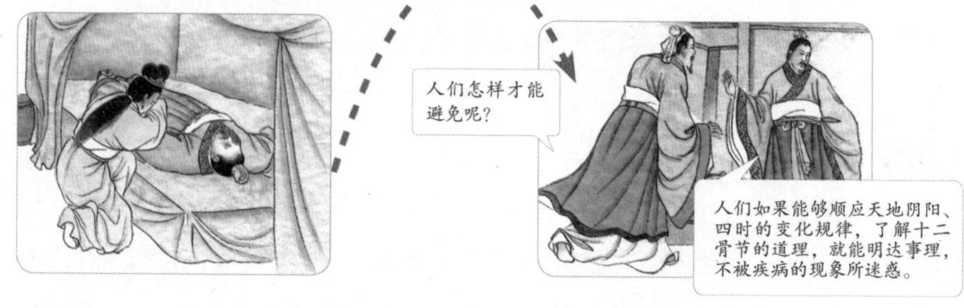

原文

帝曰：人生有形，不离阴阳；天地合气，别为九野，分为四时。月有大小，日有短长，万物并至，不可胜量，虚实呿吟①，敢问其方？

岐伯曰：木得金而伐，火得水而灭，土得木而达，金得火而缺，水得土而绝。万物尽然，不可胜竭。故针有悬布②天下者五，黔首③共余食，莫知之也。一曰治神，二曰知养身，三曰知毒药为真④，四曰制砭石小大，五曰知腑脏血气之诊。五法俱立，各有所先。今末世之刺也，虚者实之，满者泄之，此皆众工所共知也。若夫法天则地，随应而动，和之者若响，随之者若影。道无鬼神，独来独往⑤。

注释

① 虚实呿吟：上文“能达虚实之数者，独出独入，呿吟至微，秋毫在目”的简缩语，引申指患者的痛苦。② 悬布：张贴公布。③ 黔首：对百姓

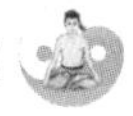

的称呼。④知毒药为真：指了解药物性能。为，通“伪”，假。⑤“道无”两句：医道并非有鬼神在暗中相助，只要对医道有深刻把握，在治疗实践中就会如独来独往般自由。

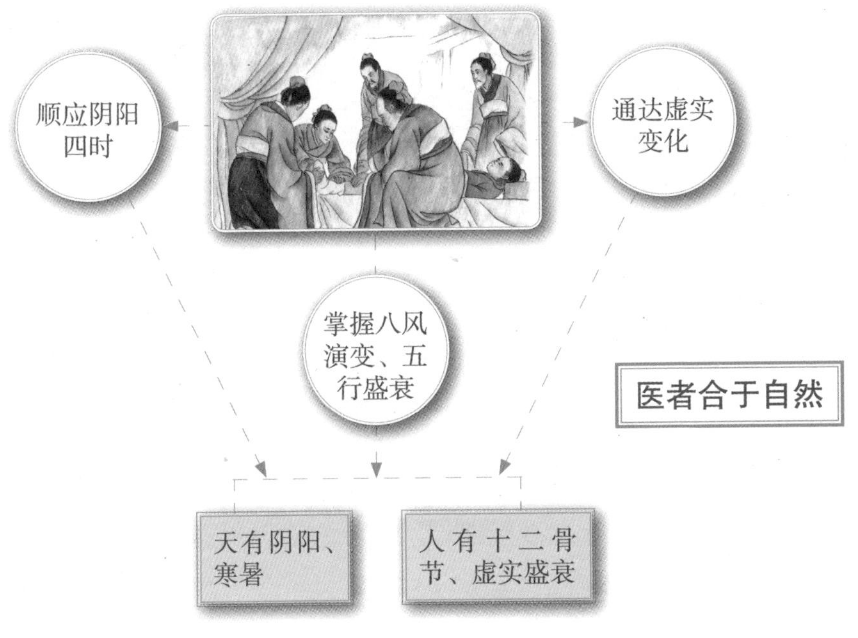

原文

帝曰：愿闻其道。

岐伯曰：凡刺之真[①]，必先治神，五脏已定，九候已备，后乃存针。众脉[②]不见，众凶[③]弗闻。外内[④]相得，无以形先，可玩往来，乃施于人。人有虚实，五虚[⑤]勿近，五实[⑥]勿远，至其当发，间不容瞚[⑦]。手动若务[⑧]，针耀而匀。静意视息，观适之变，是谓冥冥[⑨]，莫知其形，见其乌乌，见其稷稷[⑩]，徒见其飞，不知其谁，伏如横弩，起如发机[⑪]。

帝曰：何如而虚？何如而实？

岐伯曰：刺虚者须其实，刺实者须其虚。经气已至，慎守勿失。深浅在志，远近若一[⑫]。如临深渊，手如握虎，神无营于众物。

针刺的正确方法

针刺的具体步骤

- 第一步 集中精神
- 第二步 了解五脏虚实、三部九候脉象的变化
- 第三步 下针
  - 察色诊脉
    - 观察形气脉络
    - 揣度发病机理
      - 五虚勿近
      - 五实勿远
  - 全神贯注
- 第四步 捻针
  - 动作专一协调
  - 针要洁净均匀
  - 平心静意，观察患者呼吸

现代临床常用进针法

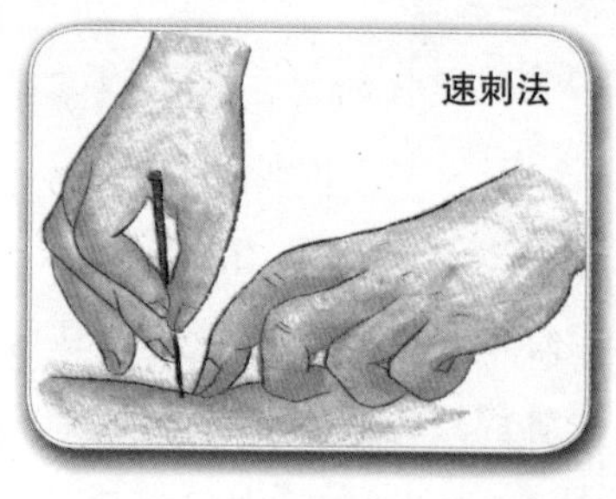

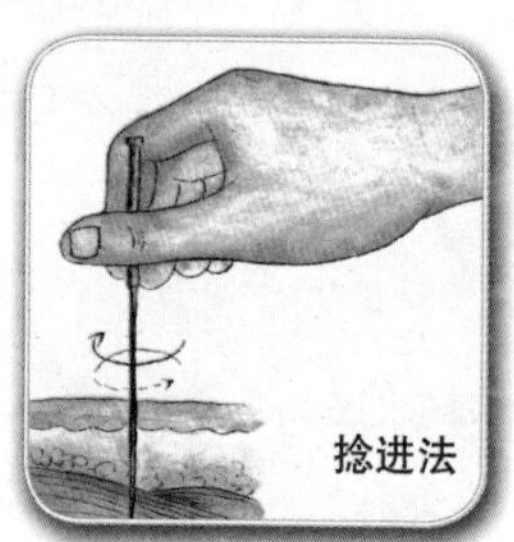

用针刺来治疗疾病的五大要领

- 治神——A. 精神专一
- 养身——B. 了解养生之道
- 知药——C. 熟悉药物的真正性能
- 制石——D. 注意制取砭石的大小
- 知脏腑之诊——E. 懂得肺腑血气的诊断方法

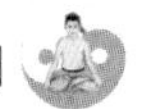

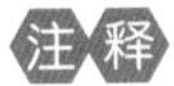
注释

①刺之真：针刺的正法。真，正。②众脉（mò）：众目睽睽之下。脉，通“哌”，视。③众凶：众人喧闹的声音。凶，喧嚣之声。④外内：指察色诊脉。色以应日，属外；脉以应月，属内。⑤五虚：指脉细、皮寒、气少、泻痢前后、饮食不入。⑥五实：指脉盛、皮热、腹胀、二便不通、闷瞀。⑦瞚（shùn）：眨眼，眼珠转动。⑧手动若务：手捻针时，心无他事。⑨冥冥：幽深难见，无形无象貌。⑩稷稷（jì）：形容气盛像稷一样丛生繁茂。稷，谷物名。⑪机：弩上的机栝。⑫远近若一：取穴无论远近，得气的道理是一样的。

八正神明论篇：针刺也要有规律

导读

八正，即一年当中春分、秋分、夏至、冬至、立春、立夏、立秋、立冬八个节气的正气，在本篇中代指四时八正、日月星辰的变化。神明，即心领神会，明白透彻的意思，在本篇中喻指上工神医高超的诊疗水平。

本篇的主要内容包括：一、说明用针刺治疗，必须结合四时八正、日月星辰的变化，准确把握这些变化对人体气血虚实的影响；二、介绍针刺补泻中“方”和“圆”的关键要领；三、提出诊疗方面“形”与“神”两种不同的境界。

原文

黄帝问曰：用针之服①，必有法则焉，今何法何则？

岐伯对曰：法天则地，合以天光。

帝曰：愿卒闻之。

岐伯曰：凡刺之法，必候日月星辰，四时八正②之气，气定乃刺之。是故天温日明，则人血淖③液而卫气浮；天寒日阴，则人血凝泣而卫气沉。月始生，则血气始精，卫气始行；月郭④满，则血气实，肌肉坚；月郭空，则肌肉减，经络虚，卫气去，形独居。是以因天时而调血气也。是以天寒无刺，天温无疑；月生无泻，月满无补；月郭空无治。是谓得时而调之。因天之序，盛虚之时，移光定位⑤，正立而待之。故曰月生而泻，是谓重虚；月满而补，血气盈溢，络有留血，命曰重实；月郭空而治，是谓乱经。阴阳相错，真邪不别，沉以留止，外虚内⑥乱，淫邪乃起。

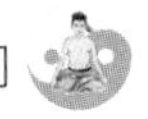

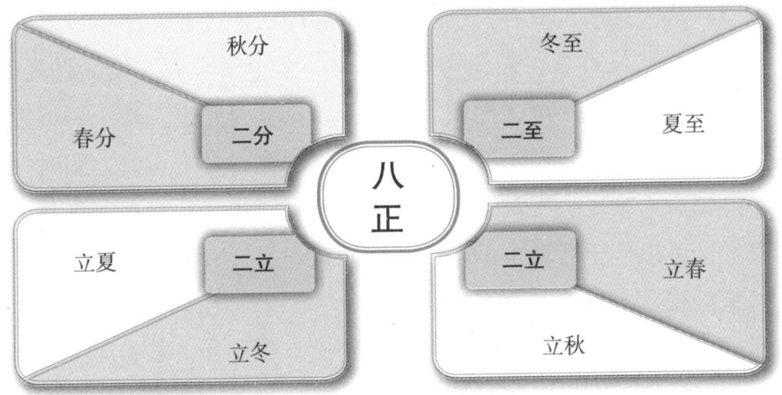

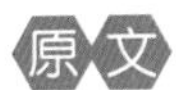
注释

①服：事。此处指针刺技术。②八正：八节的正气。即二分（春分、秋分）、二至（夏至、冬至）、四立（立春、立夏、立秋、立冬）。③淖：润泽。④月郭：月亮的轮廓。⑤移光定位：用针应当随着一天当中时间的长短而定气之所在。光，日光。位，气之所在。⑥外：指络脉。内：指经脉。

月亮变化时的不当疗法及结果

月亮变化	月初升	月正圆	月黑无光
不当的疗法	用泻法	用补法	用针刺
治疗效果	会使内脏虚弱	会使血气充溢于皮表，以致络脉中血液滞留	会扰乱经气
病症名称	叫重虚	叫重实	叫乱经

原文

帝曰：星辰八正何候？

岐伯曰：星辰者，所以制日月之行也。八正者，所以候八风之虚邪，以时至者也；四时者，所以分春秋冬夏之气所在，以时调之也。八正之虚邪，而遇之勿犯也。以身之虚，而逢天之虚，两虚相感，其气至骨，入则伤五脏。工候救之，弗能伤也。故曰：天忌[1]不可不知也。

帝曰：善。其法星辰者，余闻之矣，愿闻法往古者。

岐伯曰：法往古者，先知《针经》也。验于来今者，先知日之寒温，月之虚盛，以候气之浮沉，而调之于身，观其立有验也。观于冥冥者，言形气荣卫之不形于外，而工独知之。以日之寒温，月之虚盛，四时气之浮沉，参伍相合而调之。工常先见之，然而不形于外，故曰观于冥冥焉。通于无穷者，可以传于后世也，是故工之所以异也。然而不形见于外，故俱不能见也。视之无形，尝之无味，故谓冥冥，若神仿佛[②]。虚邪者，八正之虚邪气也。正邪[③]者，身形若用力，汗出，腠理开，逢虚风，其中人也微，故莫知其情，莫见其形。上工救其萌芽[④]，必先见三部九候之气，尽调不败而救之，故曰上工。下工救其已成，救其已败。救其已成者，言不知三部九候之相失，因病而败之也。知其所在者，知诊三部九候之病脉处而治之。故曰守其门户焉，莫知其情而见邪形也。

注释

①天忌：天时的宜忌。②仿佛：模糊不清。③正邪：与能致人生病的虚邪相对，为自然界正常之风。当人体虚弱汗出腠理开张时也能伤人，故曰“正邪”。④萌芽：指疾病刚刚发生时的状态。

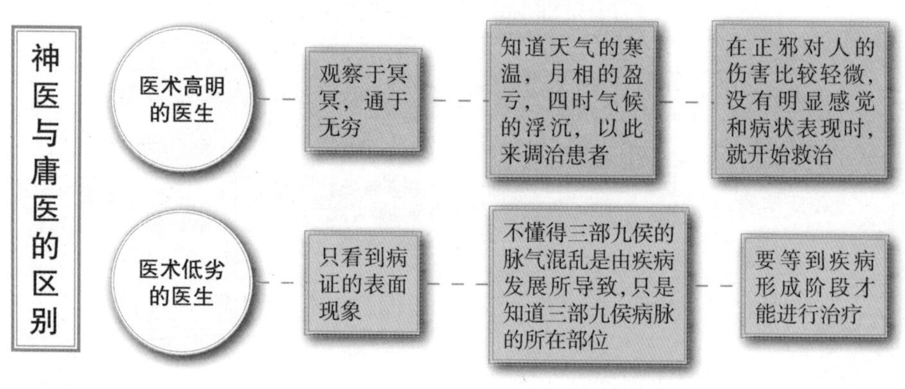

原文

帝曰：余闻补泻，未得其意。

岐伯曰：泻必用方。方者，以气方盛[①]也，以月方满也，以日方温也，以身方定也。以息方吸而内针[②]，乃复候其方吸而转针[③]，乃复候其

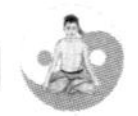

方呼而徐引针[④]。故曰泻必用方，其气乃行焉。补必用员[⑤]。员者行也，行者移也，刺必中其荣[⑥]，复以吸排针[⑦]也。故员与方，排针也。故养神者，必知形之肥瘦，荣卫血气之盛衰。血气者，人之神，不可不谨养。

帝曰：妙乎哉论也！合人形于阴阳四时，虚实之应，冥冥之期，其非夫子孰能通之？然夫子数言形与神，何谓形？何谓神？愿卒闻之。

岐伯曰：请言形，形乎形，目冥冥。问其所病，索之于经，慧然在前。按之不得，不知其情，故曰形。

帝曰：何谓神？

岐伯曰：请言神。神乎神，耳不闻，目明心开而志先，慧然独悟，口弗能言[⑧]。俱视独见[⑨]，适[⑩]若昏，昭然独[⑪]明，若风吹云，故曰神。三部九候为之原，九针之论不必存也。

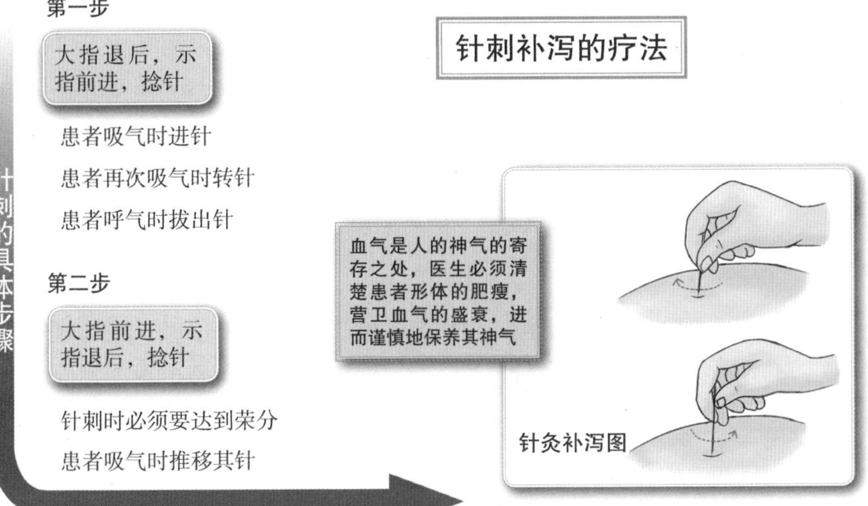

注释

①方盛：正盛。②内（nà）针：进针。内，同“纳”。③转针：捻转针。④引针：拔出针。⑤员：同“圆”。⑥荣：指荣分、血脉，重要的经穴。⑦排针：推移其针。⑧口弗能言：不能用言语形容。⑨俱视独见：众人共同察看，但唯独他能看见。⑩适：至，到来。⑪昭然：明白显著的样子。独：又。

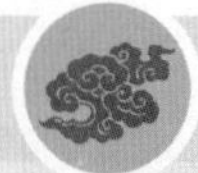

热论篇：热性疾病的传变与治疗

导读

热病，指一切由外感发热引起的疾病。本篇是我国现存的最早的研究热病的专篇，所以篇名“热论”，篇中对热病的含义、病因、症状、传变、治疗、禁忌和预后等进行了详细而系统的论述。

原文

黄帝问曰：今夫热病①者，皆伤寒②之类也。或愈或死，其死皆以六七日之间，其愈皆以十日以上者，何也？不知其解，愿闻其故。

岐伯对曰：巨阳③者，诸阳之属也。其脉连于风府④，故为诸阳主气也。人之伤于寒也，则为病热，热虽甚不死。其⑤两感于寒而病者，必不免于死。

帝曰：愿闻其状。

阴阳二经表里单方面感受寒邪而发病
疾病
痊愈
人会
死亡
阴阳二经表里同时感受寒邪而发病

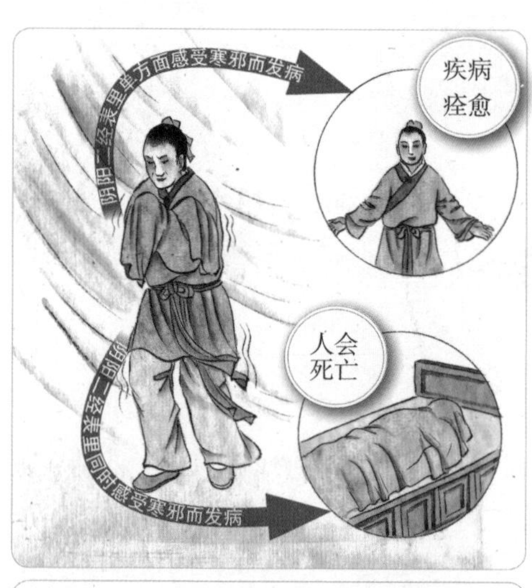

外感发热的疾病，都属于伤寒一类。其中有的会痊愈，有的则会死亡

岐伯曰：伤寒一日，巨阳受之，故头项痛，腰脊强。二日，阳明受之，阳明主肉，其脉侠鼻络于目，故身热，目疼而鼻干，不得卧也。三日，少阳受之，少阳主胆，其脉循胁络于耳，故胸胁痛而耳聋。三阳经络皆受其病，而未入于脏者，故可汗而已。四日，太阴受之，太阴脉布胃中，络于嗌，故腹满而嗌干。五日，少阴受之，少阴脉贯肾络于肺，系舌本，故口燥舌干而

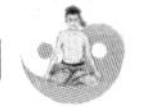

渴。六日，厥阴受之，厥阴脉循阴器而络于肝，故烦满而囊缩⑥。三阴三阳，五脏六腑皆受病，荣卫⑦不行，五脏不通，则死矣。

其不两感于寒者，七日，巨阳病衰，头痛少愈。八日，阳明病衰，身热少愈。九日，少阳病衰，耳聋微闻。十日，太阴病衰，腹减如故，则思饮食。十一日，少阴病衰，渴止不满，舌干已而嚏。十二日，厥阴病衰，囊纵⑧，少腹微下，大气⑨皆去，病日已矣。

伤寒的症状

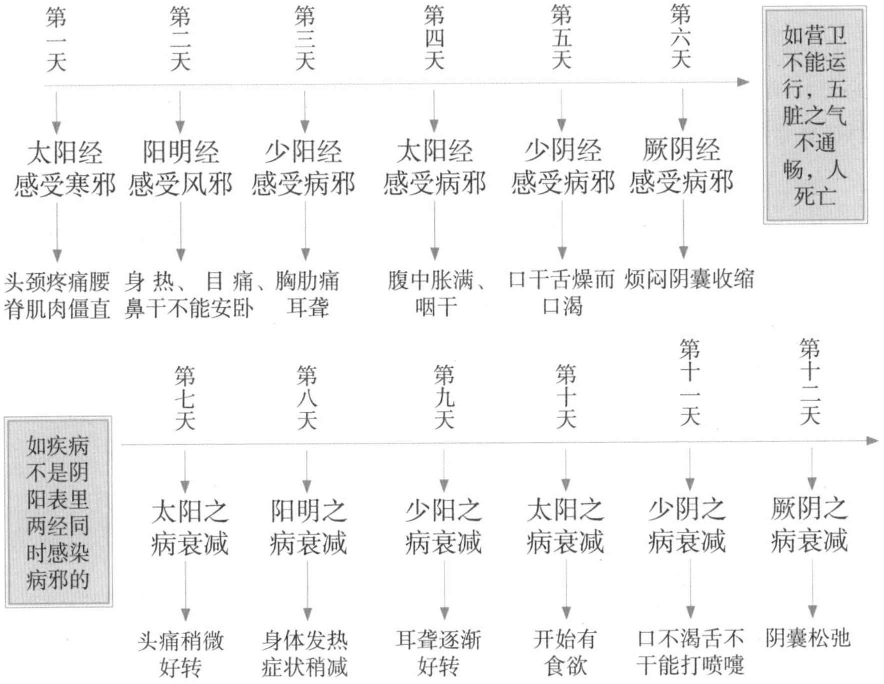

第一天	第二天	第三天	第四天	第五天	第六天	
太阳经感受寒邪	阳明经感受风邪	少阳经感受病邪	太阳经感受病邪	少阴经感受病邪	厥阴经感受病邪	如营卫不能运行，五脏之气不通畅，人死亡
头颈疼痛腰脊肌肉僵直	身热、目痛、鼻干不能安卧	胸肋痛耳聋	腹中胀满、咽干	口干舌燥而口渴	烦闷阴囊收缩	

	第七天	第八天	第九天	第十天	第十一天	第十二天
如疾病不是阴阳表里两经同时感染病邪的	太阳之病衰减	阳明之病衰减	少阳之病衰减	太阳之病衰减	少阴之病衰减	厥阴之病衰减
	头痛稍微好转	身体发热症状稍减	耳聋逐渐好转	开始有食欲	口不渴舌不干能打喷嚏	阴囊松弛

注释

①热病：指一切外感发热性质的疾病，如温病、暑病、风病等。②伤寒：此处指广义的伤寒，即多种外感病的总称。③巨阳：即太阳。巨、太，都是“大”的意思，所以太阳也称为“巨阳”。④风府：穴名。在项后入发际一寸，属督脉。⑤其：如果。两感于寒而病者：表里俱受寒邪，也就是阴阳俱病。⑥烦满：烦闷。囊缩：阴囊挛缩。⑦荣卫：营气、

卫气。荣，通“营”。⑧囊纵：阴囊松缓。⑨大气：即邪气。

原文

帝曰：治之奈何？

岐伯曰：治之各通其脏脉，病日衰已矣。其未满三日者，可汗而已；其满三日者，可泄而已。

帝曰：热病可愈，时有所遗①者，何也？

岐伯曰：诸遗者，热甚而强食之，故有所遗也。若此者，皆病已衰而热有所藏②，因其谷气相薄，两热③相合，故有所遗也。

帝曰：善。治遗奈何？

岐伯曰：视其虚实，调其逆从，可使必已矣。

帝曰：病热当何治之？

岐伯曰：病热少愈，食肉则复，多食则遗，此其禁也。

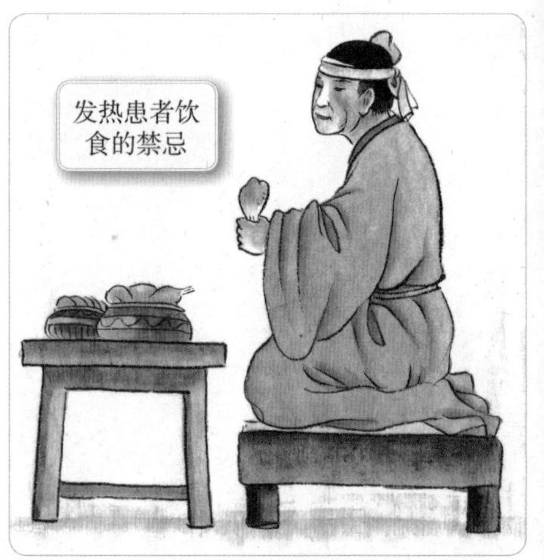

当热病还有余热遗留时，强迫患者进食，就必定会因为饮食不消化而生热，与残存的余热相互迫近，两热相合，又重新发热

注释

①遗：遗留余热。②热有所藏：残余之热未尽。藏，残留。③两热：指病的余热和新食谷气的热。

原文

帝曰：其病两感于寒者，其脉应与其病形何如？

岐伯曰：两感于寒者，病一日，则巨阳与少阴俱病，则头痛，口干而烦满；二日，则阳明与太阴俱病，则腹满，身热，不欲食，谵言①；三日，则少阳与厥阴俱病，则耳聋，囊缩而厥。水浆不入，不知人，六日死。

帝曰：五脏已伤，六腑不通，荣卫不行，如是之后，三日乃死，何也？

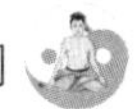

岐伯曰：阳明者，十二经脉之长也。其血气盛，故不知人，三日其气乃尽，故死矣。

凡病伤寒而成温②者，先夏至日者为病温，后夏至日者为病暑。暑当与汗皆出，勿止。

阴阳两经表里同时感受寒邪的两感症

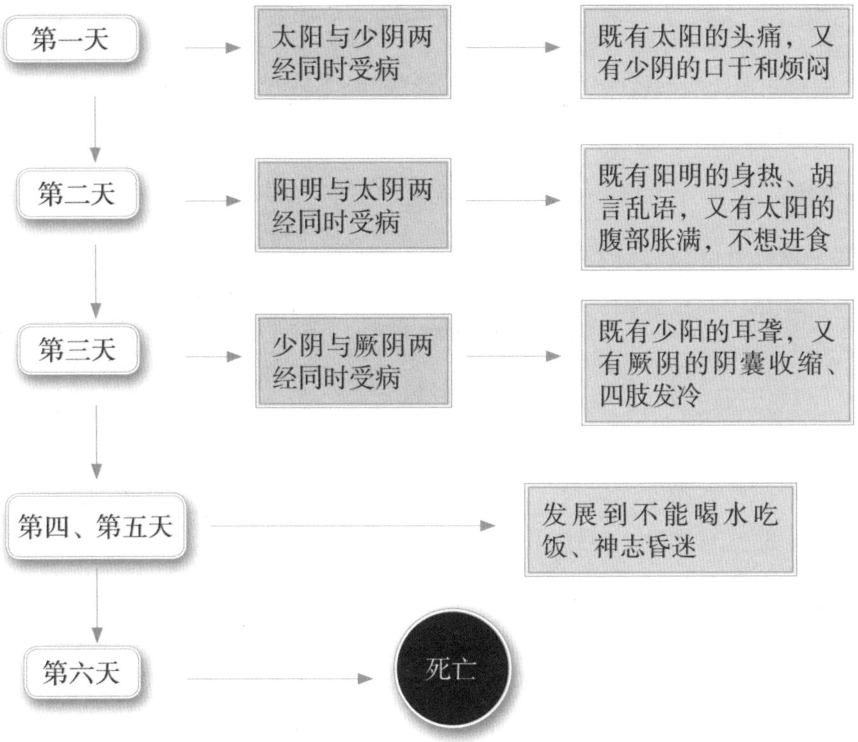

第一天 → 太阳与少阴两经同时受病 → 既有太阳的头痛，又有少阴的口干和烦闷

第二天 → 阳明与太阴两经同时受病 → 既有阳明的身热、胡言乱语，又有太阳的腹部胀满，不想进食

第三天 → 少阴与厥阴两经同时受病 → 既有少阳的耳聋，又有厥阴的阴囊收缩、四肢发冷

第四、第五天 → 发展到不能喝水吃饭、神志昏迷

第六天 → 死亡

注释

① 谵（zhān）言：神志不清而说胡话。② 温：即温热病。

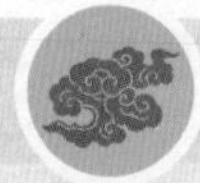

逆调论篇：注意调理保养不生病

导读

逆调，即调逆，人体的气机运行以顺为常，逆则为病，所以要调整逆行的状况，使其恢复顺行。本篇论述了寒热、骨痹、肉苛、气逆等病证，从而阐明了阴阳偏盛、荣卫不调会导致病变的道理，因为这些病证都是气逆不调而致病，所以篇名“逆调论”。

原文

黄帝问曰：人身非常[①]温也，非常热也，为之热而烦满者，何也？

岐伯曰：阴气少而阳气盛[②]，故热而烦满也。

帝曰：人身非衣寒[③]也，中非有寒气也，寒从中生[④]者，何？

岐伯曰：是人多痹气[⑤]也，阳气少，阴气多，故身寒如从水中出。

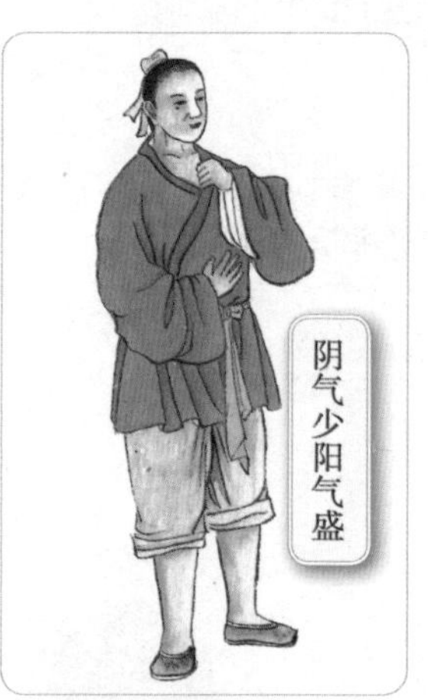

有的患者，并没有穿衣穿得太暖或太热，却会出现发热、烦闷的症状

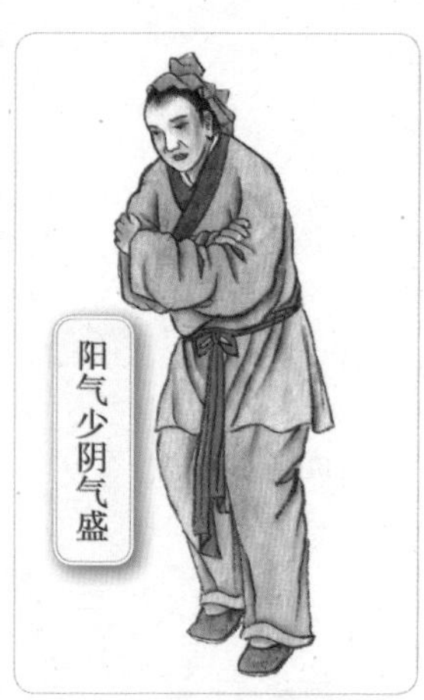

有的人多痹气，阳气少而阴气多，所以经常感觉身体发冷，像从冷水中出来一样

注释

①常：通“裳”，指衣服。②“阴气少”句：阴气虚而阳气盛。③衣寒：衣服单薄而外感风寒。④寒从中生：寒冷从体内产生。⑤痹气：阳虚气少，气机闭阻，血液凝涩不行。

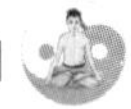

原文

帝曰：人有四支热，逢风寒如炙如①火者，何也？

岐伯曰：是人者，阴气虚，阳气盛。四支者阳也。两阳相得②而阴气虚少，少水不能灭盛火③，而阳独治④。独治者，不能生长也，独胜而止耳。逢风而如炙如火者，是人当肉烁⑤也。

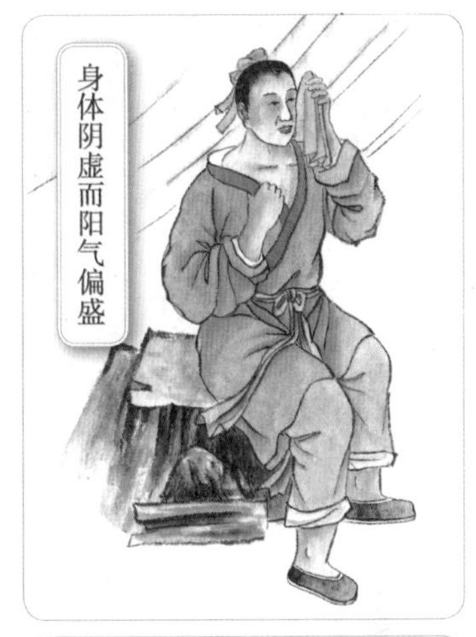

身体阴虚而阳气偏盛
有的人四肢发热，一遇到风寒，就热得更厉害，觉得身上像热火熏炙一样

注释

①如：于。新校正：“《太素》云：‘如炙于火。’”②两阳相得：马元台：“四支属阳，风亦属阳，一逢风寒，两阳相得。”两阳，四肢与风邪。③少水：阴气虚衰。盛火：阳气亢盛。④阳独治：阴虚至极，而阳气独旺。治，主宰，旺盛。⑤肉烁：肌肉干枯瘦削。

原文

帝曰：人有身寒，汤火不能热，厚衣不能温，然不冻栗①，是为何病？

岐伯曰：是人者，素肾气胜，以水为事②，太阳气衰，肾脂枯不长，一水不能胜两火③。肾者水也，而生于骨，肾不生则髓不能满，故寒甚至骨也。所以不能冻栗者，肝一阳也，心二阳也④，肾孤脏⑤也，一水不能胜二火，故不能冻栗，病名曰骨痹，是人当挛节⑥也。

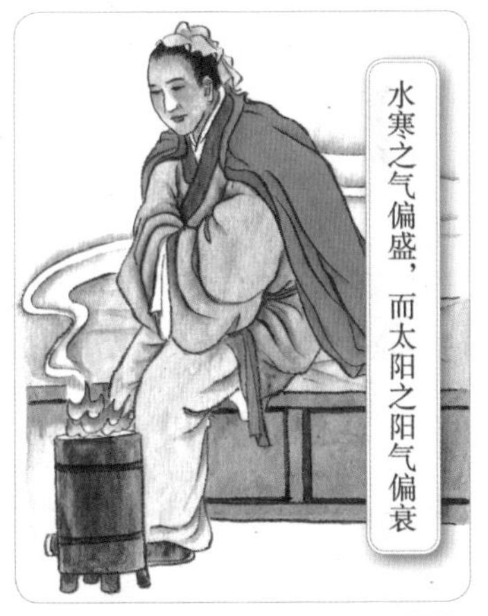

水寒之气偏盛，而太阳之阳气偏衰
有的人身体寒凉，即使穿很多衣服，并且用火烤也感觉不到温暖，总感觉恶寒战栗

注释

①冻栗：寒冷战栗。②以水为事：指经常接触水湿。③一水不能胜两火：高世栻：“七字在下，误重于此，衍文也。”④“肝一阳”两句：阳，即火之意，所以下文云“一水不能胜二

火”。高世栻：“肾水生肝木，肝为阴中之阳，故肝一阳也。少阴合心火，心为阳中之阳，故心二阳也。”⑤肾孤脏：肾为单独一水脏。⑥挛节：骨节拘挛。挛：拘挛。节：骨节。

原文

帝曰：人之肉苛[①]者，虽近衣絮，犹尚苛也，是谓何疾？

岐伯曰：荣气虚，卫气实也[②]，荣气虚则不仁，卫气虚则不用[③]，荣卫俱虚，则不仁且不用，肉如故[④]也。人身与志不相有[⑤]，曰死。

注释

①肉苛：肌肉麻木不仁。②“荣气虚”两句：丹波元简：“下文云：‘荣气虚则不仁，卫气虚则不用，荣卫俱虚，则不仁且不用。’则此七字不相冒，恐是衍文。”③不仁、不用：张介宾：“不仁，不知痛痒寒热也。不用，不能举动也。”④肉如故：《黄帝内经太素》卷二十八《痹论》作“肉如苛也”。“故”当作“苛”。⑤人身与志不相有：人的形体与神志活动不协调。

原文

帝曰：人有逆气不得卧而息[①]有音者；有不得卧而息无音者；有起居如故而息有音者；有得卧，行而喘者；有不得卧，不能行而喘者；有不得卧，卧而喘者。皆何脏使然？愿闻其故。

胃不和则卧不安
胃不和引起睡觉不安宁
阳明经沿胃脉、胃气路线下行。如果阳明气逆，则胃气不能下行，也就不能平躺了。另外，如果水气侵犯肺脏，也会引起不能平躺

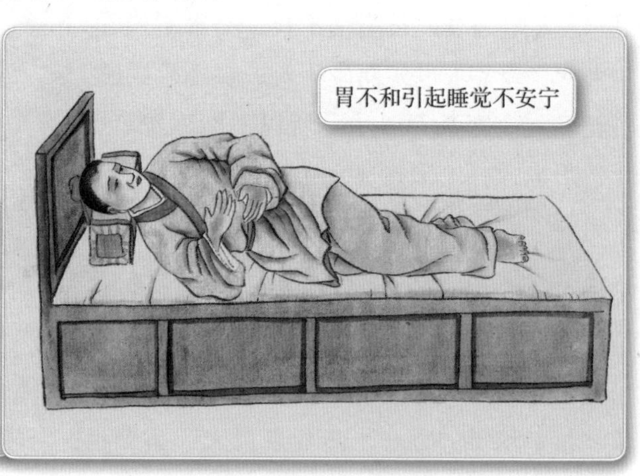

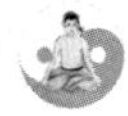

岐伯曰：不得卧而息有音者，是阳明之逆也。足三阳者下行，今逆而上行，故息有音也。阳明者胃脉也，胃者六腑之海，其气亦下行。阳明逆，不得从其道，故不得卧也。《下经》曰："胃不和则卧不安。"此之谓也。夫起居如故而息有音者，此肺之络脉逆也，络脉不得随经上下，故留经而不行。络脉之患者也微，故起居如故而息有音也。夫不得卧，卧则喘者，是水气之客也。夫水者，循津液而流也，肾者水脏，主津液，主卧与喘②也。

帝曰：善。

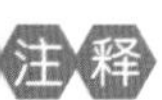
注释

①息：一呼一吸，谓之一息。②主卧与喘：水气为病，其本在肾，其标在肺，射肺，标本俱病，故喘息不得卧。

咳论篇：咳嗽的中医原理

导读

本篇是关于咳嗽的专篇，所以名为“咳论”，篇中系统地论述了各种咳嗽的病因、病机、症状、传变及治疗方法。其中特别指出，咳嗽的病变虽然属于肺，但五脏六腑的病变，又都能影响肺，使之功能失常而发为咳嗽。

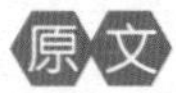
原文

黄帝问曰：肺之令人咳，何也?

岐伯对曰：五脏六腑皆令人咳，非独肺也。

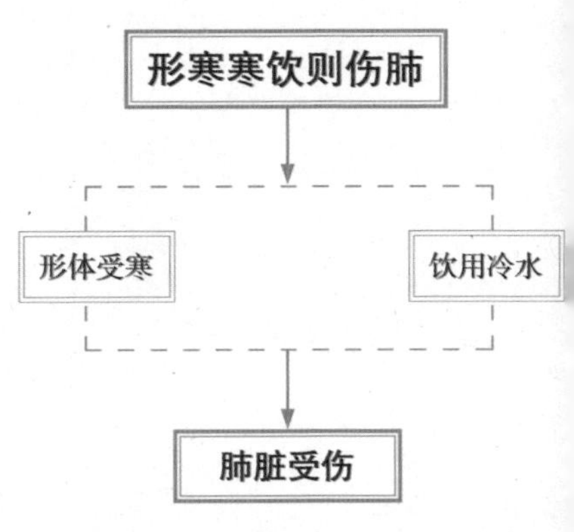

帝曰：愿闻其状。

岐伯曰：皮毛者，肺之合也。皮毛先受邪气，邪气以从其合也①。其寒饮食入胃，从肺脉上至于肺则肺寒，肺寒则外内合邪②，因而客之，则为肺咳。五脏各以其时受病③，非其时，各传以与之。人与天地相参④，故五脏各以治时⑤感于寒则受病。微则为咳，甚者为泄为痛。乘秋则肺先受邪，乘春则肝先受之，乘夏则心先受之，乘至阴⑥则脾先受之，乘冬则肾先受之。

注释

①邪气以从其合也：风寒等邪气侵袭皮毛，再深入肺。②外内合邪：外，皮毛感受风寒邪气。内，胃有寒饮食在内。二者相结合而伤肺，就是“外内合邪”。③五脏各以其时受病：五脏各有所主的时令，如肝主春，心主夏，脾主长夏，肺主秋，肾主冬，各在其所主时容易受病。④相参：相

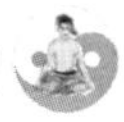

合，相应。⑤治时：指五脏所主的时令，也叫“旺时”。⑥至阴：农历六月为至阴，也称“季夏”。

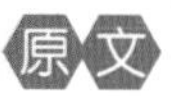

帝曰：何以异之？

岐伯曰：肺咳之状，咳而喘，息有音，甚则唾血[①]。心咳之状，咳则心痛，喉中介介[②]如梗状，甚则咽肿喉痹。肝咳之状，咳则两胁下痛，甚则不可以转，转则两胠下满。脾咳之状，咳则右胁下痛，阴阴[③]引肩背，甚则不可以动，动则咳剧。肾咳之状，咳则腰背相引而痛，甚则咳涎[④]。

注释

①唾血：血随着咳唾一起出来。②介介：形容喉中好像有物的梗塞状。③阴阴：隐隐。④咳涎：咳出黏液。

原文

帝曰：六腑之咳奈何？安所受病？

岐伯曰：五脏之久咳，乃移于六腑。脾咳不已，则胃受之；胃咳之状，咳而呕，呕甚则长虫出。肝咳不已，则胆受之；胆咳之状，咳呕胆汁。肺咳不已，则大肠受之；大肠咳状，咳而遗矢[①]。心咳不已，则小肠受之；小肠咳状，咳而失气[②]，气与咳俱失。肾咳不已，则膀胱受之；膀胱咳状，咳而遗溺。久咳不已，则三焦受之，三焦咳状，咳而腹满，不欲食饮。此皆聚于胃，关于肺，使人多涕唾[③]而面浮肿气逆也。

注释

①遗矢：即大便失禁。矢，通“屎”。②失气：当作“矢气”，即放屁。③涕唾：稠痰。

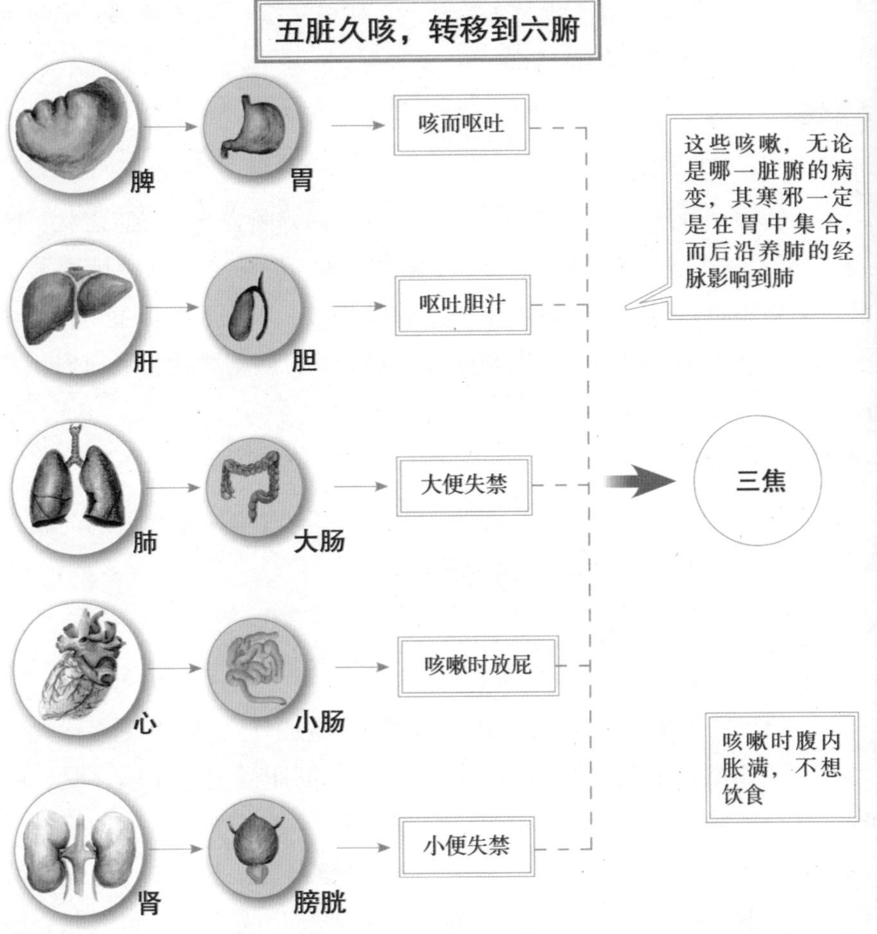

原文

帝曰：治之奈何？

岐伯曰：治脏者，治其俞①；治腑者，治其合②；浮肿者，治其经③。

帝曰：善。

注释

①俞：腧穴。②合：合穴。③经：经穴。腧、合、经穴之义，详见本书《九针十二原》篇注。

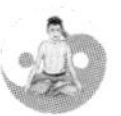

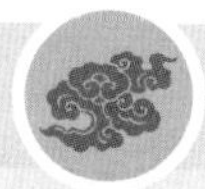

举痛论篇：各种疼痛的病因

导读

本篇列举了引起疼痛的许多病证，并对其病因进行了分析，所以篇名“举痛论”。

本篇的主要内容包括：一、说明各种疼痛的病因都是寒邪侵入经脉；二、说明疼痛的病变，主要与气血相关；三、讲述“九气”致病的症状和病机。

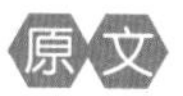

原文

黄帝问曰：余闻善言天者，必有验于人；善言古者，必有合于今；善言人者，必有厌①于己。如此，则道不惑而要数②极，所谓明也。今余问于夫子，令言而可知③，视而可见④，扪而可得⑤，令验于己，而发蒙解惑，可得而闻乎？

岐伯再拜稽首对曰：何道之问也？

帝曰：愿闻人之五脏卒痛⑥，何气使然？

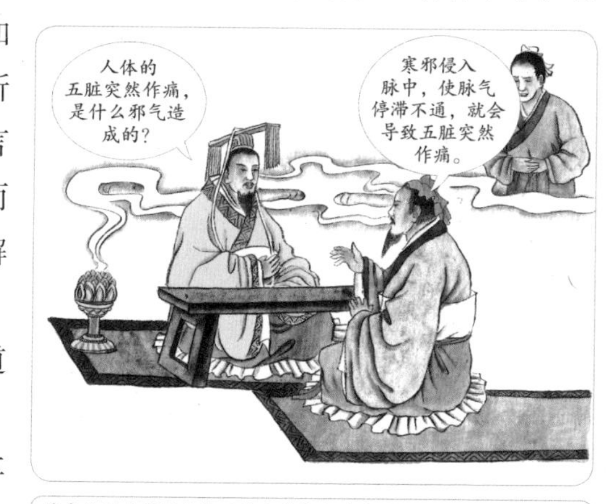

人体的五脏突然作痛，是什么邪气造成的？
寒邪侵入脉中，使脉气停滞不通，就会导致五脏突然作痛。
黄帝向岐伯请教人体五脏突然作痛的病因

岐伯对曰：经脉流行不止，环周不休。寒气入经而稽迟⑦，泣而不行。客于脉外则血少，客于脉中则气不通，故卒然而痛。

注释

①厌：合，指达到标准，言行一致。②要数：要理，最重要的道理。数，理。③言而可知：即问诊，通过询问患者而知晓病情。④视而可见：即望诊，通过望色而知晓病情。⑤扪而可得：即切诊，通过触按而知晓病情。⑥卒痛：突然疼痛。卒，同"猝"。⑦稽迟：滞留缓慢。

原文

帝曰：其痛或卒然而止者，或痛甚不休者，或痛甚不可按者，或按之而痛止者，或按之无益者，或喘动应手者，或心与背相引而痛者，或胁肋与少腹相引而痛者，或腹痛引阴股[①]者，或痛宿昔而成积者[②]，或卒然痛死不知人，有少间复生者，或痛而呕者，或腹痛而后泄者，或痛而闭不通者。凡此诸痛，各不同形，别之奈何？

岐伯曰：寒气客于脉外则脉寒，脉寒则缩踡[③]，缩踡则脉绌急[④]，绌急则外引小络，故卒然而痛。得炅[⑤]则痛立止；因重中于寒，则痛久矣。

寒气客于经脉之中，与炅气相薄[⑥]则脉满，满则痛而不可按也。寒气稽留[⑦]，炅气从上，则脉充大而血气乱，故痛甚不可按也。

寒气客于肠胃之间，膜原[⑧]之下，血不得散，小络急引故痛，按之则血气散，故按之痛止。

寒气客于侠脊之脉[⑨]则深，按之不能及，故按之无益也。

寒气客于冲脉：冲脉起于关元，随腹直上，寒气客则脉不通，脉不通则气因之，故喘动应手矣。

寒气客于背俞之脉则脉泣[⑩]，脉泣则血虚，血虚则痛。其俞注于心，故相引而痛，按之则热气至，热气至则痛止矣。

寒气客于厥阴之脉：厥阴之脉者，络阴器系于肝，寒气客于脉中，则血泣脉急，故胁肋与少腹相引痛矣。

厥气客于阴股，寒气上及少腹，血泣在下相引，故腹痛引阴股。

寒气客于小肠膜原之间，络血之中，血泣不得注于大经，血气稽留不得行，故宿昔而成积矣。

寒气客于五脏，厥逆上泄[⑪]，阴气竭，阳气未入，故卒然痛死不知

 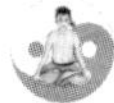

人，气复反[12]则生矣。

寒气客于肠胃，厥逆上出[13]，故痛而呕也。

寒气客于小肠，小肠不得成聚[14]，故后泄[15]腹痛矣。

热气留于小肠，肠中痛，瘅热[16]焦渴，则坚干不得出，故痛而闭不通矣。

注释

①阴股：大腿的内侧。②宿昔：经久。成积：指小肠气。③缩踡：收缩不伸。④绌（chù）急：短促拘急。⑤炅（jiǒng）：热。⑥相薄：相互搏结、交迫。⑦稽留：停留。⑧膜原：指胸膜与膈肌之间的部分。一说为肠胃的脂膜。⑨侠脊之脉：指督脉。侠，通“挟”。⑩背俞之脉：足太阳脉。脉泣：血脉凝涩。泣，通“涩”。⑪厥逆上泄：脏气厥逆而上壅。⑫气复反：阳气恢复。⑬厥逆上出：肠胃之气上逆。⑭成聚：指小肠受盛容留水谷的作用。⑮后泄：大便泄泻。⑯瘅热：大热。

各种疼痛及产生原因

寒邪入侵	症机	症痛
寒气客于脉外	经脉收缩，屈曲拘急	得热痛止，重寒痛不休
寒气客于经脉之中	与热相搏，经脉满盛	痛不能按压
	热气上搏，脉充大而血气乱	剧痛不能触按
寒气客于肠胃之间，膜原之下	血气凝涩小络拘急牵引	按之痛止
寒气客于督脉	按之不能及	按之无用
寒气客于冲脉	血气不通	按腹部应手而痛
寒气客于背腧之脉	血脉滞涩，血虚，心背痛	按之痛止
寒气客于厥阴之脉	血脉凝涩，脉道紧急	胁肋、少腹牵引作痛
寒气客于小肠膜原间，络血中	络血凝滞	日久而积为小肠气，痛

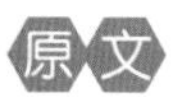

原文

帝曰：所谓言而可知者也，视而可见奈何？

岐伯曰：五脏六腑，固尽有部[①]，视其五色，黄赤为热，白为寒，青黑为痛，此所谓视而可见者也。

帝曰：扪而可得，奈何？

岐伯曰：视其主病之脉，坚而血及陷下者，皆可扪而得也。

帝曰：善。余知百病生于气也。怒则气上[②]，喜则气缓[③]，悲则气消[④]，

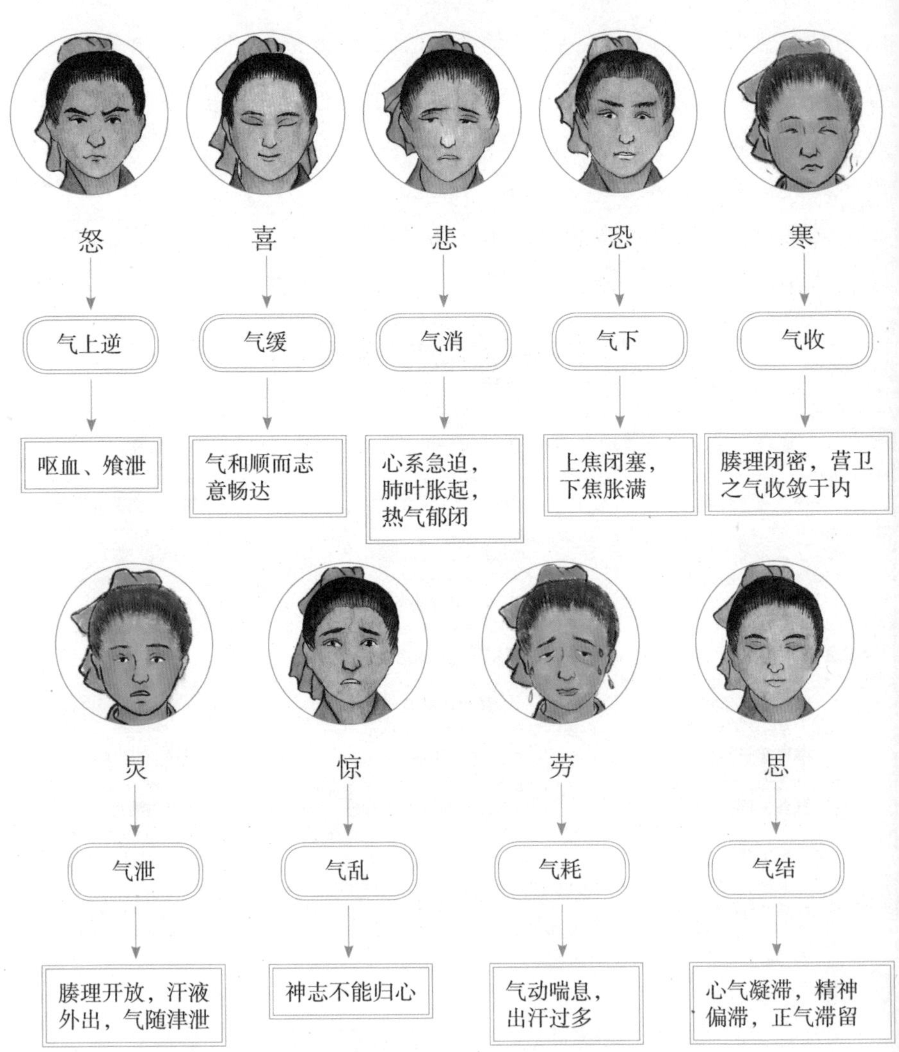

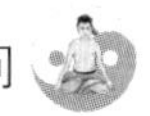

恐则气下⑤，寒则气收⑥，炅则气泄⑦，惊则气乱⑧，劳则气耗⑨，思则气结⑩。九气不同，何病之生？

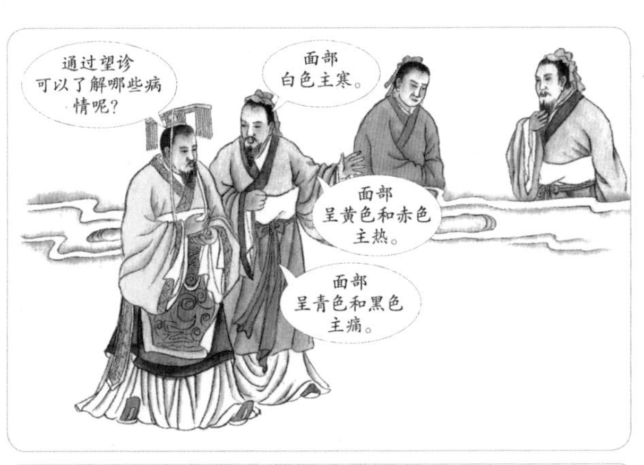

通过望诊
可以了解哪些病
情呢？
面部
白色主寒。
面部
呈黄色和赤色
主热。
面部
呈青色和黑色
主痛。
黄帝向岐伯请教怎样通过望诊来了解病情

岐伯曰：怒则气逆，甚则呕血及飧泄，故气上矣。喜则气和志达，荣卫通利，故气缓矣。悲则心系急，肺布叶举而上焦不通，荣卫不散，热气在中，故气消矣。恐则精却⑪，却则上焦闭，闭则气还，还则下焦胀，故气不行矣。寒则腠理闭，气不行，故气收矣。炅则腠理开，荣卫通，汗大泄，故气泄。惊则心无所依，神无所归，虑无所定，故气乱矣。劳则喘息汗出，外内皆越⑫，故气耗矣。思则心有所存，神有所归，正气留而不行，故气结矣。

注释

①固尽有部：面部各有五脏六腑对应的部位。②气上：气上逆。③气缓：气涣散不收。④气消：气消沉。⑤气下：气下陷。⑥气收：气收聚。⑦气泄：气外泄。⑧气乱：气混乱。⑨气耗：气耗散。⑩气结：气郁结。⑪精却：精气衰退。⑫越：散发，耗散。

脏腑的各种疼痛及产生原因

寒邪入侵	症机	症痛
寒气客于五脏	气逆上泻，阴气衰竭，阳气不入	疼痛昏死，阳气恢复则醒
寒气客于肠胃	气逆上行	疼痛，呕吐
寒气客于小肠	阳气不化，水谷不聚	泄泻而腹痛
热气留于小肠	内热伤津	肠中疼痛，口渴，大便不通

腹中论篇：腹内的多种疾病

导读

本篇主要讨论和分析了鼓胀、血枯、伏梁、热中、消中、厥逆、热痛等疾病的病因、病机、症状、治疗方法和禁忌等内容。因为上述疾病都是发生在人体的腹中，所以篇名“腹中论”。

本篇的主要内容，除了对各类腹中疾病的论述，还有对鸡矢醴和四乌贼骨一藘茹丸两个方剂的介绍，以及妊娠与腹中疾患的鉴别方法。

原文

黄帝问曰：有病心腹满，旦食则不能暮食，此为何病？

岐伯对曰：名为鼓胀[①]。

帝曰：治之奈何？

岐伯曰：治之以鸡矢醴[②]。一剂知，二剂已。

帝曰：其时有复发者，何也？

岐伯曰：此饮食不节，故时有病也。虽然其病且已，时故当病，气聚于腹也。

注释

① 鼓胀：是一种以腹部胀大如鼓，皮色萎黄，脉络显露为特征的病证。② 鸡矢醴：是古人用来治疗鼓胀的药酒方名。矢，通“屎”。醴，酒的一种。此方用鸡屎白，晒干，焙黄，一两，米酒三碗，煎数沸，去滓，过滤，澄清，空腹热服，一日二次。

原文

帝曰：有病胸胁支满者，妨于食，病至则先闻腥臊臭[①]，出清液[②]，

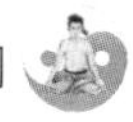

先唾血，四支清，目眩，时时前后血，病名为何？何以得之？

岐伯曰：病名血枯，此得之年少时，有所大脱血；若醉人房中，气竭肝伤，故月事衰少不来也。

帝曰：治之奈何？复以何术？

岐伯曰：以四乌鲗骨一藘茹③，二物并合之，丸以雀卵④，大如小豆。以五丸为后饭，饮以鲍鱼⑤汁，利胁中及伤肝也。

注释

①臭（xiù）：气味。②出清液：吐清水。③乌鲗（zé）骨：即乌贼骨，又名海螵蛸。藘（lǘ）茹：即茜草。④雀卵：即麻雀卵。气味甘温，能补肾阳，益精血。⑤鲍鱼：即鳆鱼，又名石决明肉。能补肝肾，益精明目，开胃养营。

鼓胀、血枯和伏梁病的症状及治疗

病名	症状			治疗
鼓胀	心腹胀满，早晨吃了饭，晚上就不能再吃			鸡矢醴，一剂见效，两剂病愈
血枯	胸胁支撑胀满，妨碍饮食，先闻腥臊气味，口吐清水，后吐血，四肢发冷，头晕目眩，大小便出血			四份乌贼骨，一份藘茹，以麻雀卵和制成小豆大小的丸，饭前以鲍鱼汁送服五粒
伏梁	小腹坚硬盛满，按压时上下左右皆有根	下则排出脓血	顺症病轻	不能按摩求速愈，以免少腹之病发生下夺
		上则产生痈	逆症危重	

注：

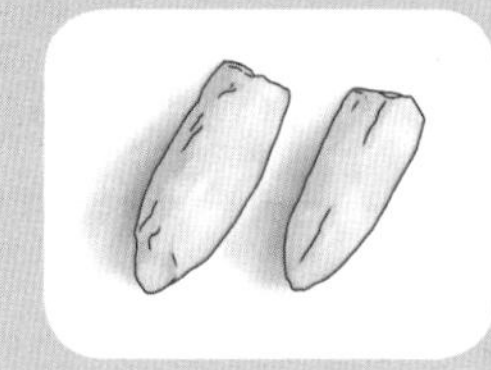

乌贼骨

【方名】乌贼鱼骨丸

【方论】乌贼骨为乌鲗科动物无针乌鲗或金乌鲗的内壳，能收敛止血，固精益肾，通血脉；藘茹能凉血止血，活血化瘀；麻雀卵能补肾阳，益精血，调冲任；鲍鱼汁能养肝化瘀。四者组合，能固精益血，止血化瘀

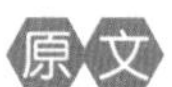

原文

帝曰：病有少腹盛①，上下左右皆有根，此为何病？可治不？

岐伯曰：病名曰伏梁②。

帝曰：伏梁何因而得之？

岐伯曰：裹大脓血，居肠胃之外，不可治；治之，每切按之，致死。

帝曰：何以然？

岐伯曰：此下则因③阴，必下脓血，上则迫胃脘，生④鬲，侠⑤胃脘内痈。此久病也，难治。居齐⑥上为逆，居齐下为从，勿动亟夺⑦。论在《刺法》中。

注释

①盛：胀满。②伏梁：古代病名，指脘腹部痞满肿块一类疾患，多是由气血瘀滞而形成。张介宾："伏，藏伏也。梁，强梁坚硬之谓。"③因：依靠。④生：王冰："生当为出，传文误也。"⑤侠：《太素》卷三十《伏梁病》作"使"。⑥齐：通"脐"，肚脐。⑦勿动亟夺：不可以用按摩法以求立即消除伏梁病。亟，急。夺，削除。

原文

帝曰：人有身体髀股胫皆肿，环齐而痛，是为何病？

岐伯曰：病名伏梁，此风根①也。其气溢于大肠而著于肓，肓之原②在齐下，故环齐而痛也，不可动之，动之为水溺③涩之病。

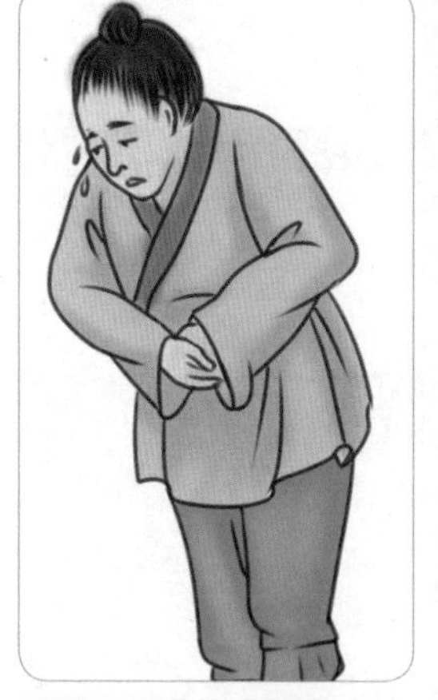

伏梁病会引起患者环绕肚脐痛

注释

①风根：平素感受风寒之邪。②肓之原：脖胦穴，即任脉经的气海穴，位于脐下1.5寸。原，原穴。③水溺：小便。

原文

帝曰：夫子数言热中、消中①，不可服膏粱②芳草石药，石药发瘨③，芳草发狂。夫热中、消中者，皆富贵人也，今禁高粱，是不合其心，禁芳草石药，是病不愈，愿闻其说。

岐伯曰：夫芳草之气美，石药之气悍，二者其气急疾坚劲，故非缓心和人，不可以服此二者。

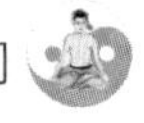

帝曰：不可以服此二者，何以然？

岐伯曰：夫热气剽悍④，药气亦然，二者相遇，恐内伤脾。脾者土也而恶木，服此药者，至甲乙日更论⑤。

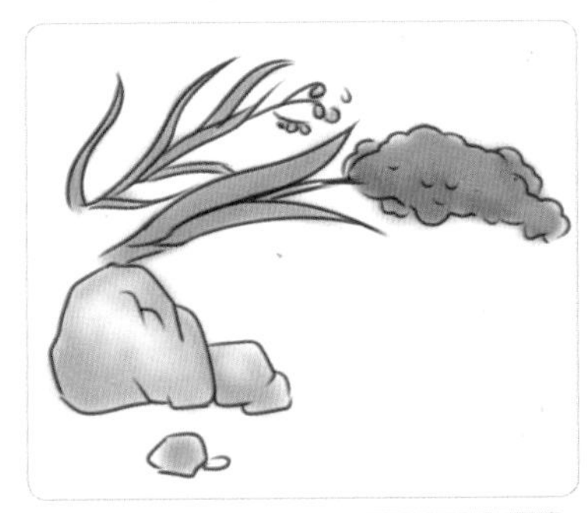
患者如果得了热中、消中病，不可以吃芳草和矿石类的药物

注释

①热中、消中：即后世之人所说的三消病。王冰："多饮数溲，谓之热中。多食数溲，谓之消中。"②膏梁：即高梁。③瘨："癫"的本字。④剽悍：轻捷峻猛。⑤更论：《甲乙经》卷十一第六作"当愈甚"。

原文

帝曰：善。有病膺肿、颈痛、胸满、腹胀，此为何病？何以得之？

岐伯曰：名厥逆①。

帝曰：治之奈何？

岐伯曰：灸之则喑②，石③之则狂。须其气并，乃可治也。

帝曰：何以然？

岐伯曰：阳气重上，有余于上，灸之则阳气入阴，入则喑④；石之则阳气虚，虚则狂⑤。须其气并而治之，可使全也。

帝曰：善。何以知怀子之且生也？

岐伯曰：身有病无邪脉也。

帝曰：病热而有所痛者，何也？

岐伯曰：病热者，阳脉也，以三阳之动⑥也。人迎一盛少阳，二盛太阳，三盛阳明，入阴也。夫阳入于阴，故病在头与腹，乃䐜胀而头痛也。

帝曰：善。

注释

①厥逆：张介宾："此以阴并于阳，下逆于上，故病名厥逆。"②喑：失音。③石：指针刺。王冰："谓以石针开破之。"④"灸之"两

句：张介宾："阳气有余于上而复灸之，是以火济火也。阳极乘阴，则阴不能支，故失声为喑。"⑤"石之"两句：张介宾："阳并于上，其下必虚，以石泄之，则阳气随刺而去，气去则上下俱虚而神失其守，故为狂也。"⑥三阳之动：三阳之脉盛大而搏动剧烈。三阳，少阳、太阳、阳明。

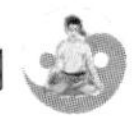

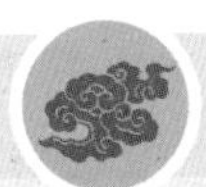

风论篇：风邪侵入人体引发的疾病

导读

本篇论述了风邪的性质、致病特点，以及风邪侵入人体引起各种风病的病因、病机、分类、症状和诊疗方法等，因为是专论风病的专篇，所以名为“风论”。

本篇的要点包括：一、论述风邪的致病特点，指出风邪是引起各种疾病的首要因素，病证变化多端；二、论述多种风病的发病原因和诊治方法；三、介绍五脏风病的面诊部位和色泽；四、指出风证普遍具有汗出恶风的共同症状。

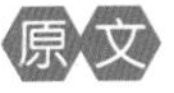

黄帝问曰：风之伤人也，或为寒热，或为热中，或为寒中，或为疠风[①]，或为偏枯，或为风也。其病各异，其名不同。或内至五脏六腑。不知其解，愿闻其说。

岐伯对曰：风气藏于皮肤之间，内不得通，外不得泄。风者善行而数变，腠理开则洒然[②]寒，闭则热而闷。其寒也则衰食饮，其热也则消肌肉。故使人怢慄[③]而不能食，名曰寒热。

不同风病的起因及症状

风邪由阳明经入胃	沿经脉上行到目内眦	肥者	不易发泄，稽留体内	热中病	眼珠发黄
		瘦者	容易外泄，人发冷	寒中病	时常流泪
风邪由太阳经侵入人体	流行于各经腧穴，散布分肉之间，与卫气纠缠在一起	卫气道路不通，肌肉肿胀高起		疮疡	寒热
		卫气凝涩不行，肌肤麻木不知痛痒；营气因热而腐坏，血气污浊不清，鼻柱皮色衰败、皮肤溃烂		疠风	

风气与阳明入胃[④]，循脉而上至目内眦[⑤]。其人肥，则风气不得外泄，则为热中而目黄；人瘦则外泄而寒，则为寒中而泣出。

风气与太阳俱入，行诸脉俞，散于分肉之间，与卫气相干。其道不利，故使肌肉愤䐜[⑥]而有疡。卫气有凝而不行，故其肉有不仁也。疠者，有荣气热胕，其气不清，故使其鼻柱坏而色败，皮肤疡溃。风寒客于脉而不去，名曰疠风，或名曰寒热。

以春甲乙伤于风者为肝风，以夏丙丁伤于风者为心风，以季夏戊己伤于邪者为脾风，以秋庚辛中于邪者为肺风，以冬壬癸中于邪者为肾风。

风中五脏六腑之俞，亦为脏腑之风，各入其门户[⑦]，所中则为偏风[⑧]。风气循风府而上，则为脑风[⑨]；风入系头，则为目风[⑩]；眠寒，饮酒中风，则为漏风[⑪]；入房汗出中风，则为内风[⑫]；新沐[⑬]中风，则为首风；久风入中，则为肠风、飧泄；外在腠理，则为泄风。故风者，百病之长也。至其变化，乃为他病也，无常方，然致有风气也。

四季风邪与五脏

春甲乙日受邪
形成肝风
冬壬癸日受邪
形成肾风
长夏戊己日受邪
形成脾风
夏丙丁日受邪
形成心风
秋庚辛日受邪
形成肺风

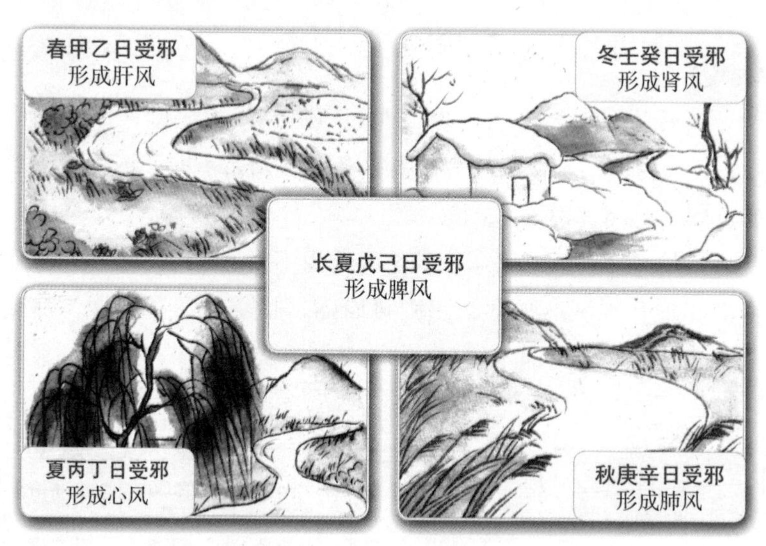

注释

①疠风：指麻风病。②洒然：寒冷貌。③怢（tū）慄：发抖。④“风气”句：风气从阳明经入胃。⑤眦（zì）：眼角。⑥愤䐜：肿胀。⑦门户：指五脏六腑之腧穴，为风邪入络、入经、入腑、入脏的通道。⑧偏风：偏

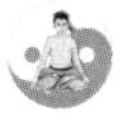

枯，即半身不遂。⑨脑风：风邪由风府上入于脑而成为脑风。症状表现为剧烈头痛，甚至有发热及神昏抽搐等。⑩目风：风邪侵入目系而成为目风。症状表现为目痛而有冷的感觉，畏风羞明。⑪漏风：又称“酒风”。症状表现为不论冬夏，额上常有汗出，甚至全身大汗、喘息、口渴，不能操劳。⑫内风：房事后汗出，为风邪所伤，咳嗽而面赤。⑬新沐：刚刚洗过头。

原文

帝曰：五脏风之形状不同者何？愿闻其诊及其病能[①]。

岐伯曰：肺风之状，多汗恶风，色皏然[②]白，时咳短气。昼日则差[③]，暮则甚。诊在眉上，其色白。

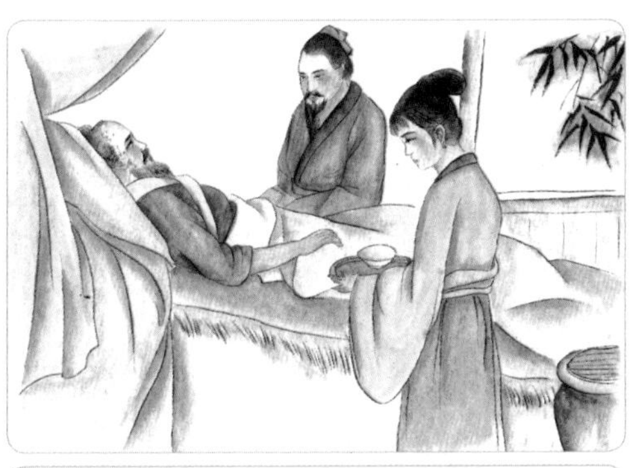
脾风的症状，是多汗恶风，身体疲倦，四肢懒于活动，面色微微发黄，食欲不振

心风之状，多汗恶风，焦绝，善怒吓，赤色。病甚则言不可快。诊在口，其色赤。

肝风之状，多汗恶风，善悲。色微苍，嗌干善怒，时憎女子[④]。诊在目下，其色青。

脾风之状，多汗恶风，身体怠惰，四肢不欲动。色薄微黄，不嗜食。诊在鼻上，其色黄。

肾风之状，多汗恶风，面痝然[⑤]浮肿，脊痛不能正立。其色炲，隐曲不利[⑥]。诊在肌上，其色黑。

胃风之状，颈多汗，恶风，食饮不下，鬲塞[⑦]不通，腹善满。失衣[⑧]则䐜胀，食寒则泄。诊形瘦而腹大。

首风之状，头面多汗恶风，当先风一日[⑨]则病甚，头痛不可以出内。至其风日，则病少愈。

漏风之状，或多汗，常不可单衣[⑩]。食则汗出，甚则身汗，喘息恶风。衣常濡[⑪]，口干善渴，不能[⑫]劳事。

泄风[⑬]之状，多汗，汗出泄衣上。口中干，不能劳事，身体尽痛则寒。

帝曰：善。

五脏之风的症状及诊察要点

肺

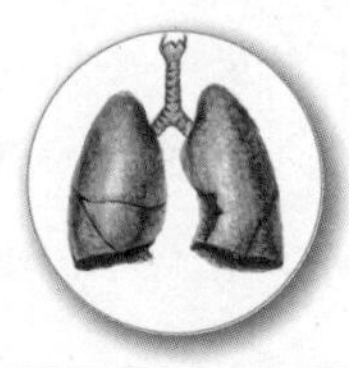

症状：多汗恶风，面色淡白，不时咳嗽气短。白天轻，晚上重

心

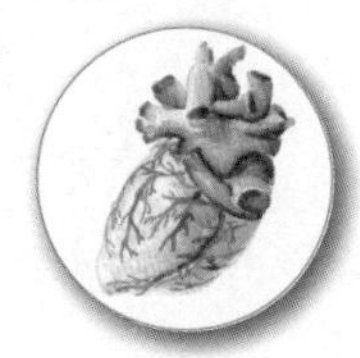

症状：多汗恶怕风，形体干瘦，容易发怒，面红。病重时，说话不爽利

肝

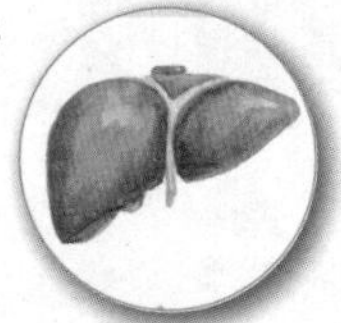

症状：多汗恶风，常悲伤。面色微青，咽喉干燥，容易发怒，不时厌恶女性

脾

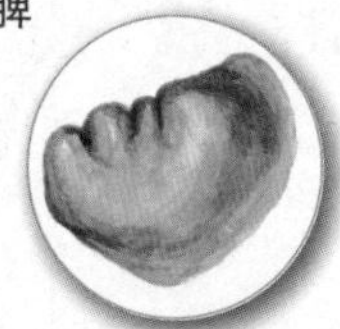

症状：多汗恶风，身体疲倦，四肢懒于活动，面色微微发黄，食欲不振

肾

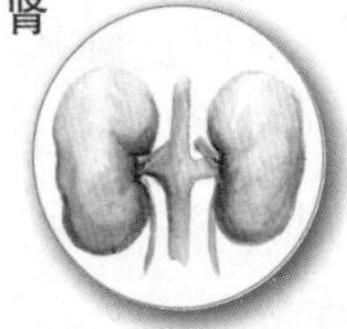

症状：多汗恶风，面部浮肿，腰脊疼痛，不能长时间站立。面色黑，小便不通畅

其他部位	症状
胃风	颈部多汗恶风，吞咽饮食困难，膈部阻塞不通，腹胀满，衣服穿少了易腹胀，吃凉东西则易泄泻
首风	头面部多汗，在起风的前一天，病情加重，起风当日，反而会减轻
漏风	多汗，不能穿单薄的衣服，一吃饭就出汗，甚至全身汗出喘息，怕风，衣服常被汗浸湿，口干易渴，受不了劳累
内风	多汗，汗多了就沾湿衣服，口中干燥，禁不住劳累，周身疼痛并且怕冷

注释

①病能：即病态。能，通“态”。②皏（pěng）然：浅白色。③差（chài）：通“瘥”，病减轻或痊愈。④憎女子：厌恶女人。⑤痝（máng）然：浮肿貌。⑥隐曲不利：小便不通利。⑦鬲塞：胸膈阻塞。鬲，通“膈”。⑧失衣：少穿衣服。⑨当先风一日：即发风病的前一天。⑩常不可单衣：穿单衣也感到有汗出。⑪濡：湿。⑫不能：不耐受。⑬泄风：内风。

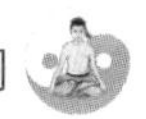

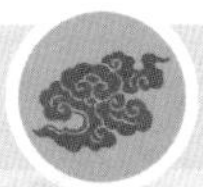

调经论篇：经脉永远都是最重要的

导读

调经，即调治经络。本篇主要论述了人体经络发生病变的原理及其调治方法，故名“调经论”。

本篇的主要内容有：一、说明人体神、气、血、形、志五种有余与不足所导致的病变和针刺补泻方法；二、论述阴阳、虚实、内外病证的发病原理和补虚泻实的针刺方法；三、讲述通过诊察患者的九候来针刺治疗各类病变的道理。

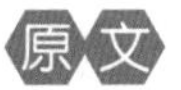

黄帝问曰：余闻刺法言，有余泻之，不足补之，何谓有余？何谓不足？

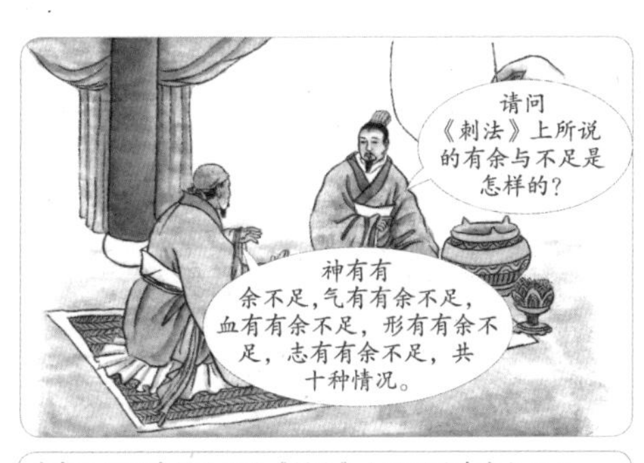

请问《刺法》上所说的有余与不足是怎样的？
神有有余不足，气有有余不足，血有有余不足，形有有余不足，志有有余不足，共十种情况。
黄帝向岐伯请教什么是《刺法》上所说的有余与不足

岐伯对曰：有余有五，不足亦有五，帝欲何问？

帝曰：愿尽闻之。

岐伯曰：神有余有不足，气有余有不足，血有余有不足，形有余有不足，志有余有不足。凡此十者，其气不等也。

原文

帝曰：人有精气津液，四支九窍，五脏十六部①，三百六十五节②，乃生百病，百病之生，皆有虚实。今夫子乃言有余有五，不足亦有五，何以生之乎？

岐伯曰：皆生于五脏也。夫心藏神，肺藏气，肝藏血，脾藏肉，肾藏志，而此成形。志意通，内连骨髓，而成身形五脏。五脏之道，皆出于经隧，以行血气。血气不和，百病乃变化而生。是故守经隧[3]焉。

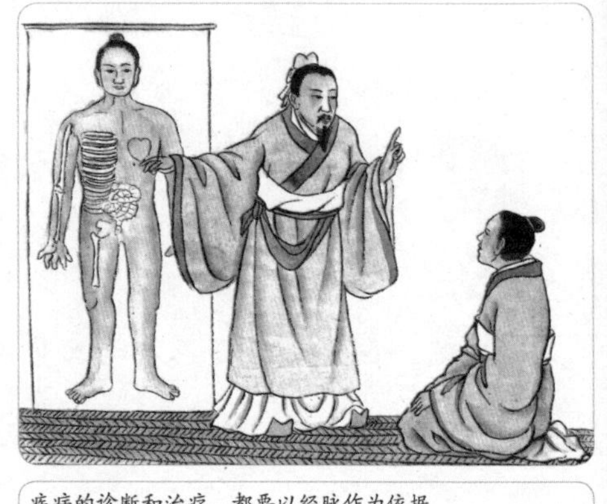
疾病的诊断和治疗，都要以经脉作为依据

注释

①十六部：指手足十二经脉，跷脉二部，督脉一部，任脉一部。②三百六十五节：指人的全身关节。③经隧：潜行于深部的经脉流行通道。

原文

帝曰：神有余不足何如？

岐伯曰：神有余则笑不休，神不足则悲。血气未并[1]，五脏安定，邪客于形，洒淅起于毫毛，未入于经络也，故命曰神之微[2]。

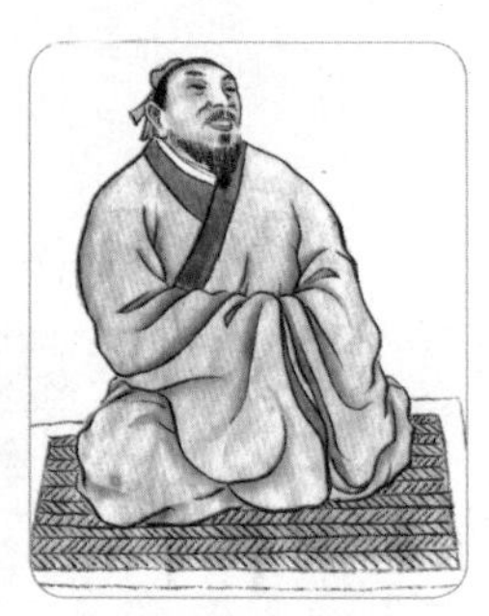
神有余的患者会嬉笑不止

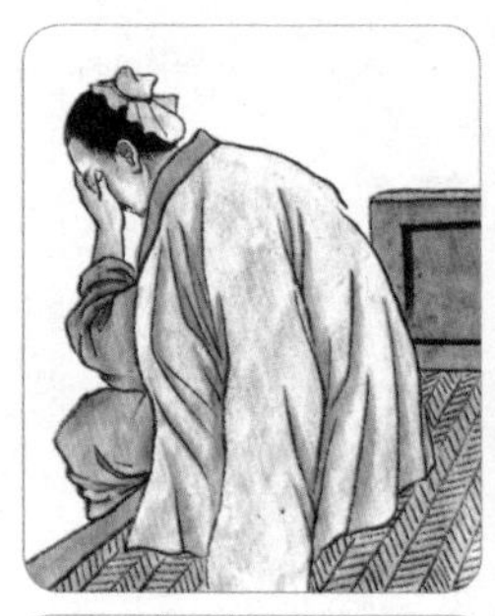
神不足的患者会感到悲哀

帝曰：补泻奈何？

岐伯曰：神有余，则泻其小络之血，出血勿之深斥[3]，无中其大经，神气乃平。神不足者，视其虚络[4]，按而致之，刺而利之，无出其血，无泄其气，以通其经，神气乃平。

帝曰：刺微奈何？

岐伯曰：按摩勿释，著针勿斥，移气于不足，神气乃得复。

注释

①血气未并：血气尚未偏聚。②神之微：心经的微邪。心藏神，故有此说。③深斥：向深处进针。④虚络：指虚而陷下的络脉。

原文

帝曰：善。气有余不足奈何？

岐伯曰：气有余则喘咳上气，不足则息利少气。血气未并，五脏安

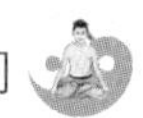

定，皮肤微病，命曰白气微泄。

帝曰：补泻奈何？

岐伯曰：气有余，则泻其经隧，无伤其经，无出其血，无泄其气。不足，则补其经隧，无出其气。

帝曰：刺微奈何？

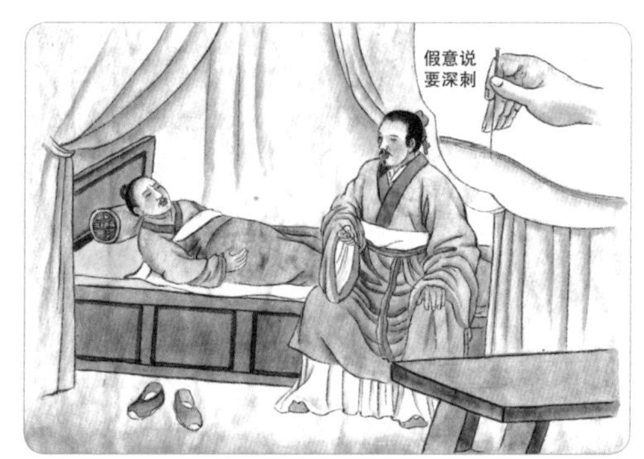

对患者刺微邪时，应当先对患者进行按摩，再假意深刺，这样即可将患者治愈

岐伯曰：按摩勿释，出针视之，曰故将深之。适人必革，精气自伏，邪气散乱[①]，无所休息，气泄腠理，真气乃相得。

注释

①“精气”两句：精气贯注于内里，邪气散乱于浅表。

原文

帝曰：善。血有余不足奈何？

岐伯曰：血有余则怒，不足则恐。血气未并，五脏安定，孙络外溢，则络有留血[①]。

帝曰：补泻奈何？

岐伯曰：血有余，则泻其盛经出其血；不足，则视其虚经，内针其脉中。久留而视，脉大，疾出其针，无令血泄。

帝曰：刺留血奈何？

岐伯曰：视其血络，刺出其血，无令恶血得入于经，以成其疾。

注释

①络有留血：络内血行留滞不畅。

原文

帝曰：善。形有余不足奈何？

岐伯曰：形有余则腹胀，泾溲不利[①]；不足则四支不用。血气未并，五脏安定，肌肉蠕动，命曰微风。

帝曰：补泻奈何？

岐伯曰：形有余则泻其阳经[2]，不足则补其阳络。

帝曰：刺微奈何？

岐伯曰：取分肉间，无中其经，无伤其络，卫气得复，邪气乃索[3]。

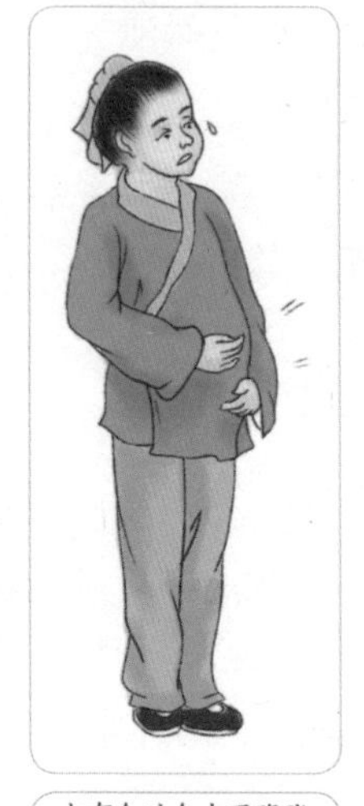
志有余时会出现腹胀飧泄

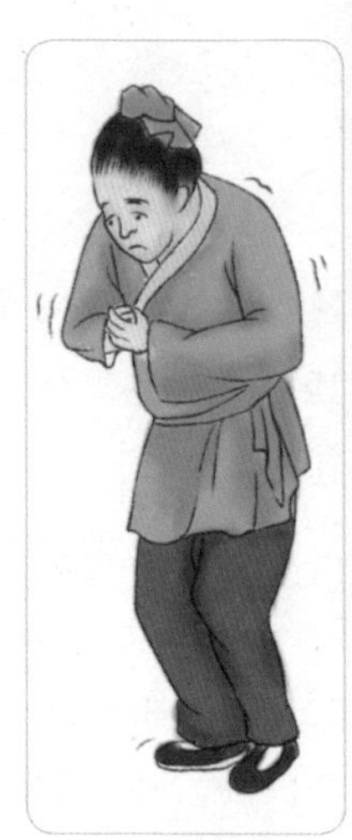
志不足时会出现手足厥冷

注释

①泾（jīng）溲不利：大小便不通利。②阳经：和下文的“阳络”均指足阳明经脉、足阳明络脉。③索：离散。

原文

帝曰：善。志有余不足奈何？

岐伯曰：志有余则腹胀飧泄，不足则厥。血气未并，五脏安定，骨节有动[1]。

帝曰：补泻奈何？

岐伯曰：志有余则泻然筋[2]血者，不足则补其复溜[3]。

帝曰：刺未并奈何？

岐伯曰：即取之，无中其经，邪所乃能立虚。

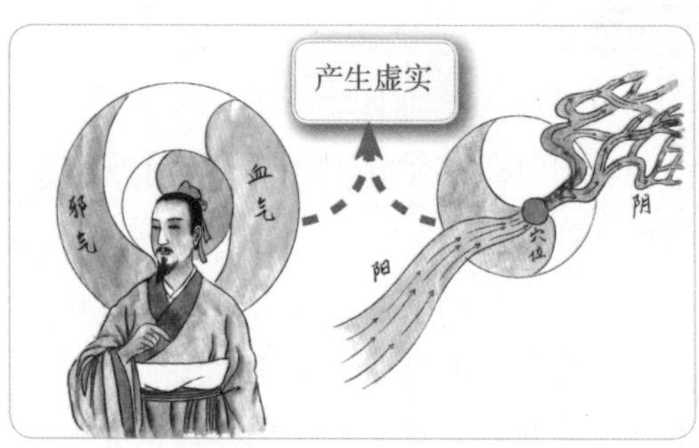

人体内的血气与邪气相混，阴阳失去平衡时就会产生虚实的变化

注释

①骨节有动：骨节之间有微动感。②然筋：即然谷下筋。③复溜：穴名，在足内踝上二寸处，属足少阴肾经。

原文

帝曰：善。余已闻虚实之形，不知其何以生。

岐伯曰：气血以并，阴阳相倾[1]。气乱于卫，血逆于经，血气离居[2]，一实一虚。血并于阴，气并于阳，故为惊狂。血并于阳，气并于阴，乃为炅中[3]。血并于上，气并于下，心烦惋[4]善怒。血并于下，气并于上，乱

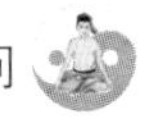

而喜忘。

帝曰：血并于阴，气并于阳，如是血气离居，何者为实？何者为虚？

岐伯曰：血气者，喜温而恶寒。寒则泣不能流，温则消而去之⑤，是故气之所并⑥为血虚，血之所并为气虚。

注释

①阴阳相倾：阴阳失去平衡。②血气离居：血气失去正常状态。③炅（jiǒng）中：内热。④悗（wǎn）：烦闷。⑤温则消而去之：温暖则气血散开而流走。⑥并：偏盛。

原文

帝曰：人之所有者，血与气耳。今夫子乃言血并为虚，气并为虚，是无实乎？

岐伯曰：有者为实，无者为虚，故气并则无血，血并则无气，今血与气相失①，故为虚焉。络之与孙脉俱输于经，血与气并，则为实焉。血之与气并走于上，则为大厥②，厥则暴死，气复反则生，不反则死。

帝曰：实者何道从来？虚者何道从去？虚实之要，愿闻其故。

岐伯曰：夫阴与阳③皆有俞会。阳注于阴，阴满之外，阴阳匀平，以充其形，九候若一，命曰平人。夫邪之生也，或生于阴，或生于阳。其生于阳者，得之风雨寒暑；其生于阴者，得之饮食居处，阴阳④喜怒。

注释

①血与气相失：血和气失去联系。②大厥：突然昏倒，中风之类疾病。③阴与阳：阴经和阳经。④阴阳：指男女。

原文

帝曰：风雨之伤人奈何？

岐伯曰：风雨之伤人也，先客于皮肤，传入于孙脉，孙脉满则传入于络脉，络脉满则输于大经脉，血气与邪并客于分腠之间，其脉坚大，故曰实。实者外坚充满，不可按之，按之则痛。

帝曰：寒湿之伤人奈何？

岐伯曰：寒湿之中人也，皮肤不收[①]，肌肉坚紧，荣血泣，卫气去，故曰虚。虚者，聂辟[②]气不足，按之则气足以温之，故快然而不痛。

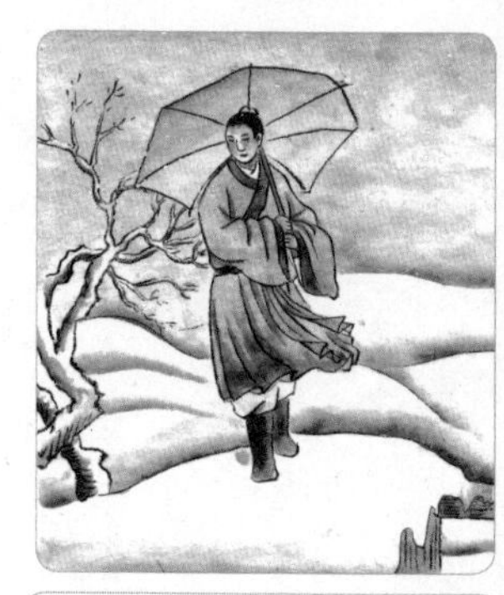
风雨之邪伤人时，会使人出现实证

注释

①不收：不收敛，松弛。②聂（zhé）辟（bì）：即折皱的意思，此处指皮肤上的皱纹。聂，通“折”。辟，通“襞”，襞积，指衣服上的皱褶。

原文

帝曰：善！阴之生实奈何？

岐伯曰：喜怒[①]不节则阴气上逆，上逆则下虚，下虚则阳气走之[②]，故曰实矣。

帝曰：阴之生虚奈何？

岐伯曰：喜则气下，悲则气消。消则脉虚空。因寒饮食，寒气熏满，则血泣气去，故曰虚矣。

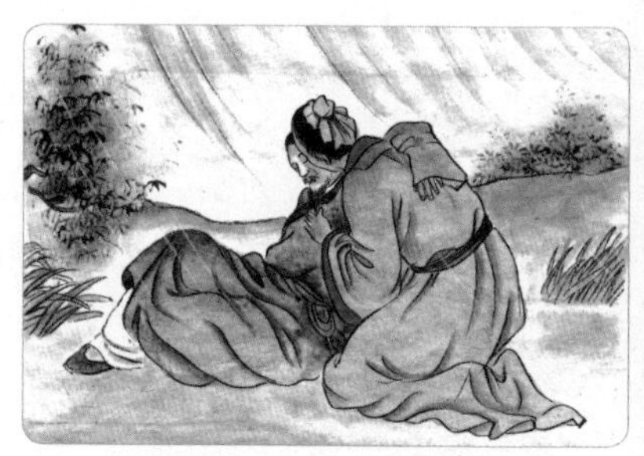
寒湿之邪气伤人时，会使人出现虚证

注释

①喜怒：偏义复词，意偏指怒。②下虚则阳气走之：下部阴气不足，阳气就来相合。

原文

帝曰：经言阳虚则外寒，阴虚则内热，阳盛则外热，阴盛则内寒。余已闻之矣，不知其所由然也。

岐伯曰：阳受气于上焦，以温皮肤分肉之间。今寒气在外，则上焦不通，上焦不通，则寒气独留于外，故寒傈。

帝曰：阴虚生内热奈何？

岐伯曰：有所劳倦，形气衰少，谷气不盛，上焦不行，下脘不通，胃气热，热气熏胸中，故内热。

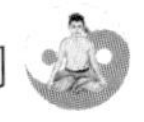

帝曰：阳盛生外热奈何？

岐伯曰：上焦不通利，则皮肤致密，腠理闭塞，玄府不通，卫气不得泄越，故外热。

帝曰：阴盛生内寒奈何？

岐伯曰：厥气上逆，寒气积于胸中而不泻，不泻则温气①去，寒独留，则血凝泣，凝则脉不通，其脉盛大以涩，故中寒。

注释

①温气：阳气。

原文

帝曰：阴与阳并，血气以并，病形以成，刺之奈何？

岐伯曰：刺此者取之经隧，取血于营，取气于卫，用形哉，因四时多少高下。

帝曰：血气以并，病形以成，阴阳相倾，补泻奈何？

岐伯曰：泻实者气盛乃内针①，针与气俱内，以开其门，如②利其户。针与气俱出，精气不伤，邪气乃下③。外门④不闭，以出其疾。摇大其道，如利其路，是谓大泻。必切而出，大气乃屈。

帝曰：补虚奈何？

岐伯曰：持针勿置⑤，以定其意。候呼内针，气出针入⑥。针空四塞，精无从去。方实而疾出针，气入针出，热不得还。闭塞其门，邪气布散，精气乃得存。动气候时，近气不失，远气乃来，是谓追之⑦。

注释

①气盛乃内针：邪气盛时进针。②如：而。③邪气乃下：邪气就退。④外门：针孔。⑤持针勿置：持针不立即刺入。⑥气出针入：在呼气时将针刺入。⑦追之：针刺中的补法。

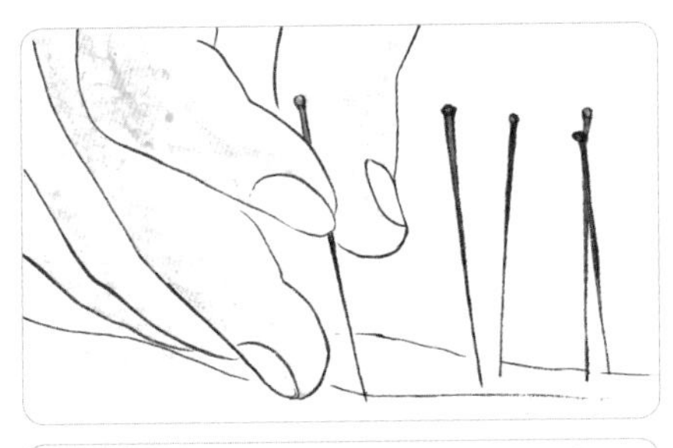

治疗刺治这种疾病时，应根据患者的高矮胖瘦和四季的变化，决定针刺的次数和取穴部位的高低

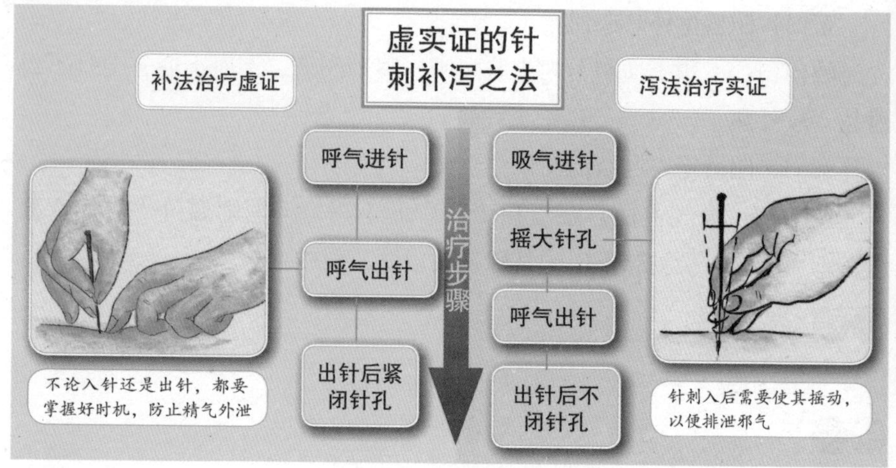

原文

帝曰：夫子言虚实者有十①，生于五脏，五脏五脉耳。夫十二经脉皆生其病，今夫子独言五脏。夫十二经脉者，皆络三百六十五节，节有病必被②经脉，经脉之病皆有虚实，何以合之？

岐伯曰：五脏者，故③得六腑与为表里，经络支节，各生虚实。其病所居，随而调之。病在脉，调之血；病在血，调之络；病在气，调之卫；病在肉，调之分肉；病在筋，调之筋；病在骨，调之骨。燔针劫刺④其下及与急者。病在骨，焠针药熨；病不知所痛，两跷⑤为上；身形有痛，九候莫病，则缪刺⑥之；痛在于左而右脉病者，巨刺⑦之。必谨察其九候，针道备矣。

注释

①虚实者有十：神、气、血、肉、志各有虚实，共有十种情况。②被：波及。③故：通“固”，本来。④燔针劫刺：针刺入后，用微火烧其针以驱散寒邪。⑤两跷：即阴、阳跷脉。⑥缪刺：左病刺右，右病刺左，针刺大络的针法。⑦巨刺：左病刺右，右病刺左，针刺大经的针法。

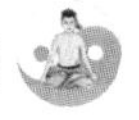

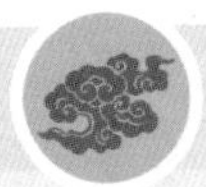

天元纪大论篇：五运六气话养生

导读

天元纪，意为本篇所阐述的天地运气是宇宙万物生化的本元和纲纪。大论，意为本篇所论理深篇长、玄妙精微。本篇是论述“五运六气”学说的第一篇。

本篇的主要内容是阐述运气学说的基本法则，介绍五运、六气、四时、形气等概念的含义及其相互之间的关系，说明运气对宇宙万物的作用和影响。

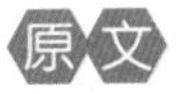

原文

黄帝问曰：天有五行，御五位①，以生寒、暑、燥、湿、风。人有五脏，化五气，以生喜、怒、思、忧、恐。《论》②言：五运相袭而皆治之，终期③之日，周而复始。余已知之矣，愿闻其与三阴三阳之候奈何合之？

鬼臾区④稽首再拜对曰：昭乎哉问也！夫五运阴阳者，天地之道也，万物之纲纪，变化之父母，生杀之本始，神明之府也，可不通乎！故物生谓之化⑤，物极谓之变⑥，阴阳不测谓之神⑦，神用无方谓之圣⑧。夫变化之为用也，在天为玄，在人为道，在地为化。化生五味，道生智，玄生神。神在天为风，在地为木；在天为热，在地为火；在天为湿，在地为土；在天为燥，在地为金；在天为寒，在地为水。故在天为气，在地成形，形气相感而化生万物矣⑨。然天地者，万物之上下也；左右者，阴阳之道路也；水火者，阴阳之征兆也；金木者，生成之终始也⑩。气有多少，形有盛衰，上下相召，而损益彰矣。

注释

①御：控制、统御。五位：即东、南、中央、西、北五个方位。

②《论》：即《素问·六节脏象论》。③期（jī）：一年。④鬼臾区：人名，黄帝的大臣。⑤物生谓之化：万物的生长是由五运阴阳变化形成的，称为“化”。⑥物极谓之变：万物生长发展到极点而发生变化，称为“变”。⑦阴阳不测谓之神：阴阳变化神妙莫测，称为“神”。出自《易传·系辞》。⑧神用无方谓之圣：神的作用变化无穷叫作“圣”。方，边的意思。《易传》云：“神无方，而易无体。”⑨“形气”句：在天的无形之气与在地的有形的质（五行）相互感应，从而化生万物。⑩“金木”两句：天地万物大都生发于春，收成于秋，一生一成，而成为万物的终始。金，代指秋。木，代指春。

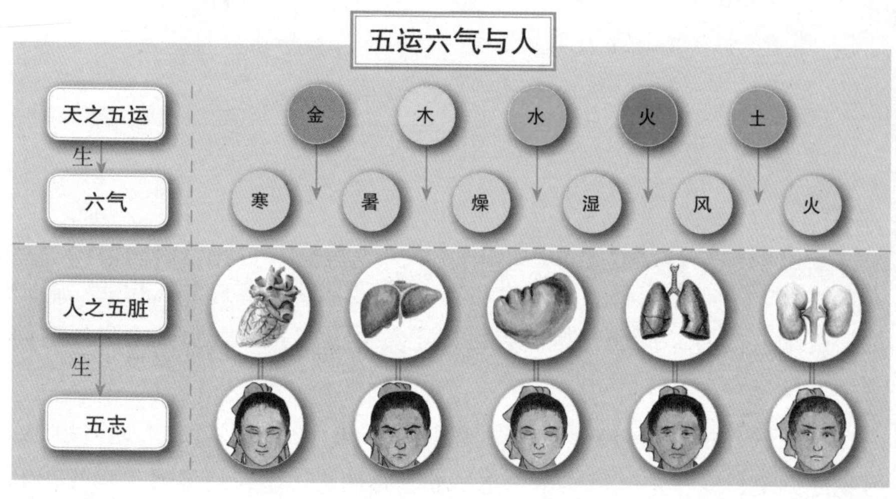

原文

帝曰：愿闻五运之主时也何如？

鬼臾区曰：五气运行，各终期日[①]，非独主时也。

帝曰：请闻其所谓也。

鬼臾区曰：臣积考《太始天元册》[②]文曰：太虚寥廓[③]，肇基化元[④]，万物资[⑤]始，五运终天，布气真灵，总统坤元[⑥]。九星[⑦]悬朗，七曜周旋[⑧]，曰阴曰阳，曰柔曰刚。幽显既位[⑨]，寒暑弛张。生生化化[⑩]，品物[⑪]咸章。臣斯十世，此之谓也。

注释

①期日：即一年三百六十日。②《太始天元册》：相传为古代的占候之书，已佚。③太虚寥廓：宇宙苍茫辽阔，无边无际。④肇基化元：化生万物的本原和开始。肇，开始。元，根源，本始。⑤资：依靠。⑥总统坤元：天之气统辖着生化万物的大地。统，统摄，统辖。坤元，大地。⑦九星：指天蓬、天芮、天冲、天辅、天食、天心、天任、天柱、天英九星。⑧七曜（yào）周旋：七曜环绕旋转。七曜，古时指日、月、土、火、木、金、水七星。⑨幽显既位：昼夜的明暗有固定的规律。幽，暗。显，明。⑩生生化化：指万物不断地生长变化。⑪品物：指万物。

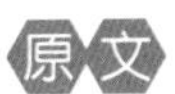

帝曰：善。何谓气有多少，形有盛衰？

鬼臾区曰：阴阳之气，各有多少，故曰三阴三阳也。形有盛衰，谓五行之治，各有太过不及①。故其始也，有余而往，不足随之；不足而往，有余从之。知迎知随，气可与期。应天为天符②，承岁为岁直③，三合④为治。

五运	六气		阴阳	称谓
木	风		厥阳	厥阴风木
火	暑、火	君火	少阴	少阴君火
		相火	少阳	少阴相火
土	湿		太阴	太阴湿土
金	燥		阳明	阳明燥金
水	寒		太阳	太阳寒水

注释

①太过不及：阳年为太过，阴年为不及。②天符：中运与司天之气相符的年份。③岁直：中运与年支之气相同的年份。又叫“岁会”。直，通“值”，适逢。④三合：中运、司天、年支三者相同的年份，又称“太乙天符”。

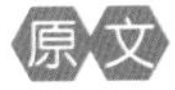

帝曰：上下相召①，奈何？

鬼臾区曰：寒暑燥湿风火，天之阴阳②也，三阴三阳上奉之。木火土金水火，地之阴阳③也，生长化收藏下应之。天以阳生阴长，地以阳杀阴藏。天有阴阳，地亦有阴阳。故阳中有阴，阴中有阳。所以欲知天地之阴阳者。应天之气，动而不息④，故五岁而右迁⑤；应地之气，静而守位，故六期而环会⑥。动静相召，上下相临，阴阳相错，而变由生也。

注释

①上下相召：天的六气与地的五行相互配合。马元台："上者天也，下者地也。上下相召者，天右旋之阴阳加于地下，地左转之阴阳临于天上而相召，以治岁治步也。"②天之阴阳：即风、寒、暑、湿、燥、火六气，这六气分属三阴三阳。③地之阴阳：即主时之气的五行阴阳。④"应天"两句：地之运有五，而天之气有六，五六相合，六多五少，少则动速，所以说"动而不息"。张介宾："应天之气，五行之应天干也。动而不息，以天加地而六甲周旋也。"⑤五岁而右迁：每五年五运自东向西转换一次。如甲子年为土运，至己巳年又为土运，这就是五岁而右迁。⑥"应地"三句：天之六气与地之五运相合，而六气对五运来说，因其多一，是比较静止的，所以说"静而守位"，六年一周，所以说"六期而环会"。张介宾："应地之气，天气之应地支也，静而守位，以地承天而地支不动也。"

原文

帝曰：上下周纪①，其有数乎？

鬼臾区曰：天以六为节，地以五为制。周天气者，六期为一备；终地纪者，五岁为一周。君火以明，相火以位②。五六相合，而七百二十气为一纪③，凡三十岁；千四百四十气，凡六十岁而为一周④。不及太过，斯皆见矣。

注释

①上下周纪：天干在上，五岁为一周；地支在下，七百二十气为一纪。②"君火"两句：张志聪："是以君火以明而在天，相火以位而在下。盖言地以一火而成五行，天以二火而成六气也。"地之阴阳虽亦有二火，然因为君火主神明，只有相火主运，所以运仅有五，而气有六。明，王冰注文改作"名"。③七百二十气为一纪：气指节气，一年共有二十四个节气，五与六结合，5×6=30年，称为一纪，24气×30=720气。④一周：

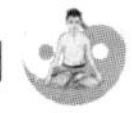

指一甲子六十年。甲子相合共得六十个不同的年份，所以六十年为一周。

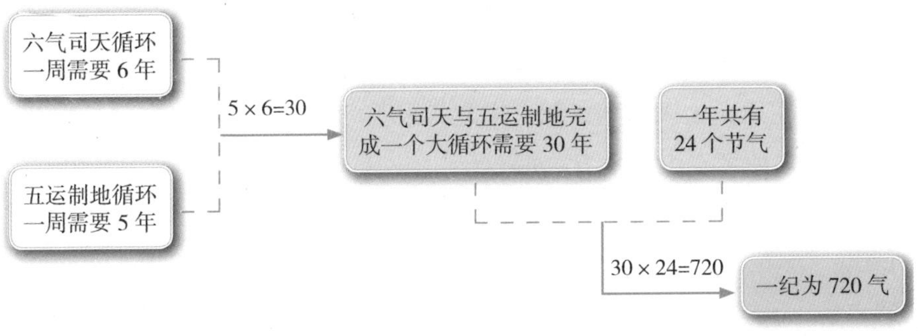

原文

帝曰：夫子之言，上终天气，下毕地纪，可谓悉矣。余愿闻而藏之，上以治民，下以治身，使百姓昭著，上下和亲，德泽下流，子孙无忧，传之后世，无有终时。可得闻乎？

鬼臾区曰：至数之机①，迫迮以微②，其来可见，其往可追，敬之者昌，慢之者亡，无道行私，必得夭殃，谨奉天道，请言真要。

注释

①至数之机：五运六气交错循环，六十年中有一定的规律，所以叫作"至数之机"。至数，指五运六气相合的定数。②迫迮（zé）以微：切近而细微。张介宾："谓天地之气数，其精微切近，无物不然也。"

原文

帝曰：善言始者，必会于终；善言近者，必知其远。是则至数极，而道不惑，所谓明矣。愿夫子推而次之，令有条理，简而不匮，久而不绝，易用难忘，为之纲纪。至数之要，愿尽闻之。

鬼臾区曰：昭乎哉问！明乎哉道！如鼓之应桴，响之应声也。臣闻之，甲己之岁，土运统之；乙庚之岁，金运统之；丙辛之岁，水运统之；丁壬之岁，木运统之；戊癸之岁，火运统之。

原文

帝曰：其于三阴三阳，合之奈何？

鬼臾区曰：子午之岁，上见少阴①；丑未之岁，上见太阴；寅申之岁，上见少阳；卯酉之岁，上见阳明；辰戌之岁，上见太阳；巳亥之岁，上见厥阴。少阴所谓标也，厥阴所谓终也[②]。厥阴之上，风气主之；少阴之上，热气主之；太阴之上，湿气主之；少阳之上，相火主之；阳明之上，燥气主之；太阳之上，相火主之；阳明之上，燥气主之；太阳之上，寒气主之。所谓本也，是谓六元[③]。

帝曰：光乎哉道！明乎哉论！请著之玉版，藏之金匮，署曰《天元纪》。

注释

①“子午”两句：逢子年午年，则少阴司天，因三阴三阳为六气之上奉于天，所以称“上见”。②“少阴”两句：张介宾：“标，首也。终，尽也。六十年阴阳之序，始于子午，故少阴谓标，尽于巳亥，故厥阴为终。”③六元：张介宾：“三阴三阳者，由六气之化为之主，而风化厥阴，热化少阴，湿化太阴，火化少阳，燥化阳明，寒化太阳，故六气谓本，三阴三阳谓标也。然此六者，皆天元一气之所化，一分为六，故曰六元。”

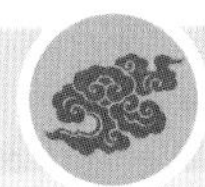

五运行大论篇：五运六气对人的影响

导读

五运，即五行之气代表的五运。行，即运行、变化。本篇主要讲述了五运六气的运动变化规律，及其对天地万物生化的重要影响，故名“五运行大论”。

本篇的主要内容包括：一、讲述五运学说的创立原理；二、介绍六气的位置、运行方向和次序；三、指出六气托举大地，并影响自然气候和万物；四、讲述五运六气对天地万物生化的影响。

原文

黄帝坐明堂，始正天纲①，临观八极②，考建五常③，请天师而问之曰：论④言天地之动静，神明为之纪；阴阳之升降，寒暑彰其兆。余闻五运之数于夫子，夫子之所言⑤，正五气之各主岁尔，首甲定运，余因论之。

鬼臾区曰：土主甲己，金主乙庚，水主丙辛，木主丁壬，火主戊癸。子午之上，少阴主之；丑未之上，太阴主之；寅申之上，少阳主之；卯酉之上，阳明主之；辰戌之上，太阳主之；巳亥之上，厥阴主之。不合阴阳⑥，其故何也？

岐伯曰：是明道也，此天地之阴阳也。夫数之可数者，人中之阴阳也，然所合，数之可得者也。夫阴阳者，数之可十，推之可百，数之可千，推之可万。天地阴阳者，不以数推，以象之谓也。

注释

①天纲：指天文学的基本规则，如黄道、二十八宿、地平方位等。②八极：地之八方。③考建五常：观察推求五行运气之大法。张介宾：“考，察也。建，立也。五常，五行气运之常也。”④论：经论，指《太始

天元册》《阴阳应象大论》《气交变大论》等。⑤ 夫子之所言：指《六节脏象论》中岐伯所讲的话。⑥ 不合阴阳：指三阴三阳之六气及五运与一般说法有不相同之处。

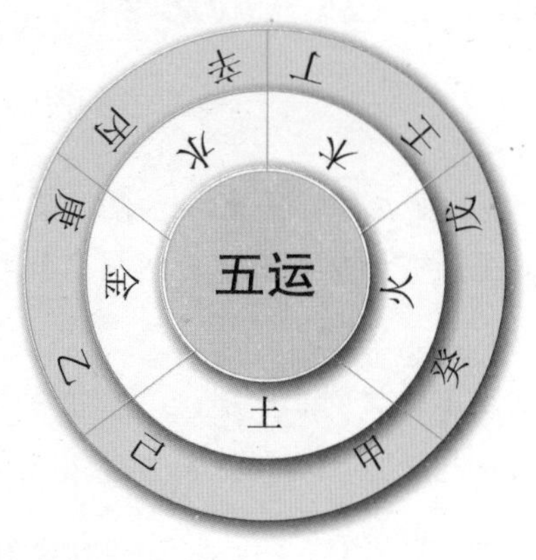

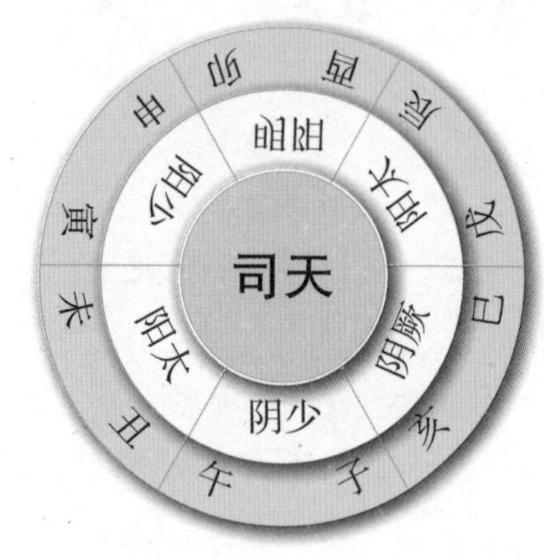

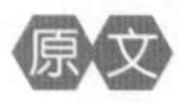

帝曰：愿闻其所始也。

岐伯曰：昭乎哉问也！臣览《太始天元册》文，丹天[①]之气，经于牛女戊分[②]；黅天之气，经于心尾己分[③]；苍天之气，经于危室柳鬼；素天之气，经于亢氐昴毕；玄天之气，经于张翼娄胃。所谓戊己分者，奎壁角轸，则天地之门户[④]也。夫候之所始，道之所生，不可不通也。

注释

① 丹天：及下文之“黅（jīn）天”“苍天”“素天”“玄天”，传说上古观天象时，见有五色云气，横亘天空，所以有丹、黅、苍、素、玄五天之气的说法。丹是赤，黅是黄，苍是青，素是白，玄是黑。② 经于牛女戊分：经，就是横亘，分布排列。牛、女，以及下文的心、尾、危、室、柳、鬼、亢、氐、昴、毕、张、翼、娄、胃、奎、壁、角、轸等，是

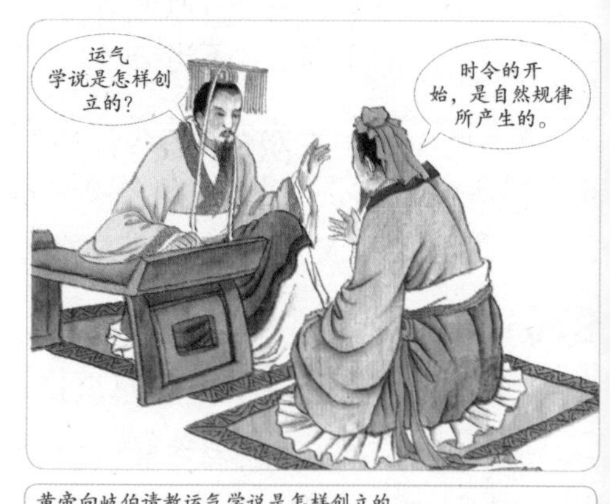

黄帝向岐伯请教运气学说是怎样创立的

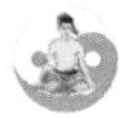

二十八宿之名称。二十八宿是古代天文学上的星座位次。戊分，即奎、壁二宿之位。③ 己分：角宿和轸宿之位。④ 天地之门户：太阳之视运动，位于奎、壁二宿间，正是由春入夏之时，位于角、轸二宿间，正是由秋入冬之时。夏为阳中之阳，冬为阴中之阴，所以古人称奎、壁、角、轸为“天地之门户”。

原文

帝曰：善。《论》言天地者，万物之上下[①]；左右[②]者，阴阳之道路，未知其所谓也。

岐伯曰：所谓上下者，岁上下见阴阳之所在也。左右者，诸上见厥阴，左少阴，右太阳；见少阴，左太阴，右厥阴；见太阴，左少阳，右少阴；见少阳，左阳明，右太阴；见阳明，左太阳，右少阳；见太阳，左厥阴，右阳明。所谓面北而命其位[③]，言其见也。

帝曰：何谓下？

岐伯曰：厥阴在上，则少阳在下，左阳明，右太阴[④]；少阴在上，则阳明在下，左太阳，右少阳；太阴在上，则太阳在下，左厥阴，右阳明；少阳在上，则厥阴在下，左少阴，右太阳；阳明在上，则少阴在下，左太阴，右厥阴；太阳在上，则太阴在下，左少阳，右少阴。所谓面南而命其位，言其见也。上下相遘[⑤]，寒暑相临[⑥]，气相得[⑦]则和，不相得[⑧]则病。

帝曰：气相得而病者，何也？

岐伯曰：以下临上，不当位也。

三阴三阳与司天在泉的位置关系例图

三阴三阳	厥阴	少阴	太阴	少阳	阳明	太阳
司天在泉	司天右间气	司天	司天左间气	在泉右间气	在泉	在泉左间气

注释

① 上：指司天。下：指在泉。② 左右：指司天的左右间气。司天的左侧为左间，司天的右侧为右间。③ 面北而命其位：上为南，下为北。面向

南方时的左右和面向北方时的左右恰恰相反，所以经文说明司天的左右是面向北方而确定的。④左阳明，右太阴：指在泉的左右间气。⑤上下相遘（gòu）：上指客气，下指主气。上下相遘，即司天在泉之客气与主时六步之气相交。遘，遇，交会。⑥寒暑相临：指流行之客气加临于主时之六气。⑦相得：指主客气相生。⑧不相得：相克。

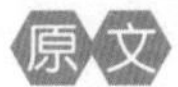

帝曰：动静何如？

岐伯曰：上者右行，下者左行①，左右周天，余而复会也。

帝曰：余闻鬼臾区曰：应地者静。今夫子乃言下者左行，不知其所谓也，愿闻何以生之乎？

岐伯曰：天地动静，五行迁复，虽鬼臾区其上候②而已，犹不能遍明。夫变化之用，天垂象，地成形，七曜纬虚③，五行丽地④。地者，所以载生成之形类也；虚者，所以列应天之精气也。形精之动，犹根本之与枝叶也，仰观其象，虽远可知也。

天符岁会图

注释

①“上者”两句：张介宾：“上者右行，言天气右旋，自东而西以降于地。下者左行，言地气左转，自西而东以升于天。”这是以面向南方之位置来说的。②上候：天运之候。③七曜纬虚：日月五星循行于太空。七

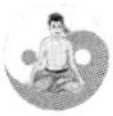

曜，日月与木、火、土、金、水五星合称“七曜”。纬，经纬，运行。虚，太虚，宇宙。④五行丽地：五行附着于大地。丽，附着。

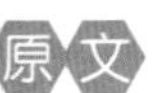

帝曰：地之为下，否乎？

岐伯曰：地为人之下，太虚之中者也。

帝曰：冯[①]乎？

岐伯曰：大气举之也。燥以干之，暑以蒸之，风以动之，湿以润之，寒以坚之，火以温之。故风寒在下，燥热在上，湿气在中，火游行其间。寒暑六入[②]，故令虚而生化也。故燥胜则地干，暑胜则地热，风胜则地动，湿胜则地泥，寒胜则地裂，火胜则地固矣。

注释

①冯（píng）：同“凭”，依靠。张介宾：“言地在太虚之中而不坠者，果亦有所依凭否。”②寒暑六入：六气下临大地，如同自外而入，所以称为“六入”。寒暑，指一年。六，指六气。

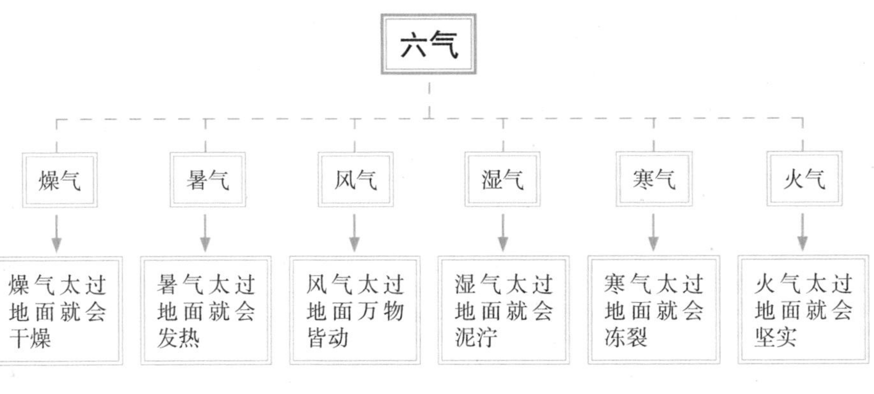

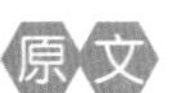

帝曰：天地之气[①]，何以候之？

岐伯曰：天地之气，胜复[②]之作，不形于诊也。《脉法》曰：天地之变，无以脉诊。此之谓也。

帝曰：间气[③]何如？

岐伯曰：随气所在，期于左右[④]。

帝曰：期之奈何？

岐伯曰：从其气则和，违其气则病，不当其位者病，迭移其位者病，失守其位者危，尺寸反者死，阴阳交者死。先立其年，以知其气，左右应见，然后乃可以言死生之逆顺。

注释

① 天地之气：指司天、在泉之气。② 胜：太过而克贼侵犯。复：报复。③ 间气：六气中除司天、在泉外，位于司天及在泉左右的，都称为“间气”。④ 左右：指左右手的脉搏。张介宾：“左右者，左右寸尺也。”

原文

帝曰：寒暑燥湿风火，在人合之，奈何？其于万物，何以生化？

岐伯曰：东方生风，风生木，木生酸，酸生肝，肝生筋，筋生心。其在天为玄，在人为道，在地为化。化生五味，道生智，玄生神，化生气。神在天为风，在地为木，在体为筋，在气为柔①，在脏为肝。其性为暄②，其德为和，其用为动，其色为苍，其化为荣，其虫③毛，其政为散，其令宣发，其变摧拉，其眚④为陨，其味为酸，其志为怒。怒伤肝，悲胜怒；风伤肝，燥胜风；酸伤筋，辛胜酸。

注释

① 柔：柔软。② 暄（xuān）：温暖。③ 虫：泛指动物。④ 眚：灾害。

原文

南方生热，热生火，火生苦，苦生心，心生血，血生脾。其在天为热，在地为火，在体为脉，在气为息①，在脏为心。其性为暑，其德为显，其用为躁，其色为赤，其化为茂，其虫羽，其政为明，其令郁蒸，其变炎烁，其眚燔焫，其味为苦，其志为喜。喜伤心，恐胜喜；热伤气，寒胜热；苦伤气，咸胜苦。

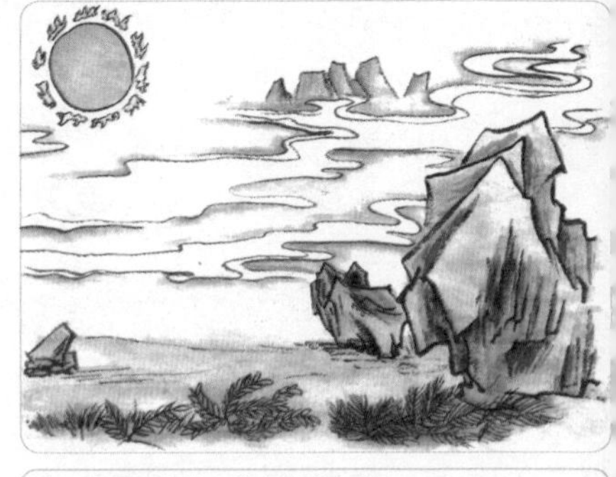
南方应夏而生热，热盛则生火气

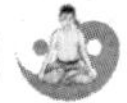

注释

①息：生长。

原文

中央生湿，湿生土，土生甘，甘生脾，脾生肉，肉生肺。其在天为湿，在地为土，在体为肉，在气为充[①]，在脏为脾。其性静兼[②]，其德为濡，其用为化，其色为黄，其化为盈[③]，其虫倮，其政为谧，其令云雨，其变动注，其眚淫溃，其味为甘，其志为思。思伤脾，怒胜思；湿伤肉，风胜湿；甘伤脾，酸胜甘。

注释

①充：充盈丰满。②静兼：宁静而兼容。张志聪："静者，土之性。兼者，土旺四季，兼有寒热温凉之四气也。"③盈：充满丰盛。

原文

西方生燥，燥生金，金生辛，辛生肺，肺生皮毛，皮毛生肾。其在天为燥，在地为金，在体为皮毛，在气为成[①]，在脏为肺。其性为凉，其德为清，其用为固，其色为白，其化为敛，其虫介[②]，其政为劲[③]，其令雾露，其变肃杀，其眚苍落[④]，其味为辛，其志为忧。忧伤肺，喜胜忧；热伤皮毛，寒胜热；辛伤皮毛，苦胜辛。

注释

①成：成熟，成形。高世拭："在气为成者，感秋气而万物成就也。"②虫介：甲壳类动物。介，即"甲"，俗称"壳"。③劲：强劲有力。④苍落：凋谢。

原文

北方生寒，寒生水，水生咸，咸生肾，肾生同髓，髓生肝。其在天为寒，在地为水，在体为骨，在气为坚[①]，在脏为肾。其性为凛[②]，其德为寒，其用为藏，其色为黑，其化为肃，其虫麟，其政为静，其令霰雪[③]，其变凝冽[④]，其眚冰雹，其味为咸，其志为恐。恐伤肾，思胜恐；寒伤血，燥胜寒；咸伤血，甘胜咸。

五气更立，各有所先，非其位则邪，当其位则正。

注释

① 坚：坚硬。高世拭："在气为坚者，感冬气而万物坚凝也。"② 凛：严厉寒冷。高世栻："凛，严厉也。冬气严厉而寒，故其性为凛。"③ 霰（xiàn）雪：原脱，据《吴注素问》补。④ 凝：水结冰。冽：冷极称"冽"。

原文

帝曰：病生之变，何如？

岐伯曰：气相得则微，不相得则甚。

帝曰：主岁①何如？

岐伯曰：气有余，则制己所胜②，而侮所不胜；其不及，则己所不胜③侮而乘之，己所胜轻而侮之。侮反受邪，侮而受邪，寡于畏也。

帝曰：善。

注释

① 主岁：五行各主一岁，五行主岁称为"五运"。② 己所胜：我所克胜者。③ 所不胜：克胜我者。

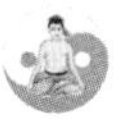

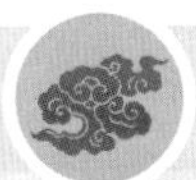

五常政大论篇：引发疾病的多方面原因

导读

五常政，即五运正常的政令。本篇主要讨论了五运正常的时令，故以此名篇。

本篇的主要内容包括：一、五运的平气、太过与不及的变化；二、指出四方地势有高下阴阳的差异，及其对天地万物产生的影响和带来的危害；三、提出一些重要的治疗原则。

原文

黄帝问曰：太虚寥廓，五运回薄①，衰盛不同，损益相从②，愿闻平气③，何如而名？何如而纪④也？

岐伯对曰：昭乎哉问也！木曰敷和⑤，火曰升明⑥，土曰备化⑦，金曰审平⑧，水曰静顺⑨。

注释

①回薄：回环克胜，循环不息。张介宾："回，循环也。薄，迫切也。"②"衰盛"两句：高世栻："衰损则不及，盛益则太过。"因为衰则损耗，盛则增加，所以说"损益相从"。③平气：正常之气。④纪：此处是"标志"之义。⑤敷和：敷布和畅。以木应春天，木运正常则能散布温和之气，使万物欣欣向荣。敷，散布。和，温和。如果不及，则温

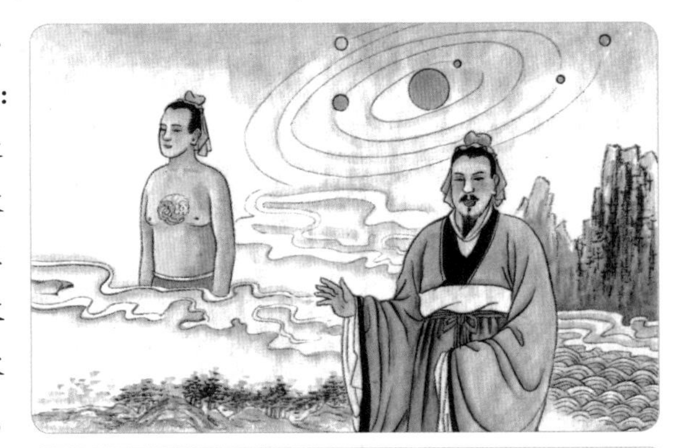

人体的健康与宇宙中五运的循环变化息息相关

和之气不能散布，称“委和”。委，萎靡不振。如果太过，则称为“发生”，是未至其时就生长发育。⑥升明：上升光明。发光而有上升之势，是火的正常特性。如果不及，则火势受抑，称为“伏明”。伏，潜伏，不显著。明亮光耀，称为“赫曦”。升，上升。明，光明。⑦备化：全面生化。土的性能具备生化万物的作用。备，完备。化，生化。如不及，则称为“卑监”。卑，低。监，下。太过称为“敦阜”。敦，厚。阜，高。“卑监”与“敦阜”是反义词。⑧审平：审判公平。张介宾：“金主杀伐，和则清宁，故曰审平，无妄刑也。”金有杀伐之象，正常情况下不致杀及无辜，必审察而行，所以称为“审平”。平，正常。如果不及，就称为“从革”。从，顺从。革，改革，指金性坚硬，但在不及的时候就顺从改变其形态。太过称为“坚成”，和“从革”相对而言。坚成，坚固不变。⑨静顺：清静柔顺。水的特陛，在正常状态下清静而柔顺。不及称为“涸流”。涸，是水流枯竭。太过称为“流衍”。衍，水流满溢。

原文

帝曰：其不及奈何？

岐伯曰：木曰委和，火曰伏明，土曰卑临，金曰从革，水曰涸流。

帝曰：太过何谓？

岐伯曰：木曰发生，火曰赫曦，土曰敦阜，金曰坚成，水曰流衍。

原文

帝曰：三气①之纪，愿闻其候。

岐伯曰：悉乎哉问也！敷和之纪，木德周行②，阳舒阴布③，五化宣平④。其气端⑤，其性随⑥，其用曲直⑦，其化生荣，其类草木，其政发散，其候温和，其令风，其脏肝，肝其畏清，其主目，其谷麻，其果李，其实核，其应春，其虫毛，其畜犬，其色苍，其养筋，其病里急支满，其味酸，其音角，其物中坚，其数八。

注释

①三气：平气、不及之气和太过之气。②周行：高世栻：“木德周布宣行。”即敷布畅达于四方上下。③阳舒阴布：阴阳发挥正常作用。④五

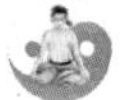

化：五行的气化。五行之间，相反相成，随着矛盾发展而不断变化。宣平：发挥正常功能。宣，施行。平，和平。⑤端：端正，正直。⑥其性随：张介宾："柔和随物也。"⑦曲直：树木繁荣的形象，其树干枝条有曲有直，自由伸展。

原文

升明之纪，正阳①而治，德施周普，五化均衡。其气高②，其性速，其用燔灼，其化蕃茂，其类火，其政明曜③，其候炎暑，其令热，其脏心，心其畏寒，其主舌，其谷麦，其果杏，其实络，其应夏，其虫羽，其畜马，其色赤，其养血，其病瘛，其味苦，其音徵，其物脉，其数七。

注释

①正阳：南方。火主南方，故称正阳。②高：上升。张介宾："阳主升也。"③明曜：明亮。曜，同"耀"。高世拭："其政明耀，火之光焰也。"

原文

备化之纪，气协天休①，德流四政②，五化齐修③。其气平，其性顺，其用高下④，其化丰满，其类土，其政安静，其候溽蒸⑤，其令湿，其脏脾，脾其畏风，其主口，其谷稷，其果枣，其实肉，其应长夏，其虫倮，其畜牛，其色黄，其养肉，其病否，其味甘，其音宫，其物肤⑥，其数五。

注释

①气协天休：张介宾："气协天休，顺勇调，融洽。"休，吉祥美善。④四政：四方之政。③齐修：平衡完善。④高下：有高下之别。⑤溽（rù）蒸：湿热蒸发。溽，湿气。⑥肤：肌肤。王冰："物禀备化之气，则多肌肉。"

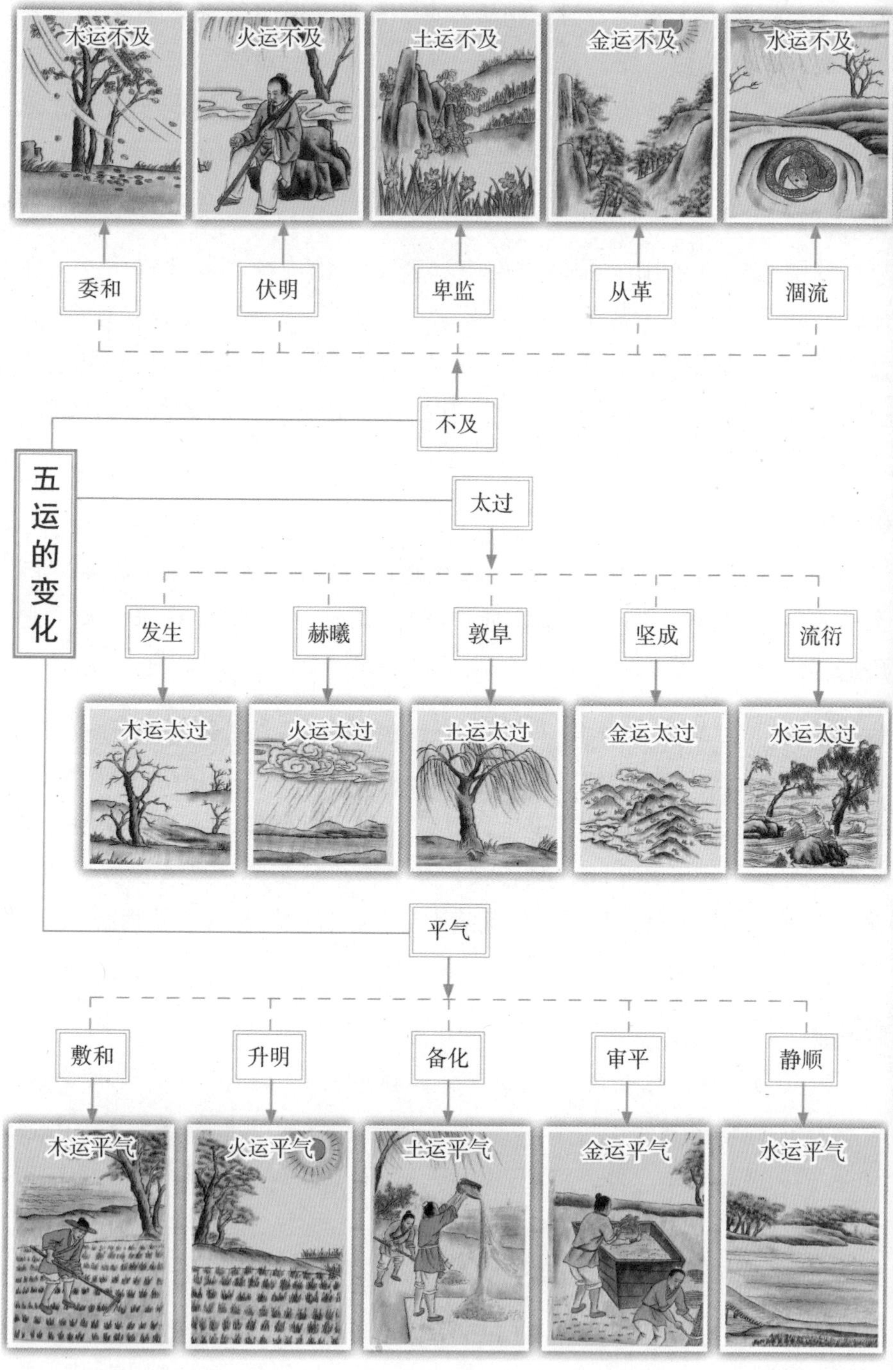

五运的变化

- 不及
  - 委和 → 木运不及
  - 伏明 → 火运不及
  - 卑监 → 土运不及
  - 从革 → 金运不及
  - 涸流 → 水运不及
- 太过
  - 发生 → 木运太过
  - 赫曦 → 火运太过
  - 敦阜 → 土运太过
  - 坚成 → 金运太过
  - 流衍 → 水运太过
- 平气
  - 敷和 → 木运平气
  - 升明 → 火运平气
  - 备化 → 土运平气
  - 审平 → 金运平气
  - 静顺 → 水运平气

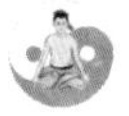

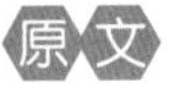

审平之纪，收而不争①，杀而无犯②，五化宣明。其气洁，其性刚，其用散落③，其化坚敛，其类金，其政劲肃，其候清切，其令燥，其脏肺，肺其畏热，其主鼻，其谷稻，其果桃，其实壳，其应秋，其虫介，其畜鸡，其色白，其养皮毛，其病咳，其味辛，其音商，其物外坚，其数九。

注释

①争：争夺，剥夺。②犯：错杀，诛伐太过。张介宾：“犯，谓残害于物也。”③散落：成熟掉落。

原文

静顺之纪，藏而勿害，治而善下，五化咸整。其气明，其性下，其用沃衍①，其化凝坚②，其类水，其政流演③，其候凝肃，其令寒，其脏肾，肾其畏湿，其主二阴，其谷豆，其果栗，其实濡，其应冬，其虫鳞，其畜彘，其色黑，其养骨髓，其病厥，其味咸，其音羽，其物濡，其数六。

故生而勿杀，长而勿罚，化而勿制，收而勿害，藏而勿抑。是谓平气。

注释

①沃衍：灌溉溢满。张介宾：“沃，灌溉也。衍，溢满也。”②凝坚：凝固而坚硬。③流演：水流不止。张介宾：“演，长流貌。井泉不竭，川流不息。皆流演之义。”

原文

委和之纪，是谓胜生①。生气不政，化气乃扬，长气自平，收令乃早。凉雨时降，风云并兴，草木晚荣，苍干凋落，物秀而实，肤肉内充。其气敛，其用聚，其动緛戾拘缓②，其发惊骇，其脏肝，其果枣李，其实核壳，其谷稷稻，其味酸辛，其色白苍，其畜犬鸡，其虫毛介，其主雾露凄沧，其声角商，其病摇动注恐，从金化也。少角与判商同③，上角④与正角同，上商与正商同，其病支废，痈肿疮疡，其甘虫⑤，邪伤肝也。上宫与正宫同。萧飔⑥肃杀，则炎赫沸腾，眚于三⑦，所谓复也。其主飞蠹蛆雉，乃为雷霆。

注释

①胜生：金克木，抑制生机。马元台："木气不及，金能胜之，是谓胜生。"②緛戾拘缓：緛戾，短缩扭曲。拘缓，收缩或弛缓无力。张介宾："緛，缩短也。戾，斜曲也。拘，拘急也。缓，不收也。皆厥阴不及之病。"③少角：木运敷和（平气）称为"正角"，委和（不及）称为"少角"，发生（太过）称为"太角"。古人既以五音代表五运，又根据正常、不及、太过来定出正、少、太三种代号。下面所说的正宫、正商等同此意义。判商：即少商。木运不及，金来克木，木气半从金化，所以少角与判商同。判，半，一半。商，属金。④上角：角属木。厥阴风木司天，称为"上角"。上，指司天而言。以下上商、上宫等同此意义。⑤甘虫：甘是土味，因木运不及，土反来侮，甘味生虫，所以称为"甘虫"。⑥萧飋（sè）：即萧瑟，肃杀。⑦三：三宫，即东方震位。

原文

伏明之纪，是谓胜长[①]。长气不宣，脏气反布，收气自政[②]，化令乃衡[③]。寒清数举，暑令乃薄，承化物生[④]，生而不长，成实而稚，遇化已老。阳气屈伏，蛰虫早藏。其气郁，其用暴。其动彰伏变易[⑤]。其发痛，其脏心，其果栗桃，其实络濡，其谷豆稻，其味苦咸，其色玄凡，其畜马彘，其虫羽鳞，其主冰雪霜寒，其声徵羽，其病昏惑悲忘，从水化也。少徵与少羽同，上商与正商同，邪伤心也。凝惨凛冽，则暴雨霖霪，眚于九[⑥]。其主骤注雷霆震惊，沉黅淫雨[⑦]。

注释

①胜长：抑制增长。伏明之纪，火运不及，水来克火，金来反侮，长气受制于水、金二气，所以称为"胜长"。②自政：自行政令，自行其是。金气因火不足而不受制约，而擅自发号施令，行使其权力。③衡：平定。土为火之子，火运不及，土气平定而不能发展。④承化物生：秉承化气，万物都秉承土的化气而生。⑤彰：表现于外。伏：隐伏于内。⑥眚于九：灾害发生在南方。眚，灾。九，南方三数。⑦沉黅（yīn）淫

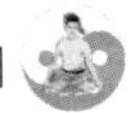

雨：阴云久雨。张介宾："沉霒，阴云蔽日也。淫，久雨也，此皆湿复之变。"霒，同"阴"。

原文

卑临之纪，是谓减化①。化气不令，生政独彰，长气整②，雨乃愆③，收气平，风寒并兴，草木荣美，秀而不实，成而秕④也。其气散，其用静定⑤，其动疡涌分溃痈肿⑥，其发濡滞⑦，其脏脾，其果李栗，其实濡核，其谷豆麻，其味酸甘，其色苍黄，其畜牛犬，其虫倮毛，其主飘怒⑧振发，其声宫角，其病留满否塞，从木化也。少宫与少角同，上宫与正宫同，上角与正角同，其病飧泄，邪伤脾也。振拉⑨飘扬，则苍干散落，其眚四维。其主败折虎狼⑩，清气乃用，生政乃辱。

注释

① 减化：减弱化气。土主长夏之化气。卑监为土运不及，木来克土，水来侮土，以致化气作用减弱，故称"减化"。② 长气整：火主长气。土衰木旺，木能生火，故长气自能完整如常。③ 雨乃愆（qiān）：雨水晚降。因为土运不及，地气不能上升，所以雨水不能及时下降。愆，过期。④ 秕（bǐ）：不饱满的谷粒。⑤ 静定：土性本来安静，不及则静而至定。定即不动，不能发生作用。⑥ 疡涌：疮疡脓汁很多，有如泉涌。分：破裂。溃：溃烂。⑦ 濡滞：水气不行。滞，不畅。⑧ 飘怒：形容旋风怒风势不可当。⑨ 振拉：风气的振动摧折之势。拉，摧折。⑩ 虎狼：高世栻："虎狼，西方金兽也。"张介宾："虎狼多刑伤，皆金复之气所化。"

原文

从革之纪，是谓折收①。收气乃后，生气乃扬，长化合德②，火政乃宣，庶类③以蕃。其气扬，其用躁切，其动铿禁瞀厥④，其发咳喘，其脏肺，其果李杏，其实壳络，其谷麻麦，其味苦辛，其色白丹，其畜鸡羊，其虫介羽，其主明曜炎烁，其声商徵，其病嚏咳鼽衄，从火化也。少商与少徵同，上商与正商同，上角与正角同，邪伤肺也。炎光赫烈，则冰雪霜雹，眚于七。其主鳞伏彘鼠。岁气早至，乃生大寒。

注释

①折收：折减收敛之气。金主秋之收气。金运不及，火来克金，木来反侮，因此收气减折，称为“折收”。②长化合德：火之长与土之化相生，二气相合而发挥作用。③庶类：万物。庶，众多。④铿禁：咳嗽或不能发声。张介宾：“铿然有声，咳也。禁，声不出也。”

原文

涸流之纪，是谓反阳①。藏令不举，化气乃昌，长气宣布，蛰虫不藏，土润水泉减，草木条茂，荣秀满盛。其气滞，其用渗泄②，其动坚止，其发燥槁，其脏肾，其果枣杏；其实濡肉，其谷黍稷，其味甘咸，其色黅玄，其畜彘牛，其虫鳞倮，其主埃郁昏翳③，其声羽宫，其病痿厥坚下④，从土化也。少羽与少宫同，上宫与正宫同，其病癃闭，邪伤肾也。埃昏骤雨，则振拉摧拔，眚于一。其主毛显狐狢⑤，变化不藏。

故乘危而行⑥，不速而至，暴虐无德，灾反及之⑦。微者复微，甚者复甚，气之常也。

注释

①反阳：水运不及，火不畏水，火之长气反见宣布，火属阳，所以称为“反阳”。②渗泄：渗漏外泄。张介宾：“水不畜也。”③埃郁昏翳（yì）：尘土飞扬，遮天蔽日。埃，尘土。昏翳，昏暗。④坚下：下部坚硬的肿块类病变。⑤毛显狐猪：毛，毛虫，是木运所主之虫。显，发现，言非其时而发现。狐狢，是一种多疑善变的兽类，像木之动摇不定。⑥乘危而行：由于运气不足，便有所胜与所不胜之气，乘衰而至，有喧宾夺主之势。如上文所说“委和之纪”称为“胜生”之义。危，岁运不足。⑦灾反及之：胜气横施暴虐，结果自己也反而受灾，因为有子来报复。如上面所说的“委和之纪”，当金气萧瑟肃杀之后，反见火令之炎赫沸腾，火是木之子，子来为母报仇。

原文

发生之纪，是谓启陈①。土疏泄②，苍气达，阳和布化，阴气乃随，生气淳化③，万物以荣。其化生，其气美，其政散，其令条舒。其动掉眩

 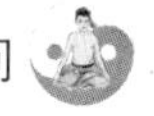

巅疾，其德鸣靡启坼[4]，其变振拉摧拔，其谷麻稻，其畜鸡犬，其果李桃，其色青黄白，其味酸甘辛，其象春，其经足厥阴少阳，其脏肝脾，其虫毛介，其物中坚外坚，其病怒。太角与上商同。上徵则其气逆，其病吐利。不务其德，则收气复，秋气劲切[5]，甚则肃杀，清气大至，草木凋零，邪乃伤肝。

注释

①启陈：启开陈布，推陈出新。张介宾："启，开也。陈，布也。布散阳和，发生万物之象也。"②疏泄：疏薄发泄。③淳化：生发之气雄厚，而能化生万物。淳，厚。④鸣靡启坼（chè）：风鸣，柔美，启发，展开，即春天和风舒畅，万物柔美，推陈出新。张介宾："鸣，风木声也。靡，散也，奢美也。启坼，即发陈之义。"⑤劲切：秋天清劲肃杀的景象。

原文

赫曦之纪，是谓蕃茂。阴气内化，阳气外荣，炎暑施化，物得以昌。其化长，其气高，其政动，其令鸣显[1]，其动炎灼妄扰，其德暄[2]暑郁蒸，其变炎烈沸腾，其谷麦豆，其畜羊彘，其果杏栗，其色赤白玄，其味苦辛咸，其象夏，其经手少阴太阳，手厥阴少阳，其脏心肺，其虫羽鳞，其物脉濡。其病笑疟疮疡血流狂妄目赤。上羽与正徵同，其收齐[3]，其病痓，上徵而收气后也。暴烈其政，藏气乃复，时见凝惨，甚则雨水霜雹切寒，邪伤心也。

注释

①鸣显：声音显露。鸣，声音。显，显露。张介宾："火之声壮，火之光明。"②暄：温暖。③齐：整齐，正常。

原文

敦阜之纪，是谓广化[1]。厚德清静，顺长以盈，至阴内实，物化充成，烟埃朦郁[2]，见于厚土[3]，大雨时行，湿气乃用，燥政乃辟，其化圆[4]，其气丰，其政静，其令周备。其动濡积并稸[5]，其德柔润重淖，其变震惊飘骤崩溃。其谷稷麻，其畜牛犬，其果枣李，其色黅玄苍，其味甘咸酸，其象长夏，其经足太阴阳明，其脏脾肾，其虫倮毛，其物肌核。其病腹满，四支不举，大风迅至，邪伤脾也。

注释

①广化：广泛散布四方。张志聪："土气盛而化气布于四方，故为广化。"②烟埃：指土气。朦郁：形容土气盛，有笼罩之意。③厚土：指山陵高丘。④圆：土气环绕四方，有圆满之意。⑤稸（xù）：同"蓄"，积聚。

原文

坚成之纪，是谓收引[①]。天气洁，地气明，阳气随阴治化，燥行其政，物以司成，收气繁布，化洽不终。其化成，其气削，其政肃，其令锐切，其动暴折疡疰[②]，其德雾露萧瑟，其变肃杀凋零，其谷稻黍，其畜鸡马，其果桃杏，其色白青丹，其味辛酸苦，其象秋，其经手太阴阳明，其脏肺肝，其虫介羽，其物壳络，其病喘喝，胸凭仰息[③]。上徵与正商同。其生齐，其病咳。政暴变，则名木不荣，柔脆焦首，长气斯救，大火流，炎烁且至，蔓将槁，邪伤肺也。

注释

①收引：收敛引退。张志聪："秋令主收，是谓收引。"②疡疰：疮疡流注。张介宾："疡疰者，皮肤之疾。"③胸凭仰息：呼吸困难，时而俯卧，时而仰面喘气。

原文

流衍之纪，是谓封藏[①]。寒司物化，天地严凝，藏政以布，长令不扬。其化凛，其气坚，其政谧，其令流注，其动漂泄沃涌[②]，其德凝惨寒雰[③]，其变冰雪霜雹，其谷豆稷，其畜彘牛，其果栗枣，其色黑丹黅，其味咸苦甘，其象冬，其经足少阴太阳，其脏肾心，其虫鳞倮，其物濡满，其病胀。上羽而长气不化也。政过则化气大举，而埃昏气交，大雨时降，邪伤肾也。

故曰：不恒其德[④]，则所胜来复，政恒其理，则所胜同化[⑤]。此之谓也。

 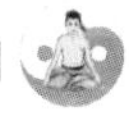

注释

①封藏：万物封闭收藏。张介宾："水盛则阴气大行，天地闭而万物藏，故曰封藏。"②漂泄：泄泻。沃涌：呕吐涎沫。③雰（fēn）：雾气。④不恒其德：运气太过而失去常度，其性变为暴烈而欺侮被己所胜者，如木运太过、土气受侮等。不恒，失常。德，指正常的性能。⑤所胜同化：在和平的情况下，月所胜之气能各自相安，而与所主的运气同流合化。张介宾："谓安其常，处其顺，则所胜者亦同我之气而与之俱化矣。如木与金同化、火与水齐育之类是也。"

原文

帝曰：天不足西北，左寒而右凉[①]；地不满东南，右热而左温[②]。其故何也？

岐伯曰：阴阳之气，高下之理，太少之异也。东南方，阳也，阳者其精降于下，故右热而左温；西北方，阴也，阴者其精奉于上，故左寒而右凉。是以地有高下，气有温凉，高者气寒，下者气热，故适[③]寒凉者胀，之[④]温热者疮。下之则胀已，汗之则疮已。此腠理开闭之常，太少之异耳。

注释

①左寒而右凉：西北的右方是西方，属金，气凉。西北的左方是北方，属水，气寒。②右热而左温：东南的左方是东方，属木，气温。东南的右方是南方，属火，气热。③适：前往。④之：前往。

原文

帝曰：其于寿夭何如？

岐伯曰：阴精所奉其人寿，阳精所降其人夭。

帝曰：善。其病也，治之奈何？

岐伯曰：西北之气，散而寒之；东南之气，收而温之。所谓同病异治[①]也。故曰：气寒气凉，治以寒凉，行水渍之[②]；气温气热，治以温热，强其内守[③]，必同其气，可使平也。假者反之[④]。

帝曰：善。一州之气，生化寿夭不同，其故何也？

岐伯曰：高下之理，地势使然也。崇高则阴气治之，洿下[⑤]则阳气治之。阳胜者先天，阴胜者后天[⑥]。此地理之常，生化之道也。

帝曰：其有寿夭乎？

岐伯曰：高者其气寿，下者其气夭。地之小大异也，小者小异，大者大异。故治病者，必明天道地理，阴阳更胜，气之先后，人之寿夭，生化之期，乃可以知人之形气矣。

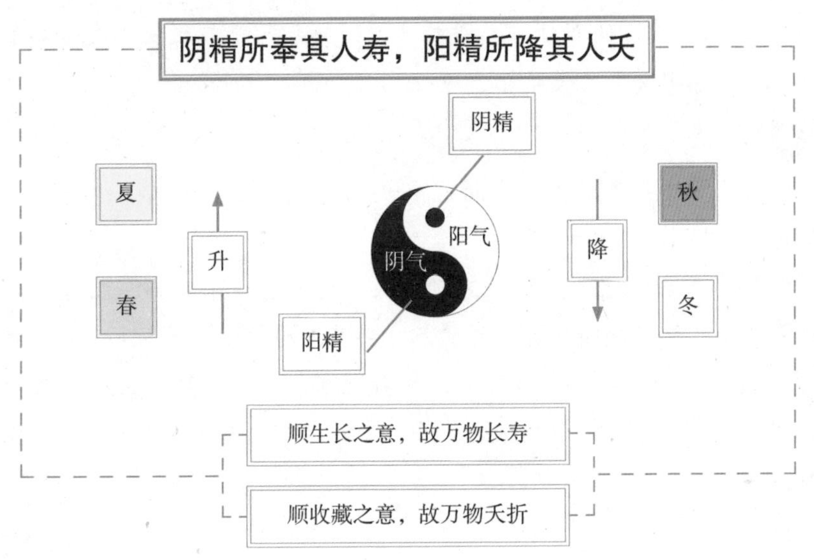

注释

①同病异治：同一种病证，用不同的治法。②行水渍之：用热汤浸渍，以散其寒。③内守：阳气不外泄，而固守其中。④假者反之：真寒假热和真热假寒的病证应用反治法治疗。⑤洿下：低下。⑥“阳胜”两句：阳气太过，四时气候先于天时而至；阴气太过，四时气候后于天时而至。

原文

帝曰：善。其岁有不病，而脏气不应不用者，何也？

岐伯曰：天气制之，气[①]有所从也。

帝曰：愿卒闻之。

岐伯曰：少阳司天，火气下临，肺气上从，白起金用[②]，草木眚，火见燔焫，革[③]金且耗，大暑以行。咳嚏鼽衄鼻窒，口疡，寒热浮肿。风行

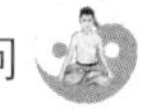

于地，尘沙飞扬。心痛胃脘痛，厥逆鬲不通，其主暴速。

阳明司天，燥气下临，肝气上从，苍起木用而立，土乃眚，凄沧数至，木伐草萎。胁痛目赤，掉振鼓慄，筋萎不能久立。暴热至，土乃暑，阳气郁发，小便变，寒热如疟，甚则心痛。火行于槁，流水不冰，蛰虫乃见。

太阳司天，寒气下临，心气上从，而火且明，丹起[4]，金乃眚，寒清时举，胜则水冰[5]，火气高明。心热烦，嗌干善渴，鼽嚏，喜悲数欠。热气妄行，寒乃复，霜不时降，善妄，甚则心痛。土乃润，水丰衍，寒客至，沉阴化，湿气变物，水饮内稸，中满不食，皮痹肉苛[6]，筋脉不利，甚则附肿，身后痈。

注释

①气：即五脏之气。②白起金用：燥金之气受火气影响，起而用事。白，燥金之气。③革：变革。金被火克而变革。④丹起：火热之气因寒气下临，起而用事。丹，火色。⑤胜则水冰：寒水之气胜过火热之气，则水凝结成冰。⑥痹（qún）：肢体麻痹。苛：消瘦。

原文

厥阴司天，风气下临，脾气上从，而土且隆，黄起[1]，水乃眚，土用革。体重，肌肉萎，食减口爽[2]。风行太虚，云物摇动，目转耳鸣。火纵其暴，地乃暑，大热消烁，赤沃下[3]。蛰虫数见，流水不冰，其发机速。

少阴司天，热气下临，肺气上从，白起金用，草木眚。喘呕寒热，嚏鼽衄鼻窒。大暑流行，甚则疮疡燔灼，金烁石流[4]。地乃燥清，凄沧数至。胁痛，善太息。肃杀行，草木变。

太阴司天，湿气下临，肾气上从，黑起水变[5]，火乃眚[6]，埃冒云雨。胸中不利，阴痿气大衰，而不起不用。当其时[7]，反腰脽[8]痛，动转不便也，厥逆。地乃藏阴，大寒且至，蛰虫早附[9]，心下否痛。地裂冰坚。少腹痛，时害于食。乘金则止水[10]增，味乃咸，行水[11]减也。

注释

①黄起：湿土之气起而用事。黄，湿土之色。②口爽：口不辨味。③赤沃下：大小便带血或赤带等病。④金烁石流：热势盛极，金石熔化。⑤黑起水变：因太阴湿土之气下临，寒水之气起而用事，故发生变化。黑是寒水之色。⑥火乃眚：原无，据新校正语补。⑦当其时：指土旺之时。⑧脽（shuí）：指臀部肌肉。⑨附：归附。⑩止水：井中不动的水。⑪行水：河中流动的水。

物候	物候	物候
大寒将至，蛰虫很早就潜伏，河中流水减少	草木受灾，火热如同烧灼，暑热流行	凄怆清冷，草木枯萎，下半年暑热蒸腾，水不结冰，蛰虫外见不藏
人体	人体	人体
胸中不爽，阴痿，阳气大衰，不起不用，腰臀疼痛，转动不便，厥逆，心下痞塞疼痛，少腹痛	咳嗽，打喷嚏，流鼻涕，衄血，鼻塞，生口疮，寒热，浮肿，心痛，胃脘痛，厥逆，胸膈不通	胁痛，目赤，眩晕，摇动，战栗，筋痿不能久立，小便不正常，寒热往来，重则心痛

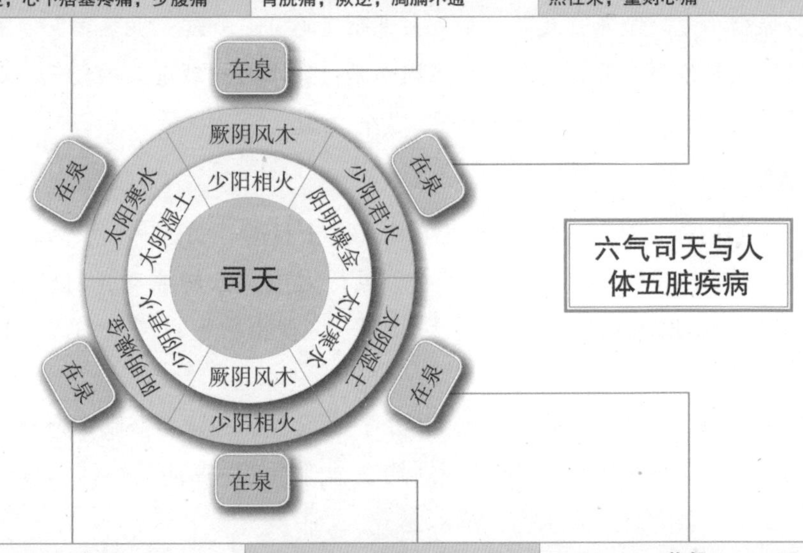

六气司天与人体五脏疾病

物候	物候	物候
暑热如同火焰，草木受损，干燥清净，寒凉之气常至	身体沉重，肌肉枯萎，饮食减少，口败无味，目眩耳鸣，大热而消烁津液，血水下流	寒冷之气非时而出现，水结成冰，寒霜不时下降，下半年湿寒，万物发生变化
人体	人体	人体
气喘，呕吐，寒热，打喷嚏，流鼻涕，衄血，鼻塞，疮疡，胁痛，好叹息	气候温热，蛰虫不藏，流水不结冰	心热烦闷，咽干口渴，流鼻涕，打喷嚏，易悲，呵欠，腹胀不能饮食，肌肉麻木不仁，筋脉不利

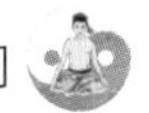

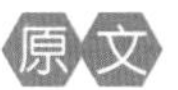

帝曰：岁有胎孕不育，治之不全[①]，何气使热？

岐伯曰：六气五类[②]，有相胜制也。同者盛之，异者衰之[③]。此天地之道，生化之常也。故厥阴司天[④]，毛虫静，羽虫育，介虫不成；在泉[⑤]，毛虫育，倮虫耗，羽虫不育。少阴司天，羽虫静，介虫育，毛虫不成；在泉，羽虫育，介虫耗不育。太阴司天，倮虫静，鳞虫育，羽虫不成；在泉，倮虫育，鳞虫不成。少阳司天，羽虫静，毛虫育，倮虫不成；在泉，羽虫育，介虫耗，毛虫不育。阳明司天，介虫静，羽虫育，介虫不成；在泉，介虫育，毛虫耗，羽虫不成。太阳司天，鳞虫静，倮虫育；在泉，鳞虫耗，倮虫不育。诸乘所不成之运，则甚也[⑥]。故气主有所制，岁立有所生。地气制己胜[⑦]，天气制胜己[⑧]；天制色[⑨]，地制形[⑩]。五类衰盛，各随其气之所宜也，故有胎孕不育，治之不全，此气之常也，所谓中根[⑪]也。根于外者亦五，故生化之别，有五气、五味、五色、五类、五宜[⑫]也。

帝曰：何谓也？

岐伯曰：根于中者，命日神机，神去则机息。根于外者，命日气立，气止则化绝。故各有制，各有胜，各有生，各有成。故曰：不知年之所加，气之同异，不足以言生化。此之谓也。

注释

① 治之不全：指胎孕和不育有不同的情况。治，治理，指主宰气运。② 六气：司天、在泉的六气。五类：五行所属的五类动物，如毛、羽、倮、介、鳞。③ 同者、异者：指六气与运气相同或不同。④ 司天：是轮值主司天气之令的意思。刘温舒说："司天者，司之为言，值也。言行天之令，上之位也。"上之位，即正南方位。这里指司天之气的位置在正南方主气的三之气上。⑤ 在泉：与司天相对之气叫"在泉"。在泉的位置在正北，即主气的终之气上。司天和在泉是在这一年主事的统称，司天管上半年，在泉管下半年。⑥"诸乘"两句：六气与五运相乘，不成的岁运，则孕育更不得成。诸，指六气。运，指五运。不成之运，即不能孕育的岁运。⑦ 地气制己胜：在泉之气制约它所胜的岁气。地气，在

泉之气。⑧天气制胜己：司天之气制约胜它的岁气。⑨天制色：司天之气可制约所胜的一方。天，指司天的气。色，指白、苍、丹、黄、黑五色，代表其所属的五运之气。⑩地制形：在泉之气可制约所胜的一方。地，指在泉之气。形，指倮、羽、毛、介、鳞五类动物。⑪中根：五运在中，是万物生化的根本。⑫五宜：五行相适宜。张介宾："无论动植之物，凡在生化中者，皆有五行之别。如臊焦香腥腐，五气也；酸苦甘辛咸，五味也；青赤黄白黑，五色也。物各有类，不能外乎五者。物之类殊，故各有互宜之用。"

原文

帝曰：气始而生化，气散而有形，气布而蕃育，气终而象变，其政一也。然而五味所资[①]，生化有薄厚，成熟有少多，终始不同，其故何也？

岐伯曰：地气制之也，非天不生，地不长也。

在泉与饮食五味

在泉之气	少阳相火	阳明燥金	太阳寒水	厥阴风木	少阴君火	太阴湿土
不生之物	寒毒之物	湿毒之物	热毒之物	清毒之物	寒毒之物	燥毒之物
所克之味	辛味	酸味	苦味	甘味	辛味	咸味
所主之味	苦、酸	辛、苦、甘	淡、咸	酸、苦	辛、苦、甘	甘、咸
谷类颜色	青色、红色	红色、白色	土黄色、黑色	青色、红色	白色、红色	黄色、黑色
比如，太阳寒水在泉之年，不宜用苦味药，而应用淡味药和咸味药，所用谷类应为土黄色或黑色						

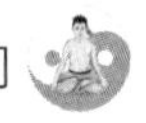

帝曰：愿闻其道。

岐伯曰：寒热燥湿，不同其化也。故少阳在泉，寒毒不生，其味辛，其治苦酸，其谷苍丹。阳明在泉，湿毒不生，其味辛，其气湿，其治辛苦甘，其谷丹素。太阳在泉，热毒不生，其味苦，其治淡咸，其谷黅秬[②]。厥阴在泉，清毒不生，其味甘，其治酸苦，其谷苍赤。其气专，其味正[③]。少阴在泉，寒毒不生，其味辛，其治辛苦甘，其谷白丹。太阴在泉，燥毒不生，其味咸，其气热，其治甘咸，其谷黅秬。化淳[④]则咸守，气专则辛化而俱治。

注释

①资：禀受。②秬（jù）：黑黍。③正：纯正。④化淳：气化淳厚。

原文

故曰：补上下者从之[①]，治上下者逆之[②]，以所在寒热盛衰而调之。故曰：上取下取[③]，内取外取，以求其过。能毒者以厚[④]药，不胜毒者以薄药，此之谓也。气反者，病在上，取之下；病在下，取之上；病在中，傍取之。治热以寒，温而行之；治寒以热，凉而行之；治温以清，冷而行之；治清以温，热而行之。故消之削之，吐之下之，补之泻之，久新同法。

治热病
用寒药
用温服法
治寒病
用热药
用凉服法
治温病
用凉药
用冷服法
治清冷的病
用温药
用热服法

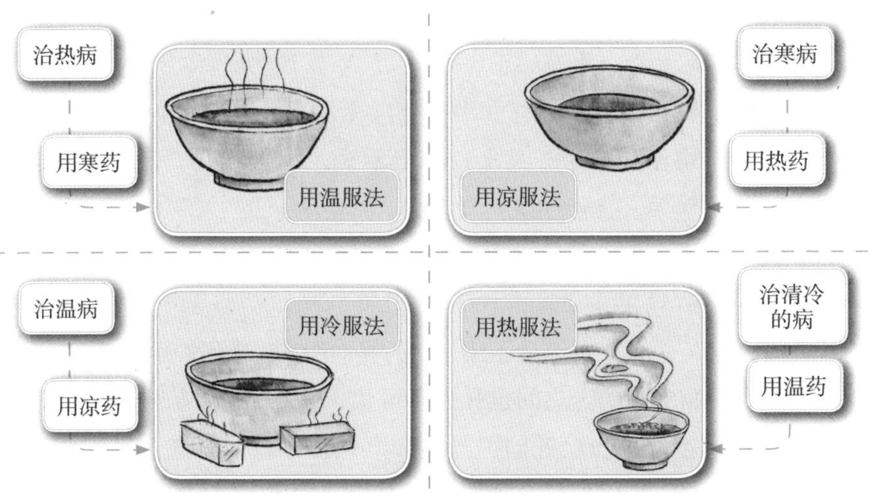

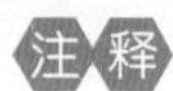

①补上下者从之：因司天、在泉之气不及而引起的疾病应该用补法，补要顺其气而补。上下，指司天、在泉之气。从，循顺。②逆之：因司天、在泉之气太过而引起的疾病，应当逆其气而治之。③上取：指以药制有过之气。下取：指以迅速之药祛除在下之病。④厚：指药性气味的厚薄。

原文

帝曰：病在中而不实不坚，且聚且散，奈何？

岐伯曰：悉乎哉问也！无积者求其藏，虚则补之，药以祛之，食以随之，行之渍之，和其中外，可使毕已。

有毒之药和无毒之药

了解岁气的偏胜	大毒之药	病去十分之六	不可或不必再服	用谷类、肉类、果类蔬菜等饮食调养，使邪去正复而疾病痊愈
	一般毒药	病去十分之七		
	小毒之药	病去十分之八		
	无毒之药	病去十分之九		

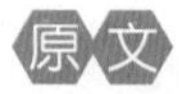

帝曰：有毒无毒，服有约乎？

岐伯曰：病有久新，方有大小，有毒无毒，固宜常制矣。大毒治病，十去其六；常毒治病，十去其七；小毒治病，十去其八；无毒治病，十去其九。谷肉果菜，食养尽之，无使过之，伤其正也。不尽，行复如法，必先岁气，无伐天和。无盛盛[①]，无虚虚[②]而遗人夭殃；无致邪[③]，无失正[④]，绝人长命。

帝曰：其久病者，有气从不康[⑤]，病去而瘠[⑥]，奈何？

岐伯曰：昭乎哉圣人之问也！化不可代，时不可违。夫经络以通，血气以从，复其不足，与众齐同，养之和之，静以待时，谨守其气，无使倾移，其形乃彰，生气以长，命曰圣王。故《大要》曰：无代化[⑦]，无违

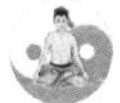

时，必养必和，待其来复。此之谓也。

帝曰：善。

注释

①盛盛：实证用补法，使邪气更盛。②虚虚：虚证用泻法，使虚者更虚。③致邪：实证误补，使邪气更盛。④失正：虚证误泻，使正气更虚。⑤气从不康：气血已和顺，但仍未恢复健康。⑥瘠：瘦弱。⑦无代化：不可用人力代替天地气化。

至真要大论篇：人体与天地变化

导读

至真要，意为本篇所论极为精深而重要。至，极致之意。真，精深、精微。要，重要、切要。本篇总括前面八篇内容的精义，所论内容精深而重要，故以此名篇。

本篇的主要内容有：一、论述六气司天、在泉，有正化、有胜复的规律；二、讲述六气运行所致疾病的病状、诊断和治疗方法，包括标本寒热、调治逆从、五味阴阳、制方奇偶等内容。

原文

黄帝问曰：五气①交合，盈虚更作②，余知之矣。六气分治③，司天地者，其至何如？

岐伯再拜对曰：明乎哉问也！天地之大纪④，人神之通应⑤也。

帝曰：愿闻上合昭昭⑥，下合冥冥⑦，奈何？

岐伯曰：此道之所主，工之所疑也。

注释

①五气：风、火、湿、燥、寒五种气候变化。②盈虚更作：五运的太过、不及，相互交替。③六气分治：指风、寒、湿、热、燥、火六气分时主治。④天地之大纪：天地变化的主要规律。⑤人神之通应：人体与自然变化相适应。神，指自然观象。⑥昭昭：指司天之气。⑦冥冥：指在泉之气。

原文

帝曰：愿闻其道也。

岐伯曰：厥阴司天，其化以风；少阴司天，其化以热；太阴司天，其

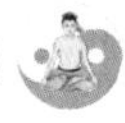

化以湿；少阳司天，其化以火；阳明司天，其化以燥；太阳司天，其化以寒。以所临脏位[①]，命其病者也。

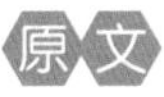

① 所临脏位：六气下临所应的脏器。如初之气是厥阴风木之位，也就是肝脏起适应作用的脏位。客气加临于主气，就等于客气加临于人体的内脏，从而对内脏产生影响。

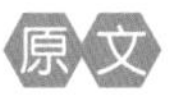

帝曰：地化奈何？

岐伯曰：司天同候，间气皆然。

帝曰：间气何谓？

岐伯曰：司左右者，是谓间气也。

帝曰：何以异之？

岐伯曰：主岁者纪岁，间气者纪步也。

原文

帝曰：善。岁主奈何？

岐伯曰：厥阴司天为风化，在泉为酸化，司气[①]为苍化，间气为动化。少阴司天为热化，在泉为苦化，不司气化，居气[②]为灼化。太阴司天为湿化，在泉为甘化，司气为黅化，间气为柔化。少阳司天为火化，在泉为苦化，司气为丹化，间气为明化。阳明司天为燥化，在泉为辛化，司气为素化，间气为清化。太阳司天为寒化，在泉为咸化，司气为玄化，间气为藏化。故治病者，必明六化分治，五味五色所生，五脏所宜，乃可以言盈虚，病生之绪也。

一岁主气情况分析表

三阴三阳	岁运	司天	在泉	间气
厥阴	苍化	风化	酸化	动化
少阴	不司气化	热化	苦化	灼化
太阴	黅化	湿化	甘化	柔化
少阳	丹化	火化	苦化	明化
阳明	素化	燥化	辛化	清化
太阳	玄化	寒化	咸化	藏化

注释

①司气：指五运之气。张介宾：“司气，言五运之气也。木运司气，故色化青苍，丁壬年是也。”②居气：即间气，特指少阴君火，无所不居。新校正：“少阴不日间气，而云居气者，盖称君火无所不居，不当间之也。”

原文

帝曰：厥阴在泉而酸化先，余知之矣。风化之行也，何如？

岐伯曰：风行于地，所谓本也①，余气同法。本乎天②者，天之气也；本乎地者，地之气也。天地合气，六节③分，而万物化生矣。故曰：谨候气宜④，无失病机。此之谓也。

注释

①“风行”两句：风气运行于地，本于地之气而为风化。②本乎天：与下文的“本乎地”为对应关系，张介宾：“六气之在天，即为天之气，六气之在地，即为地之气。上下之位不同，而气化之本则一。”③六节：主气一年所分之六步，每步为六十日八十七刻半。④气宜：六气所宜的时令。

原文

帝曰：其主病①，何如？

岐伯曰：司岁备物②，则无遗主矣。

帝曰：先岁物，何也？

岐伯曰：天地之专精③也。

帝曰：司气者，何如？

岐伯曰：司气者主岁同，然有余不足也。

帝曰：非司岁物，何谓也？

岐伯曰：散也，故质同而异等也。气味有薄厚，性用有躁静，治保有多少④，力化⑤有浅深。此之谓也。

注释

①主病：指主治疾病的药物。②司岁备物：根据司岁之气采备药物。③专精：即精专，精粹。张介宾：“岁物者，得天地精专之化，气全力厚。”④治保有多少：张志聪：“谓治病保真之药食，或宜多用，或宜少用

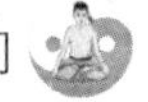

也。”治保，治病保真的药物。⑤ 力化：指药力作用。

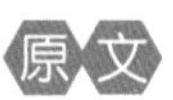
原文

帝曰：岁主脏害[①]，何谓？

岐伯曰：以所不胜命之，则其要也。

帝曰：治之奈何？

岐伯曰：上淫于下，所胜平之[②]；外淫于内，所胜治之。

帝曰：善。平气何如？

岐伯曰：谨察阴阳所在而调之，以平为期。正者正治，反者反治[③]。

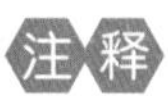
注释

① 岁主脏害：五运之气异常，可向内伤及五脏。张志聪：“岁主者，谓六气之主岁。脏，五脏也。盖言五脏内属五行，而外合五运，五运之气，受胜制之所伤，则病人五脏而为害矣。”② 平之：治之。③“正者”两句：王冰：“阴病阳不病，阳病阴不病，是为正病，则正治之，谓以寒治热，以热治寒也。阴位已见阳脉，阳位已见阴脉，是为反病，则反治之，谓以寒治寒，以热治热也。”

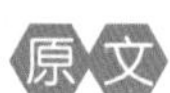
原文

帝曰：夫子言察阴阳所在而调之，论言人迎与寸口相应，若引绳小大齐等，命曰平。阴之所在寸口，何如？

岐伯曰：视岁南北[①]，可知之矣。

帝曰：愿卒闻之。

岐伯曰：北政之岁，少阴在泉，则寸口不应；厥阴在泉，则右不应；太阴在泉，则左不应。南政之岁，少阴司天，则寸口不应；厥阴司天，则右不应；太阴司天，则左不应。诸不应者，反其诊[②]，则见矣。

帝曰：尺候何如？

岐伯曰：北政之岁，三阴在下，则寸不应；三阴在上，则尺不应。南政之岁，三阴在天，则寸不应；三阴在泉，则尺不应。左右同。故曰：知其要者，一言而终；不知其要，流散无穷。此之谓也。

注释

① 南北：即下文所说的南政、北政。南政、北政有二说：一说认为五运中除甲己土运为南政外，其他均为北政；另一说认为戊癸火运为南政，其他为北政。② 反其诊：用相反的方法诊脉。如仰手而沉，覆其手则沉为浮。

原文

帝曰：善。天地之气，内淫而病，何如？

岐伯曰：岁厥阴在泉，风淫所胜，则地气不明，平野昧，草乃早秀。民病洒洒振寒，善伸数欠，心痛支满，两胁里急，饮食不下，鬲咽不通，食则呕，腹胀善噫，得后与气，则快然如衰，身体皆重。

岁少阴在泉，热淫所胜，则焰浮川泽，阴处反明。民病腹中肠鸣，气上冲胸，喘，不能久立，寒热，皮肤痛，目瞑，齿痛，頔肿，恶寒发热如疟，少腹中痛，腹大。蛰虫不藏。

岁太阴在泉，草乃早荣，湿淫所胜，则埃昏岩谷，黄反见黑[①]，至阴之交[②]，民病饮积，心痛，耳聋，浑浑焞焞[③]，溢肿喉痹，阴病血见，少腹痛肿，不得小便，病冲头痛，目似脱，项似拔，腰似折，髀不可以回，腘如结，腨如别。

注释

① 黄反见黑：即土色反见于北方水之处。张志聪："黄乃土色，黑乃水色，土胜浸淫，故黄反见黑。" ② 至阴之交：指土色见于水位，为与至阴之气色交合。张志聪："乃三气四气之交，土司令也。" ③ 浑浑焞焞（tūn）：形容听觉模糊不清和头目不清明。浑浑，混浊不清的样子。焞焞，星光明亮的样子。

原文

岁少阳在泉，火淫所胜，则焰明郊野，寒热更至。民病注泄赤白，少腹痛，溺赤，甚则血便。少阴同候[①]。

岁阳明在泉，燥淫所胜，则霿雾清瞑。民病喜呕，呕有苦，善太息，心胁痛，不能反侧，甚则嗌干面尘，身无膏泽，足外反热。

岁太阳在泉，寒淫所胜，则凝肃惨慄。民病少腹控睾、引腰脊，上冲

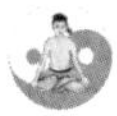

心痛，血见，嗌痛颔肿。

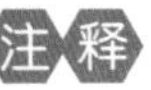

① 少阴同候：张介宾："其余诸病，皆与前少阴在泉同候。"

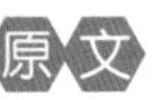

帝曰：善。治之奈何？

六气在泉的症状

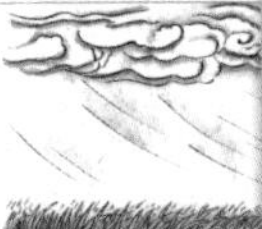
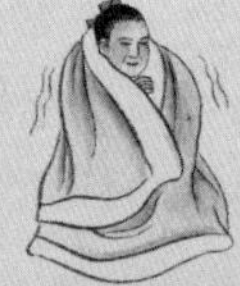

病因	在泉	症状	治法
风气太过而侵入人体	厥阴在泉	振栗恶寒，常打呵欠，心痛，胁里拘急不舒等	治以辛凉，佐以苦，以甘缓之，以辛散之
热气太过而侵入人体	少阴在泉	腹中鸣响，逆气上冲胸脘，寒热气喘，牙痛等	治以咸寒，佐以甘苦，以酸收之，以苦发之
湿气太过而侵入人体	太阴在泉	痰饮积聚，心痛，耳聋，头目不清，喉痹等	治以苦热，佐以酸淡，以苦燥之，以淡泄之
火气太过而侵入人体	少阳在泉	泄泻如注，下痢赤白，少腹疼痛，小便赤色等	治以咸冷，佐以苦辛，以酸收之，以苦发之
燥气太过而侵入人体	阳明在泉	呕吐苦水，经常叹息，心胁疼痛不能反侧等	治以苦温，佐以甘辛，以苦下之
寒气太过而侵入人体	太阳在泉	少腹疼痛牵引睾丸、腰脊，心痛，出血等	治以甘热，佐以苦辛，以咸泻之，以辛润缓之，以苦坚之

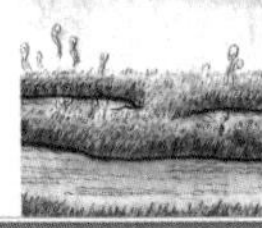
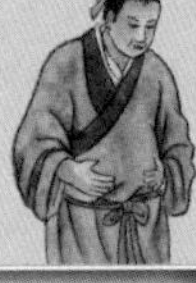
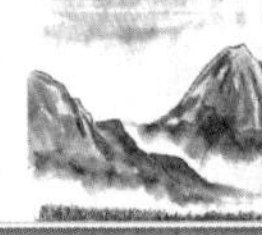
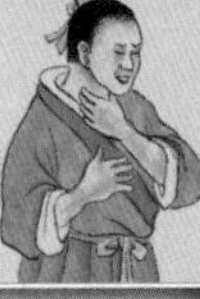
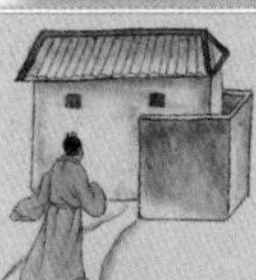
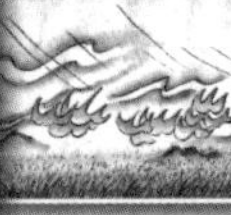
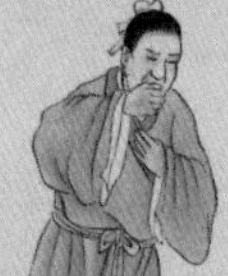
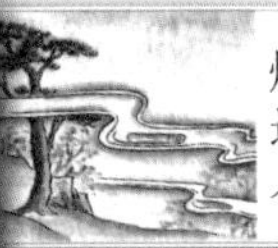
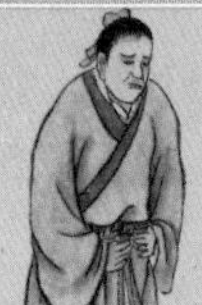
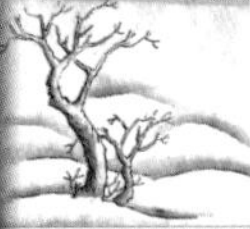

岐伯曰：诸气在泉，风淫于内，治以辛凉，佐以苦，以甘缓之，以辛散之。热淫于内，治以咸寒，佐以甘苦，以酸收之，以苦发之。湿淫于内，治以苦热，佐以酸淡，以苦燥之，以淡泄之。火淫于内，治以咸冷，佐以苦辛，以酸收之，以苦发之。燥淫于内，治以苦温，佐以甘辛，以苦下之。寒淫于内，治以甘热，佐以苦辛，以咸泻之，以辛润之，以苦坚之。

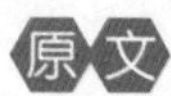

帝曰：善。天气之变，何如？

岐伯曰：厥阴司天，风淫所胜，则太虚埃昏，云物以扰，寒生春气，流水不冰，蛰虫不去。民病胃脘当心而痛，上支两胁，鬲咽不通，饮食不下，舌本强，食则呕，冷泄腹胀，溏泄，瘕，水闭，病本于脾。冲阳绝，死不治。

少阴司天，热淫所胜，怫热，大雨且至，火行其政。民病胸中烦热，溢干，右胠满，皮肤痛，寒热咳喘，唾血血泄，鼽衄嚏呕，溺色变，甚则疮疡胕肿，肩背臂臑，及缺盆中痛，心痛，肺䐜，腹大满，膨膨而咳喘，病本于肺。尺泽绝，死不治。

太阴司天，湿淫所胜，则沉阴且布，雨变枯槁。胕肿，骨痛，阴痹。阴痹者，按之不得，腰脊头项痛，时眩，大便难，阴气不用，饥不欲食，咳唾则有血，心如悬，病本于肾。太谿绝，死不治。

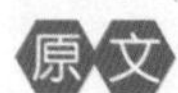

少阳司天，火淫所胜，则温气流行，金政不平。民病头痛，发热恶寒而疟，热上，皮肤痛，色变黄赤，传而为水，身面胕肿，腹满仰息，泄注赤白，疮疡，咳唾血，烦心，胸中热，甚则鼽衄，病本于肺。天府绝，死不治。

阳明司天，燥淫所胜，则木乃晚荣，草乃晚生。筋骨内变，大凉革候，名木敛，生菀于下，草焦上首，蛰虫来见。民病左胠胁痛，寒清于中，感而疟，咳，腹中鸣，注泄鹜溏，心胁暴痛，不可反侧，嗌干，面尘，腰痛，丈夫㿗疝，妇人少腹痛，目昧[①]眦疡，疮痤痈，病本于肝。太冲绝，死不治。

太阳司天，寒淫所胜，则寒气反至，水且冰，运火炎烈，雨暴乃雹。

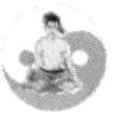

民病血变于中，发为痈疡，厥心痛，呕血，血泄，鼽衄，善悲，时眩仆，胸腹满，手热，肘挛，掖肿，心澹澹大动，胸胁胃脘不安，面赤目黄，善噫，嗌干，甚则色炲，渴而欲饮，病本于心。神门绝，死不治。所谓动气，知其脏也。

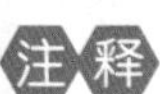

① 眛（mò）：冒。

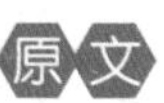

帝曰：善。治之奈何？

岐伯曰：司天之气，风淫所胜，平[①]以辛凉，佐以苦甘，以甘缓之，以酸泄之。热淫所胜，平以咸寒，佐以苦甘，以酸收之。湿淫所胜，平以苦热，佐以酸辛，以苦燥之，以淡泄之。湿上甚而热，治以苦温，佐以甘辛，以汗为故而止。火淫所胜，平以咸冷，佐以苦甘，以酸收之，以苦发之，以酸复之，热淫同。燥淫所胜，平以苦温，佐以酸辛，以苦下之。寒淫所胜，平以辛热，佐以甘苦，以咸泻之。

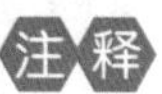

① 平：治疗，平抑。

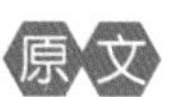

帝曰：善。邪气反胜[①]，治之奈何？

岐伯曰：风司于地[②]，清反胜之[③]，治以酸温，佐以苦甘，以辛平之。热司于地，寒反胜之，治以甘热，佐以苦辛，以咸平之。湿司于地，热反胜之，治以苦冷，佐以咸甘，以苦平之。火司于地，寒反胜之，治以甘热，佐以苦辛，以咸平之。燥司于地，热反胜之，治以平寒，佐以苦甘，以酸平之，以和为利。寒司于地，热反胜之，治以咸冷，佐以甘辛，以苦平之。

注释

① 邪气反胜：本气反被己所不胜之气克制。如风木司天，反被燥金之气克制。② 风司于地：即厥阴风木在泉。③ 清反胜之：张介宾："凡寅申岁，厥阴风木在泉，而或气有不及，则金之清气反胜之。"清，清凉的金气。

司天过胜的症状和治疗

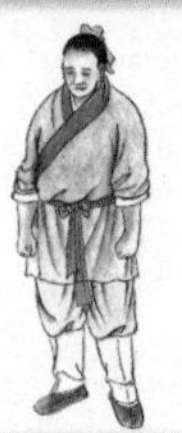

平以咸寒，佐以苦甘，以酸收之

少阴司天易患之病：

胸中烦热，咽喉干燥，右胁胀满，皮肤疼痛，寒热，咳喘，唾血，便血等

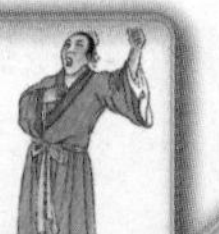

平以辛凉，佐以苦甘，以甘缓之，以酸泄之

厥阴司天易患之病：

胃脘、心部疼痛，上撑两胁，咽膈不通，饮食不下，食则呕吐，冷泻，腹胀，大便溏泻等

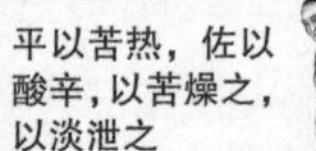

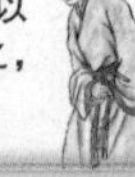

平以苦热，佐以酸辛，以苦燥之，以淡泄之

太阴司天易患之病：

浮肿，骨痛，阴痹而不知痛处，腰脊头项疼痛，经常眩晕，大便困难，饥饿而不欲进食等

太阳司天易患之病：

血脉变化于内，发生痈疡，厥逆，心痛，呕血，便血，衄血，鼻塞流涕，善悲等

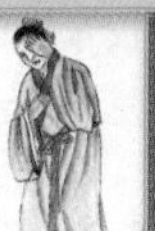

平以辛热，佐以甘苦，以咸泻之

阳明司天易患之病：

左胠胁疼痛，疟疾，咳嗽，腹中鸣响，泄泻暴注，大便稀溏等

平以苦湿，佐以酸辛，以苦下之

少阳司天易患之病：

头痛，发热恶寒而发疟疾，皮肤疼痛，小便黄赤，身面浮肿，腹部胀满，喘息，泄泻等

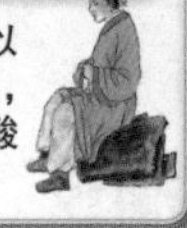

平以咸冷，佐以苦甘，以酸收之，以苦发之，以酸复之

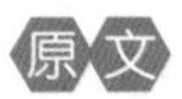

原文

帝曰：其司天邪胜①，何如？

岐伯曰：风化于天②，清反胜之，治以酸温，佐以甘苦。热化于天，寒反胜之，治以甘温，佐以苦酸辛。湿化于天，热反胜之，治以苦寒，佐以苦酸。火化于天，寒反胜之，治以甘热，佐以苦辛。燥化于天，热反胜之，治以辛寒，佐以苦甘。寒化于天，热反胜之，治以咸冷，佐以苦辛。

注释

① 司天邪胜：司天之气被邪气反胜。② 风化于天：即风气司天。

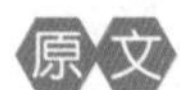

原文

帝曰：六气相胜，奈何？

岐伯曰：厥阴之胜，耳鸣头眩，愦愦欲吐，胃鬲如寒，大风数举，倮

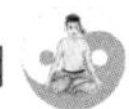

虫不滋，胠胁气并，化而为热，小便黄赤，胃脘当心而痛，上支两胁，肠鸣，飧泄，少腹痛，注下赤白，甚则呕吐，鬲咽不通。

少阴之胜，心下热，善饥，脐下反动，气游三焦。炎暑至，木乃津，草乃萎。呕逆烦躁，腹满痛，溏泄，传为赤沃[①]。

太阴之胜，火气内郁，疮疡于中，流散于外，病在胠胁，甚则心痛，热格[②]，头痛，喉痹，项强，独胜则湿气内郁，寒迫下焦，痛留顶，互引眉间，胃满。雨数至，湿化乃见，少腹满，腰脽重强，内不便，善注泄，足下温，头重，足胫胕肿，饮发于中，胕肿于上。

注释

① 赤沃：即赤痢之类。张介宾："赤沃者，利血、尿赤也。"② 热格：热气阻隔于上。

原文

少阳之胜，热客于胃，烦心心痛，目赤欲呕，呕酸善饥，耳痛溺赤，善惊谵妄，暴热消烁，草萎水涸，介虫乃屈，少腹痛，下沃赤白。

厥阴风气偏盛，大风屡起，人体多病胠胁气滞化热，小便黄赤，胃脘当心处疼痛，肠鸣飧泄，少腹疼痛，下痢赤白，呕吐，咽膈不通

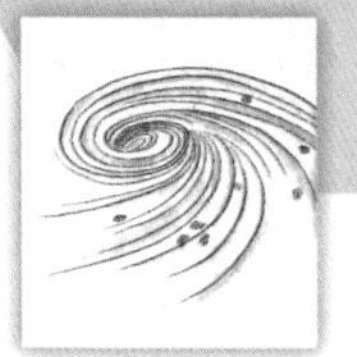

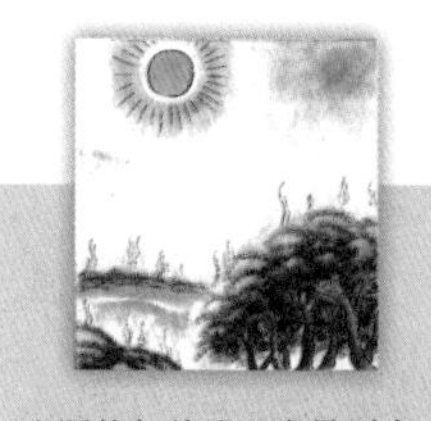

少阴热气偏盛，炎暑到来，人体多病呕逆，烦躁，腹部胀满疼痛，大便溏泻甚至传变成血痢

太阴湿气偏盛，天气多雨，人体多病少腹满胀，腰臀部沉重而强直，房事不利，泄泻如注，足下温暖，头部沉重，足胫浮肿等

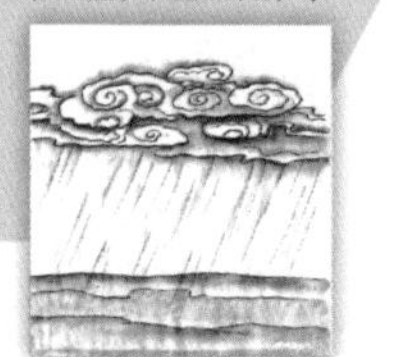

六气相胜的疾病

阳明燥金偏盛，大凉肃杀之气施布，草木之花叶改色，有毛的虫类死亡，人体多病胸中不舒，咽喉窒塞而咳嗽

少阳火气偏胜，暴热之气消烁津液，草木萎枯，河水干涸，介虫屈伏不动，人体多病少腹疼痛，下痢赤白

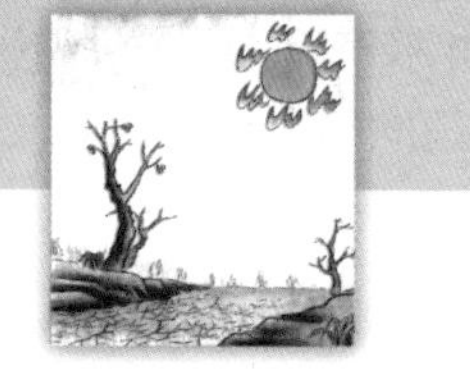

太阳寒气偏盛，凝肃凛冽之气到来，冰冻非时而出现，羽类之虫延迟生化，人体多生痔疮，疟疾，寒气入胃等

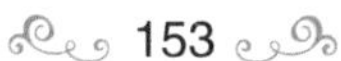

阳明之胜，清发于中，左胠胁痛，溏泄，内为嗌塞，外发㿗疝。大凉肃杀，华英改容，毛虫乃殃，胸中不便，嗌塞而咳。

太阳之胜，凝溧且至，非时水冰，羽乃后化。痔疟发，寒厥入胃，则内生心痛，阴中乃疡[①]，隐曲不利，互引阴股，筋肉拘苛，血脉凝泣，络满色变，或为血泄，皮肤否肿，腹满食减，热反上行，头项囟顶，脑户中痛，目如脱，寒入下焦，传为濡泻。

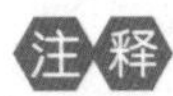

① 阴中乃疡：阴部生疮疡。

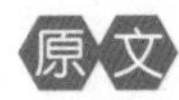

帝曰：治之奈何？

岐伯曰：厥阴之胜，治以甘清，佐以苦辛，以酸泻之。少阴之胜，治以辛寒，佐以苦咸，以甘泻之。太阴之胜，治以咸热，佐以辛甘，以苦泻之。少阳之胜，治以辛寒，佐以甘咸，以甘泻之。阳明之胜，治以酸温，佐以辛甘，以苦泻之。太阳之胜，治以甘热，佐以辛酸，以咸泻之。

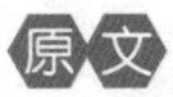

帝曰：六气之复，何如？

岐伯曰：悉乎哉问也！厥阴之复，少腹坚满，里急[①]暴痛。偃木飞沙，倮虫不荣。厥心痛，汗发呕吐，饮食不入，入而复出，筋骨掉眩，清厥，甚则入脾，食痹而吐。冲阳绝，死不治。

少阴之复，燠热内作，烦躁鼽嚏，少腹绞痛，火见燔焫，嗌燥，分注时止，气动于左，上行于右，咳，皮肤痛，暴瘖心痛，郁冒不知人，乃洒淅恶寒，振慄谵妄，寒已而热，渴而欲饮，少气骨痿，隔肠不便，外为浮肿，哕噫。赤气后化[②]，流水不冰，热气大行，介虫不复。病痱胗疮疡，痈疽痤痔。甚则入肺，咳而鼻渊。天府绝，死不治。

太阴之复，湿变乃举，体重中满，食饮不化，阴气上厥，胸中不便，饮发于中，咳喘有声。大雨时行，鳞见于陆。头顶痛重，而掉瘛尤甚，呕而密默，唾吐清液，甚则入肾，窍泻无度。太溪绝，死不治。

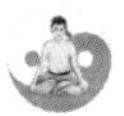

注释

①里急：腹内拘急。王冰："腹胁之内也。"②赤气后化：火气行令推迟。赤气，火气。

原文

少阳之复，大热将至，枯燥燔爇，介虫乃耗，惊瘛咳衄，心热烦躁，便数憎风，厥气上行，面如浮埃，目乃瞤瘛，火气内发，上为口麋呕逆，血溢血泄，发而为疟，恶寒鼓慄，寒极反热，嗌络焦槁，渴引水浆，色变黄赤，少气脉萎，化而为水，传为胕肿，甚则人肺，咳而血泄。尺泽绝，死不治。

阳明之复，清气大举，森木苍干，毛虫乃厉。病生胠胁，气归于左，善太息，甚则心痛否满，腹胀而泄，呕苦，咳哕，烦心，病在鬲中，头痛，甚则人肝，惊骇筋挛。太冲绝，死不治。

太阳之复，厥气上行，水凝雨冰，羽虫乃死，心胃生寒，胸膈不利，心痛否满，头痛善悲，时眩仆，食减，腰脽反痛，屈伸不便，地裂冰坚，

烦躁，打喷嚏，少腹绞痛，咽干，咳嗽，皮肤疼痛，失音，心痛等
少阴火气来复

少阳热气来复
惊恐瘛疭，咳嗽，衄血，心热烦躁，小便频数，怕风，厥逆上逆等

太阴湿气来复
身体沉重，胸腹满闷，食而不化，胸中不爽，水饮生于内，咳喘等

六气为复的病症

心胃生寒气，胸膈不宽，心痛痞满，头痛，容易悲伤，时常眩仆等
太阳寒气来复

厥阴风气来复
少腹部坚满，腹胁之内拘急暴痛等

经常叹息，心痛痞满，腹胀而泄泻，呕吐苦水，咳嗽，呃逆，烦心等
阳明金气来复

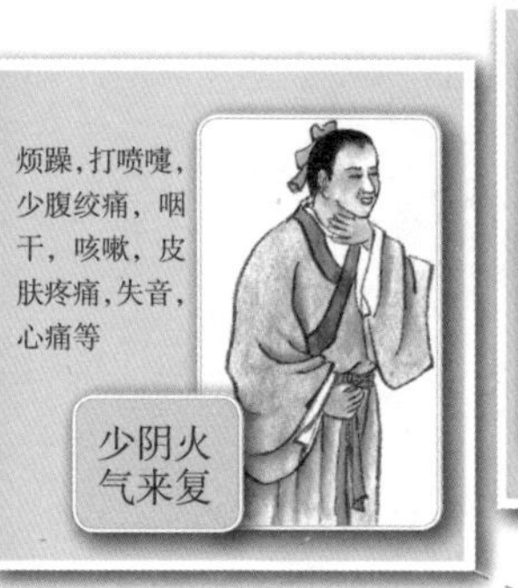

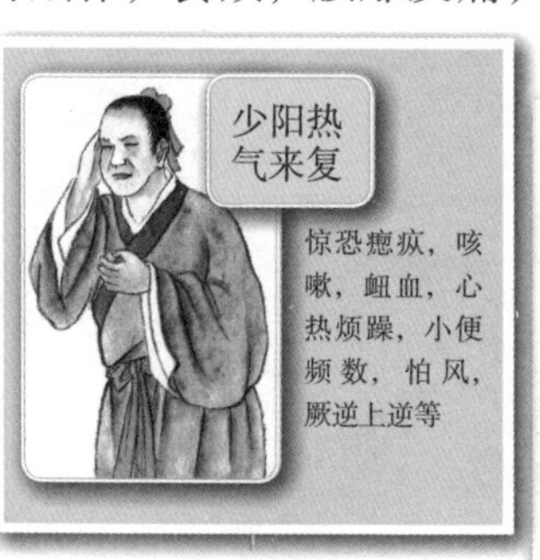

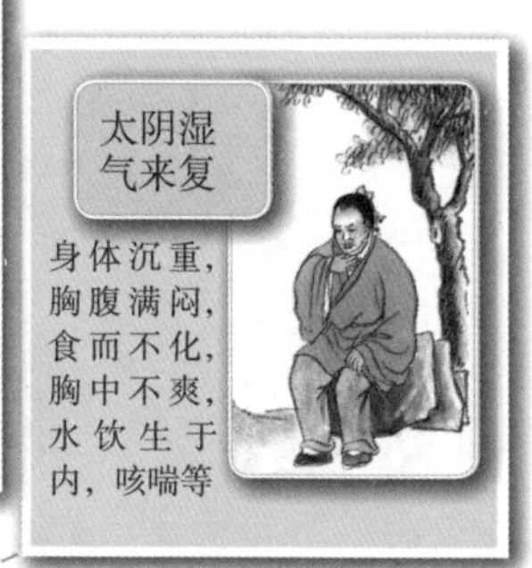

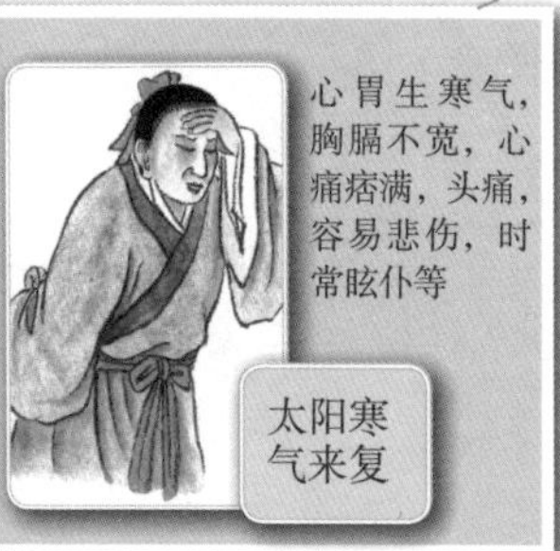

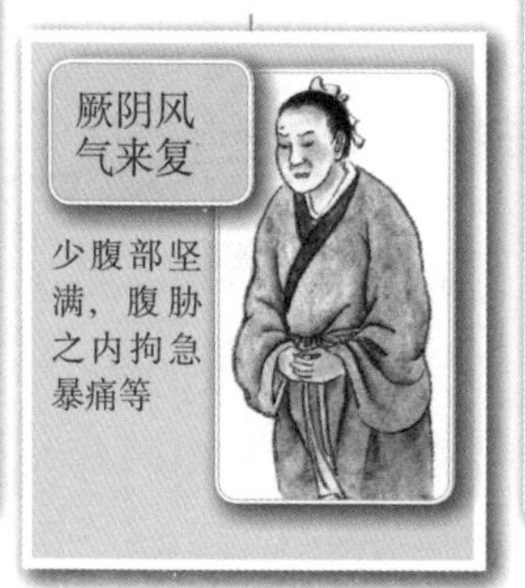

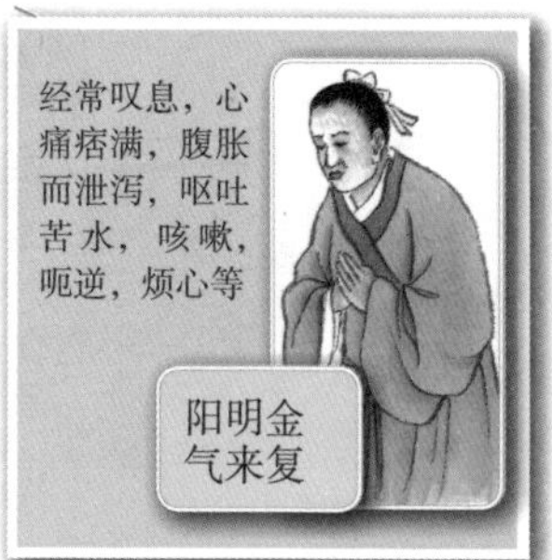

阳光不治，少腹控睾，引腰脊，上冲心，唾出清水，及为哕噫，甚则人心，善忘善悲。神门绝，死不治。

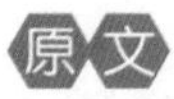

原文

帝曰：善。治之何？

岐伯曰：厥阴之复，治以酸寒，佐以甘辛，以酸泻之，以甘缓之。少阴之复，治以咸寒，佐以苦辛，以甘泻之，以酸收之，辛苦发之，以咸软之。太阴之复，治以苦热，佐以酸辛，以苦泻之，燥之，泄之。少阳之复，治以咸冷，佐以苦辛，以咸软之，以酸收之，辛苦发之。发不远热[①]，无犯温凉。少阴同法。阳明之复，治以辛温，佐以苦甘，以苦泄之，以苦下之，以酸补之。太阳之复，治以咸热，佐以甘辛，以苦坚之。治诸胜复，寒者热之，热者寒之，温者清之；清者温之，散者收之，抑者散之，

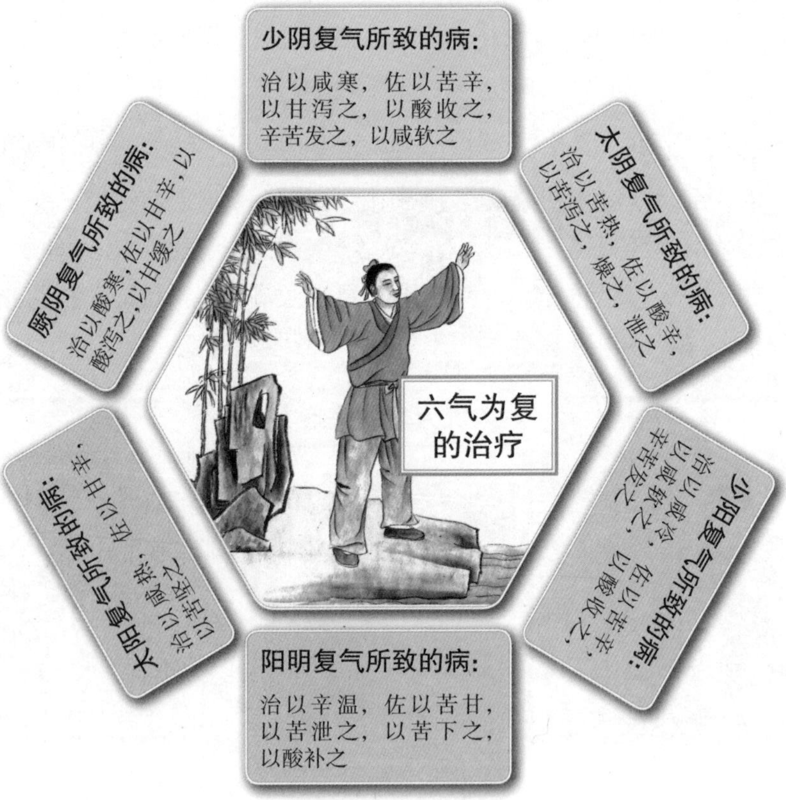

六气为复的治疗

少阴复气所致的病：

治以咸寒，佐以苦辛，以甘泻之，以酸收之，辛苦发之，以咸软之

太阴复气所致的病：

治以苦热，佐以酸辛，以苦泻之，燥之，泄之

少阳复气所致的病：

治以咸冷，佐以苦辛，以咸软之，以酸收之，辛苦发之

阳明复气所致的病：

治以辛温，佐以苦甘，以苦泄之，以苦下之，以酸补之

太阳复气所致的病：

治以咸热，佐以甘辛，以苦坚之

厥阴复气所致的病：

治以酸寒，佐以甘辛，以酸泻之，以甘缓之

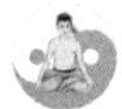

燥者润之，急者缓之，坚者软之，脆者坚之，衰者补之，强者泻之。各安其气，必清必静，则病气衰去，归其所宗[2]。此治之大体也。

注释

①发不远热：即用发散表邪的药不用规避热天。②归其所宗：气各归其类属而恢复正常。

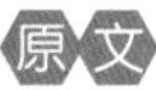

帝曰：善。气之上下，何谓也？

岐伯曰：身半以上，其气三[1]矣，天之分也，天气主之；身半以下，其气三矣，地之分也，地气主之。以名命气，以气命处，而言其病。半，所谓天枢也[2]。故上胜而下俱病者，以地名之[3]；下胜而上俱病者，以天名之[4]。所谓胜至，报气屈伏而未发也。复至则不以天地异名，皆如复气为法也。

注释

①其气三：身半以上之“其气三”，指初之气至三之气，为司天所主。身半以下之“其气三”，指四之气至终之气，为在泉所主。②半，所谓天枢也：半，指身体正中当脐处。王冰：“当伸臂指天，舒足指地，以绳量之，中正当脐也。故又曰半，所谓天枢也。天枢，正当脐两旁，同身寸之二寸也。”人体脐两旁二寸的腧穴叫天枢穴。此部位正为人身之半，为人体之枢纽。③以地名之：以地气之名来命名人身受病之脏气。张志聪：“如身半以上之木火气胜，而身半以下之土金水三气俱病者，以地名之，谓病之在地也。”④以天名之：以天气之名来命名人身受病之脏气。张志聪：“如身半以下之土金水胜，而身半以上之木火气病者，以天名之，谓病之在天也。”

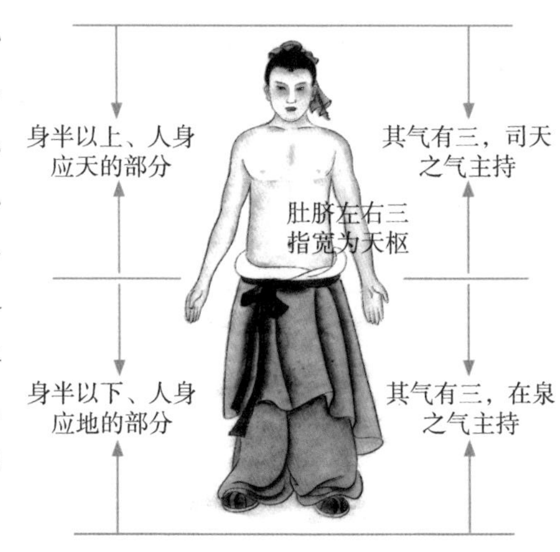

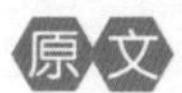

帝曰：胜复之动，时有常乎？气有必乎？

岐伯曰：时有常位，而气无必也①。

帝曰：愿闻其道也。

岐伯曰：初气终三气，天气主之，胜之常也。四气尽终气，地气主之，复之常也。有胜则复，无胜则否。

帝曰：善。复已而胜，何如？

岐伯曰：胜至而复，无常数也，衰乃止耳。复已而胜，不复则害，此伤生也。

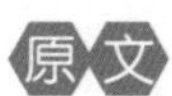

①“时有”两句：四时有一定的常位，而胜复之气并不是一定的。

原文

帝曰：复而反病，何也？

岐伯曰：居非其位，不相得也①。大复其胜，则主胜之，故反病也。所谓火燥热也②。

帝曰：治之何如？

岐伯曰：夫气之胜也，微者随之，甚者制之。气之复也，和者平之，暴者夺之。皆随胜气，安其屈伏，无问其数，以平为期。此其道也。

帝曰：善。客主之胜复，奈何？

岐伯曰：客主之气，胜而无复也。

何为胜复之气

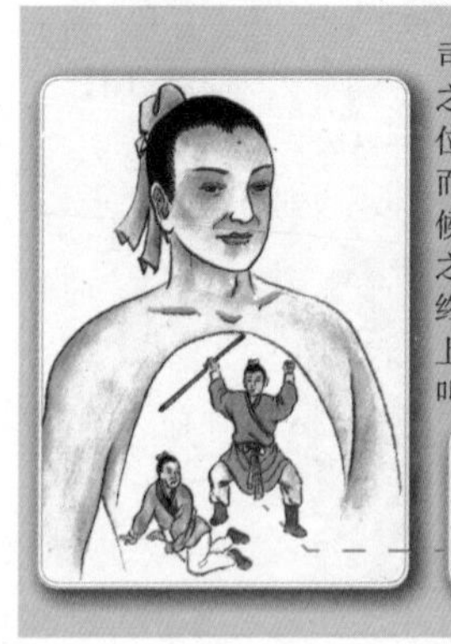

司天之气所主的初之气至三之气的时位，五行之一亢盛而发生的超常的气候叫胜气；在泉气之所主的四之气到终之气的时位，与上半年相反的气候叫复气

“胜”
是主动的，可以理解为强势

四时有一定的常位，胜复之气的到来则并非必然。有胜气就会有复气，直到气衰为止，如果没有复气发生，就会有灾害

“复”
是被动的，可理解为报复

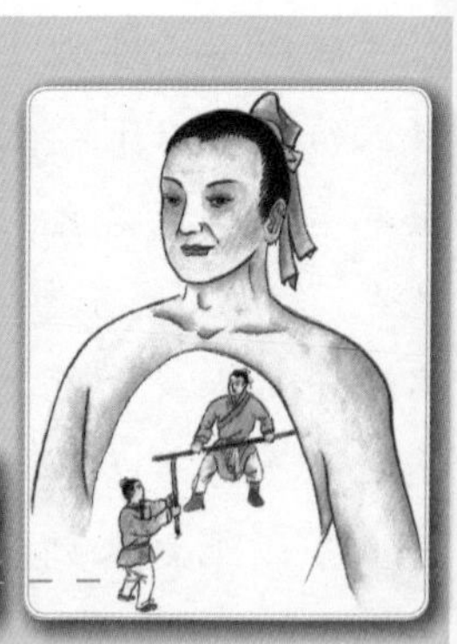

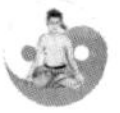

帝曰：其逆从，何如？

岐伯曰：主胜逆，客胜从，天之道也。

注释

①“居非”两句：复气到来时，不是它的时令正位，气与位不能相得。张志聪：“如火气复而乘于金位，金气复而乘于火位，皆居非其位，不相得也。”②火燥热也：马元台：“如少阴为君火，阳明为燥金，少阳为暑热。今少阴少阳在泉，则火居水位，阳明司天，则金居火位。故火复其胜，则水主胜之，金复其胜，则火主胜之。此正居非其位，气不相得，而大复其胜，则主反胜之之谓。唯火燥热之三气乃尔也。”

原文

帝曰：其生病，何如？

岐伯曰：厥阴司天，客胜则耳鸣掉眩，甚则咳；主胜则胸胁痛，舌难以言。少阴司天，客胜则鼽嚏，颈项强，肩背瞀热，头痛少气，发热，耳聋目瞑，甚则胕肿血溢，疮疡咳喘；主胜则心热烦躁，甚则胁痛支满。

太阴司天，客胜则首面胕肿，呼吸气喘；主胜则胸腹满，食已而瞀。

少阳司天，客胜则丹胗[①]外发，及为丹熛[②]疮疡，呕逆喉痹，头痛嗌肿，耳聋血溢，内为瘛疭；主胜则胸满，咳，仰息，甚而有血，手热。

阳明司天，清复内余[③]，则咳衄嗌塞，心鬲中热，咳不止，面白血出者死。

太阳司天，客胜则胸中不利，出清涕，感寒则咳；主胜则喉嗌中鸣。

注释

①丹胗：麻疹类疾病。胗，同“疹”。②丹熛（biāo）：丹毒之类的疾病。③清复内余：因阳明司天为金（客气）居火位（主气），无客胜之名，而清（金）气仍复内余。张志聪：“清肃之客气人于内，而复有余于内也。”

原文

厥阴在泉，客胜则大关节不利，内为痉强拘瘛，外为不便；主胜则筋骨繇并[①]，腰腹时痛。

少阴在泉，客胜则腰痛，尻股膝髀腨胻足病，瞀热以酸，胕肿不能久立，溲便变；主胜则厥气上行，心痛发热，鬲中众痹皆作，发于胠胁，魄汗不藏，四逆而起。

太阴在泉，客胜则足痿下重，便溲不时，湿客下焦，发而濡泻，及为肿，隐曲之疾；主胜则寒气逆满，食饮不下，甚则为疝。

少阳在泉，客胜则腰腹痛，而反恶寒，甚则下白，溺白[②]；主胜则热反上行，而客于心，心痛发热，格中而呕。少阴同候。

阳明在泉，客胜则清气动下，少腹坚满，而数便泻，主胜则腰重腹痛，少腹生寒，下为鹜溏，则寒厥于肠，上冲胸中，甚则喘，不能久立。

太阳在泉，寒复内余[③]，则腰尻痛，屈伸不利，股胫足膝中痛。

注释

①繇（yáo）并：摇动收束。繇，通“摇”。②下白，溺白：马元台：“大便下白，而溺亦下白。”溺，尿，小便。③寒复内余：张介宾：“丑未年太阳在泉，以寒水之客，而加于金水之主。水居水位故不言客主之胜。”因为水居水位，无主客之胜的分别，故不说主胜或客胜，而统以“寒复内余”概之。

原文

帝曰：善。治之奈何？

岐伯曰：高[①]者抑之，下者举之，有余折之，不足补之。佐以所利，和以所宜。必安其主客，适其寒温。同者逆之，异者从之[②]。

注释

①高：指气上逆。张志聪：“谓主气之逆于上也。”②“同者”两句：主气客气相同。张介宾：“客主同气者，可逆而治之，客主异气者，或从于客，或从于主也。”

原文

帝曰：治寒以热，治热以寒。气相得者逆之，不相得者从之。余以知之矣。其于正味[①]，何如？

岐伯曰：木位之主[②]，其泻以酸，其补以辛。火位之主，其泻以甘，

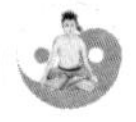

其补以咸。土位之主，其泻以苦，其补以甘。金位之主，其泻以辛，其补以酸。水位之主，其泻以咸，其补以苦。

厥阴之客，以辛补之，以酸泻之，以甘缓之。少阴之客，以咸补之，以甘泻之，以酸收之。太阴之客，以甘补之，以苦泻之，以甘缓之。少阳之客，以咸补之，以甘泻之，以咸软之。阳明之客，以酸补之，以辛泻之，以苦泄之。太阳之客，以苦补之，以咸泻之，以苦坚之，以辛润之。开发腠理，致津液，通气也。

注释

① 正味：正治的药味。张介宾："五行气化，补泻之味，各有专主，故曰正味。此不特客主之气为然，凡治诸胜复者皆同。" ② 木位之主：木位之主，就是初之气厥阴风木主气之时。王冰："木位，春分前六十一日，初之气也。" 主，是主气。木位，即初之气厥阴风木之位。下文火、土、金、水之主同此。

原文

帝曰：善。愿闻阴阳之三也，何谓？

岐伯曰：气有多少，异用也。

帝曰：阳明，何谓也？

岐伯曰：两阳合明[①]也。

帝曰：厥阴，何也？

岐伯曰：两阴交尽[②]也。

注释

① 两阳合明：高世栻："有少阳之阳、太阳之阳，两阳相合而明，则中有阳明也。" ② 两阴交尽：高世栻："由太而少，则终有厥阴。有太阴之阴、少阴之阴，两阴交尽，故曰厥阴。"

原文

帝曰：气[①]有多少，病有盛衰，治有缓急，方有大小，愿闻其约奈何？

岐伯曰：气有高下，病有远近，证有中外，治有轻重，适其至所[②]为故也。《大要》曰：君一臣二，奇[③]之制也；君二臣四，偶之制也；君二臣三，奇之制也；君二臣六，偶之制也。故曰，近者奇之，远者偶之；汗者不以奇，下者不以偶；补上治上制以缓，补下治下制以急；急则气味厚，缓则气味薄。适其至所，此之谓也。病所远，而中道气味乏者，食而过之，无越其制度也。是故平气之道，近而奇偶，制小其服也；远而奇偶，制大其服也。大则数少，小则数多。多则九之，少则二之。奇之不去则偶之，是谓重方[④]。偶之不去，则反佐[⑤]以取之，所谓寒热温凉，反从其病也。

注释

①气：阴阳之气。②适其至所：指药力达到病所。③奇：指奇方，即单方。下文“偶”，指偶方，即复方。④重方：即复方。⑤反佐：即从治。

原文

帝曰：善。病生于本[①]，余知之矣。生于标[②]者，治之奈何？

岐伯曰：病反其本，得标之病；治反其本，得标之方。

帝曰：善。六气之胜，何以候之？

岐伯曰：乘其至也。清气大来，燥之胜也，风木受邪，肝病生焉。热气大来，火之胜也，金燥受邪，肺病生焉。寒气大来，水之胜也，火热受邪，心病生焉。湿气大来，土之胜也，寒水受邪，肾病生焉。风气大来，木之胜也，土湿受邪，脾病生焉。所谓感邪而生病也。乘年之

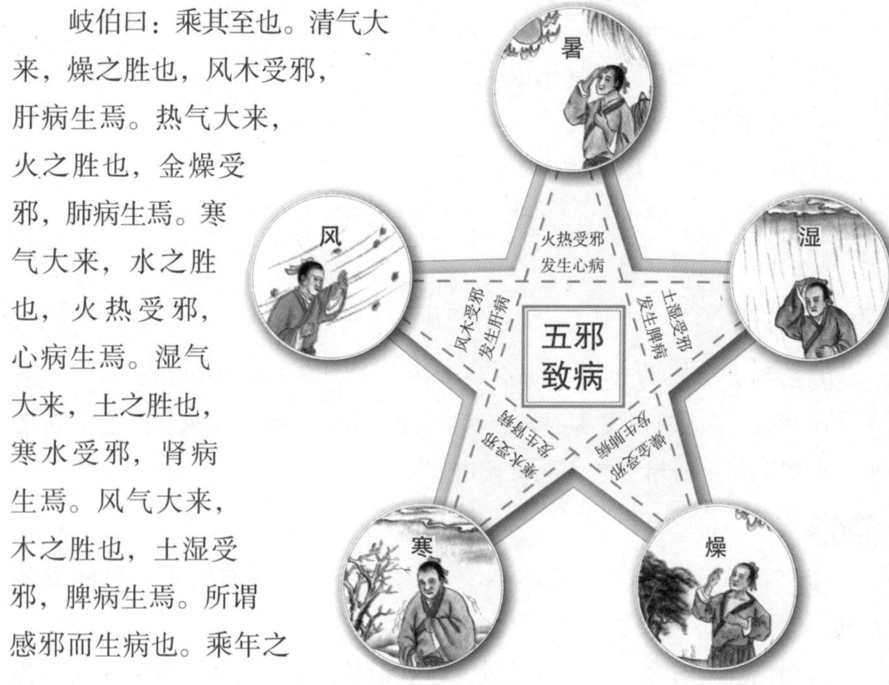

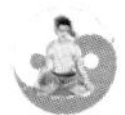

虚[3]，则邪甚也。失时之和，亦邪甚也。遇月之空[4]，亦邪甚也。重感于邪，则病危矣。有胜之气，其来必复也。

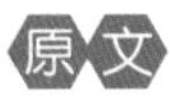

①本：张志聪："本者，生于风热湿火燥寒六气。"②标：张志聪："标者，生于三阴三阳之气也。"如太阳为诸阳之首，而本于寒水等。③年之虚：张志聪："主岁之气不及也。"④月之空：月轮中空的农历初八以前和二十三以后。王冰："谓上弦前，下弦后，月轮中空也。"

原文

帝曰：其脉至，何如？

岐伯曰：厥阴之至，其脉弦；少阴之至，其脉钩；太阴之至，其脉沉；

六气到来时的脉象

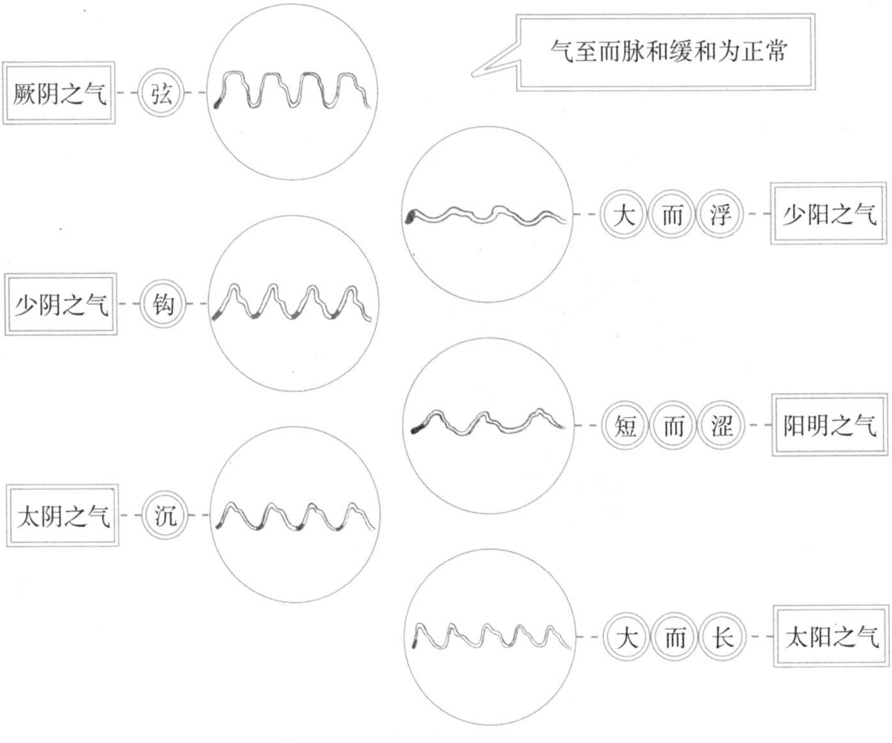

气至而脉和缓和为正常

厥阴之气——弦

少阳之气——大而浮

少阴之气——钩

阳明之气——短而涩

太阴之气——沉

太阳之气——大而长

少阳之至，大而浮；阳明之至，短而涩；太阳之至，大而长[①]。至而和则平，至而甚则病，至而反者病，至而不至者病，未至而至者病，阴阳易者危[②]。

注释

①“太阳”句：张志聪：“问曰：‘太阳主冬令之水，则脉当沉。今大而长，不无与时相反耶？’曰：‘所谓脉沉者，肾脏之脉也。太阳者，巨阳也，上合司天之气，下合在泉之水，故其大而长者，有上下相通之象。’”②阴阳易者危：王冰：“阴位见阳脉，阳位见阴脉，是易位而见也，二气之乱，故气危。”

原文

帝曰：六气标本，所从不同，奈何？

岐伯曰：气有从本者，有从标本者，有不从标本者也。

帝曰：愿卒闻之。

岐伯曰：少阳、太阴从本[①]，少阴、太阳从本从标[②]，阳明、厥阴，不从标本，从乎中也[③]。故从本者，化生于本；从标本者，有标本之化；从中者，以中气为化也。

六气标本的概念
在运气学中，本气指的是天之风、热、湿、燥、寒、火六气
中气处于本气之上，标气之下，亦即标本之间
标气指的是人体的少阳、太阳、阳明、少阴、太阴、厥阴三阴三阳之气

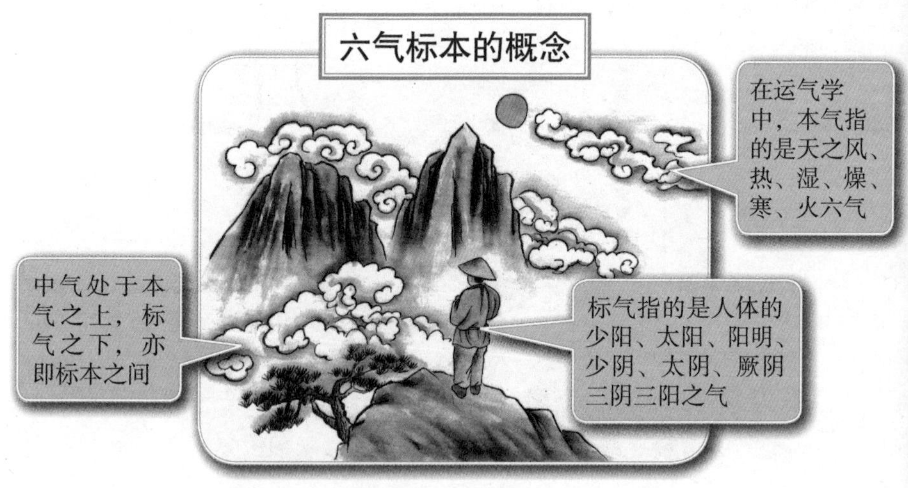

帝曰：脉从而病反者，其诊何如？

岐伯曰：脉至而从，按之不鼓，诸阳皆然。

帝曰：诸阴之反，其脉何如？

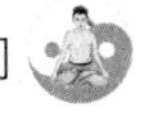

岐伯曰：脉至而从，按之鼓甚而盛也。

注释

①少阳、太阴从本：王冰："少阳之本火，太阴之本湿，本末同，故从本也。"②少阴、太阳从本从标：王冰："少阴之本热，其标阴，太阳之本寒，其标阳。本末异，故从本从标。"③"阳明"三句：王冰："阳明之中太阴，厥阴之中少阳，本末与中不同，故不从标本，从乎中也。"

原文

是故百病之起，有生于本者，有生于标者，有生于中气者。有取本而得者，有取标而得者，有取中气而得者，有取标本而得者，有逆取而得者，有从取而得者。逆，正顺也；若顺，逆也。故曰：知标与本，用之不殆，明知逆顺，正行无问。此之谓也。不知是者，不足以言诊，足以乱经。故《大要》曰：粗工嘻嘻，以为可知，言热未已，寒病复始。同气异形，迷诊乱经。此之谓也。夫标本之道，要而博，小而大，可以言一，而知百病之害。言标与本，易而勿损；察本与标，气可令调。明知胜复，为万民式。天之道，毕矣。

原文

帝曰：胜复之变，早晏何如？

岐伯曰：夫所胜者，胜至已病，病已愠愠①，而复已萌也。夫所复者，胜尽而起，得位而甚。胜有微甚，复有少多。胜和而和，胜虚而虚。天之常也。

帝曰：胜复之作，动不当位②，或后时而至，其故何也？

岐伯曰：夫气之生，与其化，衰盛异也。寒暑温凉，盛衰之用，其在四维③。故阳之动，始于温，盛于暑；阴之动，始于清，盛于寒。春夏秋冬，各差其分。故《大要》曰：彼春之暖，为夏之暑，彼秋之忿，为冬之怒。谨按四维，斥候④皆归，其终可见，其始可知。此之谓也。

注释

①愠愠（yùn）：蕴蓄，积聚。②位：时位。③四维：张介宾："辰、戌、丑、未之月也。"即指春之温在三四月，夏之暑在五六月，秋之凉在

九十月，冬之寒在十二月与正月。④斥候：侦察，伺望，此指迹象、苗头。

原文

帝曰：差有数乎？

岐伯曰：又凡三十度也。

帝曰：其脉应，皆何如？

岐伯曰：差同正法，待时而去也。《脉要》曰：春不沉，夏不弦，冬不涩，秋不数，是谓四塞。沉甚曰病，弦甚曰病，涩甚曰病，数甚曰病；参见曰病，复见曰病；未去而去曰病，去而不去曰病，反者死。故曰：气之相守司也，如权衡之不得相失也。夫阴阳之气，清净则生化治，动则苛疾起。此之谓也。

原文

帝曰：幽明何如？

岐伯曰：两阴①交尽，故曰幽；两阳②合明，故曰明。幽明之配，寒暑之异也。

帝曰：分至③何如？

岐伯曰：气至之谓至，气分之谓分；至则气同，分则气异④。所谓天地之正纪也。

注释

①两阴：太阴与少阴。②两阳：太阳与少阳。③分至：春分、秋分，夏至、冬至。④“至则”两句：夏至当三气之中，冬至当终气之中，所以说“至则气同”。秋分位于四气与五气之间，春分位于初气与二气之间，所以说“分则气异”。

原文

帝曰：夫子言春秋气始于前，冬夏气始于后，余已知之矣。然六气往复，主岁不常也，其补泻奈何？

岐伯曰：上下所主①，随其攸利②，正其味，则其要也。左右同法。《大要》曰：少阳之主，先甘后咸；阳明之主，先辛后酸；太阳之主，先咸后苦；厥阴之主，先酸后辛；少阴之主，先甘后咸；太阴之主，先苦后

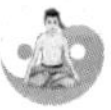

甘。佐以所利，资以所生，是谓得气。

注释

①上下所主：指司天、在泉之气所主之时。②攸利：所宜。

原文

帝曰：善。夫百病之生也，皆生于风寒暑湿燥火，以之化之变[①]也。经言盛者泻之，虚则补之。余锡[②]以方士，而方士用之，尚未能十全，余欲令要道必行，桴鼓相应，犹拔刺雪污[③]，工巧神圣，可得闻乎？

岐伯曰：审察病机，无失气宜，此之谓也。

注释

①以之化之变：进而出现正常的演化或异常的变异。②锡：同“赐”，给予。③雪污：洗涤污秽。

原文

帝曰：愿闻病机何如？

岐伯曰：诸风掉眩，皆属于肝。诸寒收引，皆属于肾。诸气膹郁[①]，皆属于肺。诸湿肿满[②]，皆属于脾。诸热瞀瘛[③]，皆属于火。诸痛痒疮[④]，皆属于心。诸厥固泄[⑤]，皆属于下[⑥]。诸痿喘呕，皆属于上[⑦]。诸禁鼓栗[⑧]，如丧神守[⑨]，皆属于火。诸痉[⑩]项强，皆属于湿。诸逆冲上，皆属于火。诸胀腹大，皆属于热。诸躁狂越[⑪]，皆属于火。诸暴强直，皆属于风。诸病有声，鼓之如鼓，皆属于热。诸病胕肿，疼酸惊骇，皆属于火。诸转反戾[⑫]，水液[⑬]浑浊，皆属于热。诸病水液，澄彻清冷，皆属于寒。诸呕吐酸，暴注下迫[⑭]，皆属于热。故《大要》曰：谨守病机，各司其属，有者求之，无者求之，盛者责之，虚者责之，必先五胜[⑮]，疏其血气，令其调达，而致和平。此之谓也。

注释

①膹郁：烦满郁闷。膹，满。②肿满：发肿胀满。③瞀瘛：视物不清，手足筋脉拘急抽搐。④疮：痈、疽、疡、疖的通称。⑤固：指二便不通。泄：指二便泻痢不止。⑥下：指下焦。⑦上：指上焦。⑧禁：通

“噤”，牙关紧，口不能张开。鼓栗：战栗发抖，上下牙齿碰击。⑨如丧神守：心神烦乱不安。⑩痉：身体僵直，筋脉拘急。⑪躁：躁动不安。狂：神志狂乱。越：举止失常。⑫诸转反戾：指筋脉急的三种不同现象。转，转筋。反，角弓反张。戾，身曲不直。⑬水液：指人体排出的液体，如尿、汗、痰、涕、涎等。⑭暴注：猛然急泻。下迫：里急后重。⑮五胜：五气中何气所胜，五脏中何脏受病。

原文

帝曰：善。五味阴阳之用，何如?

岐伯曰：辛甘发散为阳，酸苦涌泄为阴①，咸味涌泄为阴，淡味渗泄②为阳。六者，或收或散，或缓或急，或燥或润，或软或坚，以所利而行之，调其气，使其平也。

帝曰：非调气而得者，治之奈何？有毒无毒，何先何后，愿闻其道。

岐伯曰：有毒无毒，所治为主，适大小为制③也。

帝曰：请言其制。

岐伯曰：君一臣二，制之小也；君一臣三佐五，制之中也；君一臣三佐九，制之大也。

寒者热之，热者寒之，微者逆之，甚者从之，坚者削之，客者除之，劳者温之，结者散之，留者攻之，燥者濡之，急者缓之，散者收之，损者温之，逸者行之，惊者平之，上之下之，摩之浴之，薄之劫之，开之发之，适事为故④。

注释

①涌：呕吐。泄：泻下。②渗泄：通利小便及通窍。③适大小为制：根据病情轻重确定剂量的大小。④适事为故：以有助于病情好转为原则。

原文

帝曰：何谓逆从?

岐伯曰：逆者正治，从者反治①，从少从多，观其事也。

帝曰：反治何谓?

岐伯曰：热因寒用，寒因热用，塞因塞用②，通因通用③。必伏其所

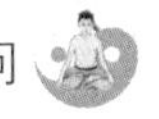

主，而先其所因。其始则同，其终则异。可使破积，可使溃坚，可使气和，可使必已。

帝曰：善。气调而得者，何如?

岐伯曰：逆之，从之，逆而从之，从而逆之，疏气令调，则其道也。

帝曰：善。病之中外何如?

岐伯曰：从内之外者调其内；从外之内者治其外；从内之外而盛于外者，先调其内而后治其外；从外之内而盛于内者，先治其外而后调其内；中外不相及则治主病。

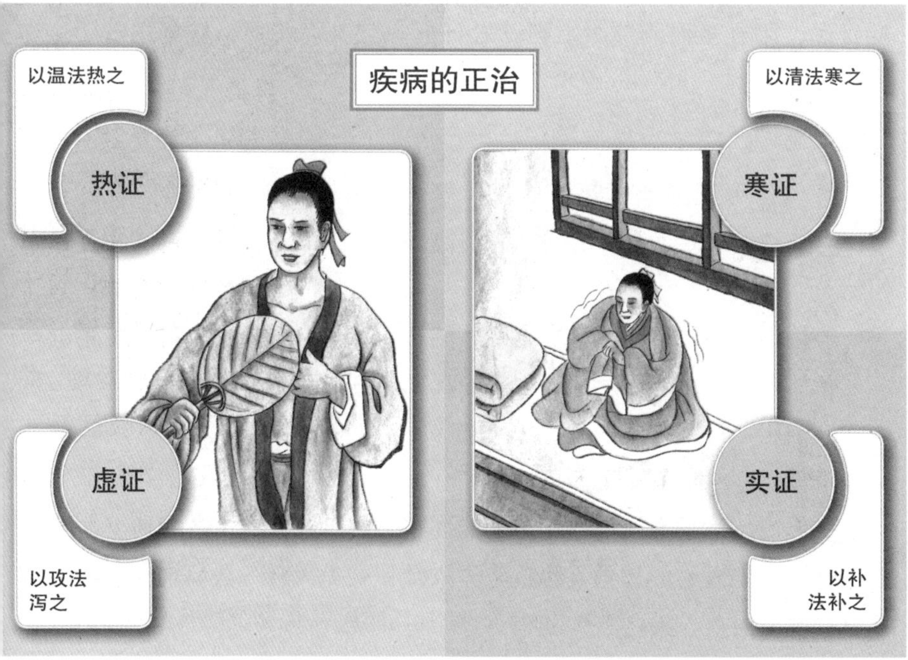

疾病的正治

热证　以温法热之

寒证　以清法寒之

虚证　以攻法泻之

实证　以补法补之

疾病的反治

寒证	用寒性药物治疗	具有假寒症状的病证，实际上是因热盛而生的，所以应该用寒性药物去除内热
热证	用热性药物治疗	具有假热症状的病证，实际上是因寒盛而生的，所以应该用热性药物去除内热
虚证	用通利的药物治疗	下泻若为实热停滞所致，应用下泻法去实热
实证	用补益药物治疗	闭塞不通之证，若为脾虚所致，应用补虚法补足脾气，从而消除胀满

注释

①“逆者”两句：逆其病情治疗为正治法，顺从病情治疗为反治法。②塞因塞用：反治法之一，指用补益收敛的药物治疗有壅滞假象的疾病。③通因通用：反治法之一，指用通利药物治疗有通利假象的疾病。

原文

帝曰：善。火热复，恶寒发热，有如疟状，或一日发，或间数日发，其故何也？

岐伯曰：胜复之气，会遇之时，有多少也。阴气多而阳气少，则其发日远；阳气多而阴气少，则其发日近。此胜复相薄，盛衰之节。疟亦同法。

原文

帝曰：论言治寒以热，治热以寒，而方士不能废绳墨[①]而更其道也。有病热者寒之而热，有病寒者热之而寒，二者[②]皆在，新病复起，奈何治？

岐伯曰：诸寒之而热者取之阴，热之而寒者取之阳，所谓求其属也。

帝曰：善。服寒而反热，服热而反寒，其故何也？

岐伯曰：治其王气[③]，是以反也。

帝曰：不治王而然者何也？

岐伯曰：悉乎哉问也！不治五味属也。夫五味入胃，各归所喜，故酸先入肝，苦先入心，甘先入脾，辛先入肺，咸先入肾。久而增气，物化之常也；气增而久，夭之由也。

注释

①绳墨：规矩。②二者：指寒与热。③王气：即旺气，旺盛之气。

原文

帝曰：善。方制君臣何谓也？

岐伯曰：主病之谓君，佐君之谓臣，应臣之谓使，非上中下三品之谓也。

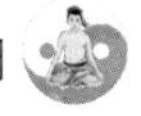

帝曰：三品何谓？

岐伯曰：所以明善恶之殊贯[①]也。

注释

① 善恶之殊贯：王冰："此明药善恶不同性用也。"张志聪："谓药有有毒无毒之分。"

原文

帝曰：善。病之中外何如？

岐伯曰：调气之方[①]，必别阴阳，定其中外，各守其乡[②]，内者内治，外者外治，微者调之，其次平之，盛者夺[③]之。汗之下之，寒热温凉，衰之以属，随其攸利。谨道如法，万举万全，气血正平，长有天命。

帝曰：善。

注释

① 调气之方：调病理气的方法。② 乡：处所，此指病之所在。③ 夺：用攻夺之法迅速将病邪排出体外。

疏五过论篇：面面俱到治病最合理

导读

疏，梳理陈述。五过，五种过错。本篇主要论述了诊治疾病中的五种过错，所以名为“疏五过论”。

本篇的主要内容有：一、讲述在诊治过程中，医生容易犯不结合患者的饮食、情志、贫富、贵贱、脉象、本末等诊治的各类错误；二、在篇末讲述诊治的几项关键要领。

原文

黄帝曰：呜呼远哉！闵闵①乎若视深渊，若迎浮云。视深渊尚可测，迎浮云莫知其际。圣人之术，为万民式②，论裁③志意，必有法则。循经守数④，按循医事，为万民副⑤。故事有五过，汝知之乎？

雷公避席再拜曰：臣年幼小，蒙愚以惑⑥，不闻五过，比类形名，虚引其经，心无所对。

注释

①闵闵：即茫茫，深远貌。此处形容医道的深奥无穷。②“圣人”两句：圣人的医术，是众人的楷模和典范。③论裁：讨论确定。④循经守数：遵守常规和法则。⑤为万民副：为众人谋福。⑥蒙愚以惑：愚笨而又不明事理。

原文

帝曰：凡诊病者，必问尝贵后贱，虽不中邪，病从内生，名曰脱营①。尝富后贫，名曰失精。五气②留连，病有所并。医工诊之，不在脏腑，不变躯形，诊之而疑，不知病名。身体日减，气虚无精，病深无气，洒洒然③时惊。病深者，以其外耗于卫，内夺于荣。良工所失，不知病情。此亦治之一过也④。

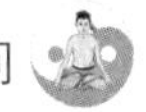

注释

①脱营：血少脉虚。与下文的“失精”皆为病证名，都是情志郁结所致。②五气：即五脏之气，指五脏所生之情志。③洒（xiǎn）洒然：恶寒貌。④“此亦”句：这在诊治上是第一种过失。亦，句中助词。过，过失。

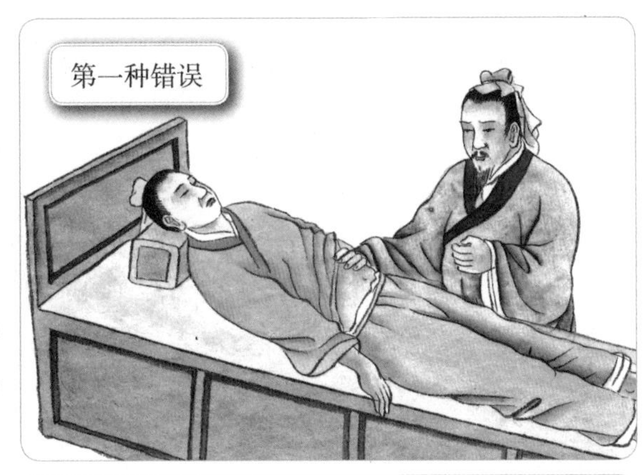

粗陋的医生在看病时，容易犯的第一种错误是，因为不了解病情而误诊

原文

凡欲诊病者，必问饮食居处。暴乐暴苦，始乐后苦，皆伤精气，精气竭绝，形体毁沮①。暴怒伤阴，暴喜伤阳，厥气上行，满脉去形②。愚医治之，不知补泻，不知病情，精华日脱，邪气乃并③。此治之二过也。

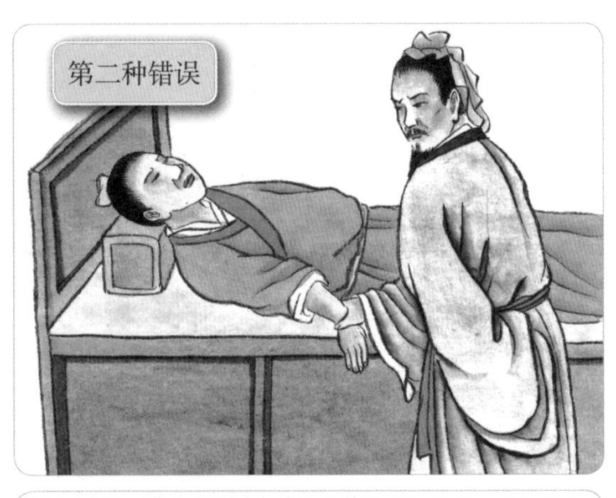

粗陋的医生在看病时，容易犯的第二种错误是，不知该用补法还是泻法而误诊

注释

①毁沮：毁坏。②满脉：即张脉，经脉张满。去形：形体羸瘦。一说为神气离开形体。③邪气乃并：邪气更加盛实。

原文

善为脉者，必以比类、奇恒、从容知之[①]。为工而不知道，此诊之不足贵，此治之三过也。

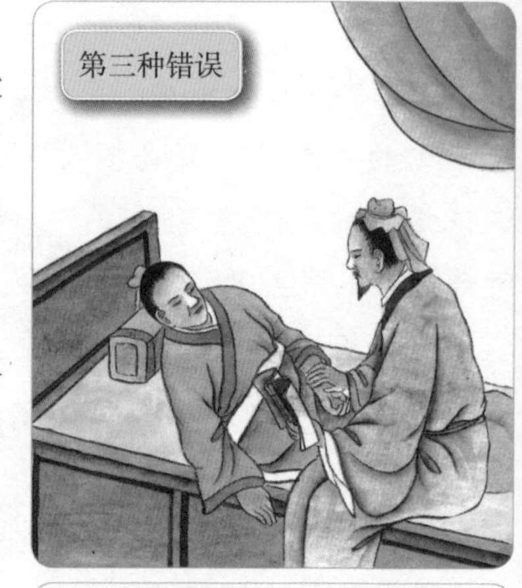

粗陋的医生在看病时，容易犯的第三种错误是，因为不懂得比类、奇恒和疾病的变化规律而误诊

注释

① 比类：用取类相比，以求同中之异或异中之同。奇：指异常的。恒：指正常的。

原文

诊有三常[①]，必问贵贱。封君败伤，及欲侯王。故贵脱势，虽不中邪，精神内伤，身必败亡。始富后贫，虽不伤邪，皮焦筋屈，痿躄[②]为挛。医不能严，不能动神，外为柔弱，乱至失常[③]，病不能移[④]，则医事不行。此治之四过也。

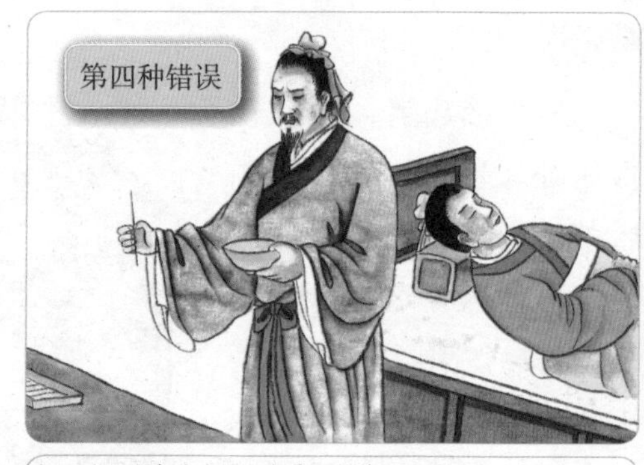

粗陋的医生在看病时，容易犯的第四种错误是，因为不认真对待病患，敷衍治疗而导致治疗失败

注释

① 三常：这里指贵贱、贫富、苦乐三种情况。② 躄（bì）：足痿弱而不能行走。③ 乱至失常：诊治上违背常法。乱，反训为“治”。④ 病不能移：疾病不能去除。

原文

凡诊者，必知终始，有知余绪[①]。切脉问名[②]，当合男女，离绝菀结[③]，忧恐喜怒。五脏空虚，血气离守。工不能知，何术之语！尝富大伤，斩筋绝脉，身体复行，令泽不息[④]，故伤败结，留薄归阳，脓积寒炅。粗工治之，亟刺阴阳，身体解散，四肢转筋，死日有期。医不能明，不问所发[⑤]，唯言死日，亦为粗工。此治之五过也。

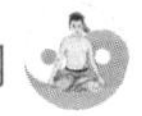

注释

①余绪：末端。②问名：询问症状。③离绝：指生离死别。一说男女不能交合。菀结：情志郁结。菀（yùn），通"蕴"。④令泽不息：导致津液不能滋生。⑤不问所发：不询问发生疾病的原因。

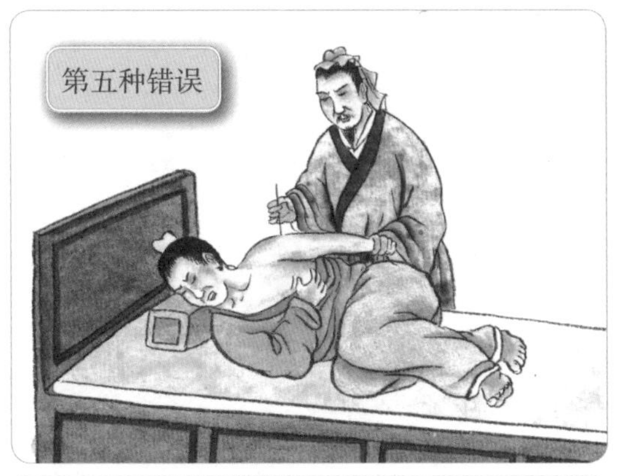

粗陋的医生在看病时，容易犯的第五种错误是，在不明病情，也不问病因的情况下盲目地针刺阴阳经脉，这样会导致患者死亡

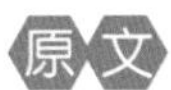

原文

凡此五者，皆受术不通，人事不明也。故曰：圣人之治病也，必知天地阴阳，四时经纪，五脏六腑，雌雄表里[①]，刺灸砭石，毒药所主。从容人事，以明经道，贵贱贫富，各异品理[②]，问年少长，勇惧之理，审于分部，知病本始，八正九候，诊必副矣。

注释

①雌雄表里：此处是对经脉而言。如六阴为雌，六阳为雄，阳脉行表，阴脉行里。②"贵贱"两句：由于社会地位贵贱贫富的不同，体质也有差异。

原文

治病之道，气内为宝[①]，循求其理。求之不得，过在表里。守数据治，无失俞理。能行此术，终身不殆。不知俞理，五脏菀热[②]，痈发六腑。诊病不审，是谓失常。谨守此治，与经相明。《上经》《下

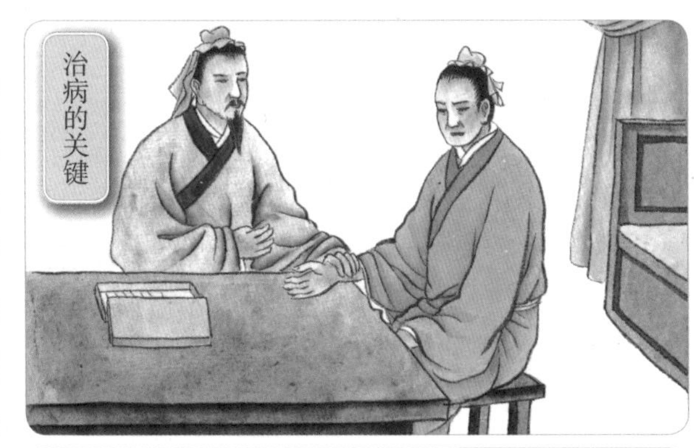

想要在治病时得心应手，就必须懂得以下几点：①治疗前洞察病情；②治疗时循经守则；③了解取穴的理法，不盲目针灸；④研究揆度、阴阳和奇恒之道的五脏病证

经》，揆度阴阳，奇恒五中[3]，决以明堂[4]，审于终始[5]，可以横行[6]。

注释

①气内为宝：指探明患者元气的强弱是治病的关键。张介宾："气内，气之在内者，即元气也。"②菀热：郁热。③五中：即五脏，脏腑在体内，故也称"五中"。这里指五脏的气色。④明堂：明堂为古时朝廷议政的大堂，一般位居皇宫中央。鼻位居面部中央，故以明堂喻鼻。这里泛指面部颜色。⑤终始：始是发病的开始，终是时下的病况。⑥横行：遍行，任意行走。

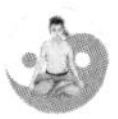

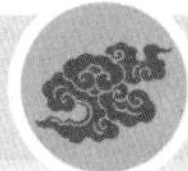

征四失论篇：医生诊治最易犯四种错误

导读

征，通"惩"，即惩罚、惩戒。四失，即四种过失。本篇主要讨论了医生在治疗疾病时常犯的不懂得阴阳逆从之道、学业未完就妄加诊治、不懂得病情分析方法、不询问发病原因这四种过失，并提醒医生应当引以为鉴，故名"征四失论"。

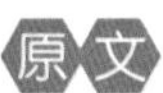

黄帝在明堂，雷公侍坐。黄帝曰：夫子所通书受事，众多矣。试言得失之意，所以得之，所以失之。

雷公对曰：循经受业，皆言十全，其时有过失者，请闻其事解也。

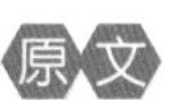

帝曰：子年少智未及邪？将言以杂合耶？夫经脉十二，络脉三百六十五，此皆人之所明知，工之所循用也。所以不十全者，精神不专，志意不理，外内相失，故时疑殆。诊不知阴阳逆从之理。此治之一失也。

受师不卒，妄作杂术，谬言为道，更名自功，妄用砭石，后遗身咎。此治之二失也。

不适贫富贵贱之居，坐之薄厚①，形之寒温，不适饮食之宜，不别人之勇怯，不知比类，足以自乱，不足以自明。此治之三失也。

诊病不问其始，忧患饮食之失节，起居之过度，或伤于毒。不先言此，卒持寸口，何病能中？妄言作名，为粗所穷。此治之四失也。

注释

① 坐之薄厚：居住环境的好坏。坐，古人席地而坐。

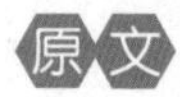

原文

是以世人之语者，驰千里之外，不明尺寸之论，诊无人事治数之道、从容之葆，坐持寸口，诊不中五脉，百病所起，始以自怨，遗师其咎。是故治不能循理，弃术于市，妄治时愈，愚心自得。呜呼！窈窈冥冥，孰知其道？道之大者，拟于天地，配于四海。汝不知道之谕，受以明为晦。

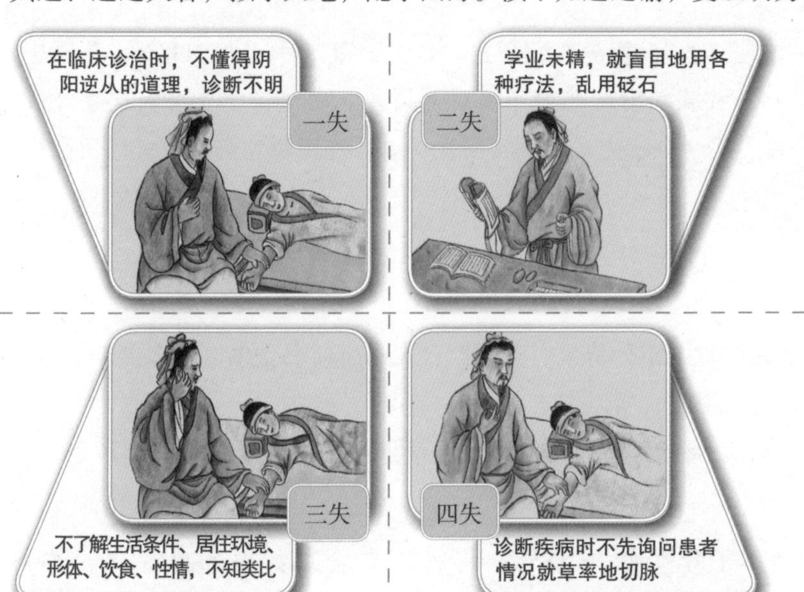

医者四失

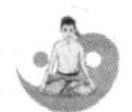

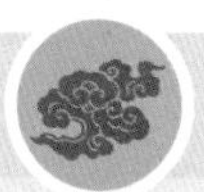

解精微论篇：为什么会迎风流泪

导读

解，解释。精微，精深微妙之意。本篇主要阐释了哭泣涕泪的产生机理。这些内容看似微小，但与精神情志、水火阴阳有内在的联系，其中的原理精深微妙，所以篇名“解精微论”。

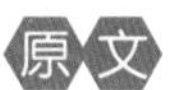

黄帝在明堂，雷公请曰：臣受业传之，行教以经论，从容形法，阴阳刺灸，汤液所滋。行治有贤不肖，未必能十全。若先言悲哀喜怒，燥湿寒暑，阴阳妇女，请问其所以然者，卑贱富贵，人之形体所从，群下通使[①]，临事以适道术，谨闻命矣。请问有毚愚仆漏之问[②]，不在经者，欲闻其状。

帝曰：大矣。

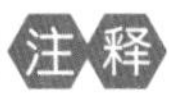

① 群下：雷公的弟子。通使：全面了解。② 毚（chán）愚仆漏之问：自谦之词，指琐碎简陋的问题。张介宾：“毚，妄也。漏，当作‘陋’，问不在经，故毚愚仆陋，自谦之辞。仆，全元起本作‘朴’，于义为妥。”

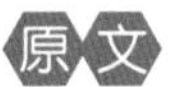

公请问：哭泣而涕泪皆出者，若出而少涕，其故何也？

帝曰：在经有也。

复问：不知水[①]所从生，涕所从出也？

帝曰：若问此者，无益于治也，工之所知，道之所生也。夫心者，五脏之专精[②]也；目者，其窍也；华色者，其荣也。是以人有德也，则气和于目；有亡，忧知于色。是以悲哀则泣下，泣下水所由生。水宗者，积水也。积水者，至阴也。至阴者，肾之精也。宗精之水，所以不出者，是精持之也。辅之裹之，故水不行也。

注释

① 水：此指眼泪。② 专精：即五脏之精气由心来统辖。

原文

夫水之精为志，火之精为神，水火相感，神志俱悲，是以目之水生也。故谚言曰：心悲名曰志悲。志与心精，共凑于目也，是以俱悲则神气传于心精，上不传于志而志独悲，故泣出也。泣涕者，脑也，脑者，阴也，髓者，骨之充也。故脑渗为涕。志者，骨之主也，是以水流而涕从之者，其行类也。夫涕之与泣者，譬如人之兄弟，急则俱死，生则俱生，其志以早悲，是以涕泣俱出而横行也。夫人涕泣俱出而相从者，所属之类也。

雷公曰：大矣。

原文

请问：人哭泣而泪不出者，若出而少，涕不从之，何也？

帝曰：夫泣不出者，哭不悲也。不泣者，神不慈也。神不慈，则志不悲，阴阳相持，泣安能独来？夫志悲者，惋，惋则冲阴，冲阴则志去目，志去，则神不守精，精神去目，涕泣出也。且子独不诵不念夫经言乎？厥则目无所见。夫人厥则阳气并于上，阴气并于下。阳并于上，则火独光也；阴并于下，则足寒，足寒则胀也。夫一水不胜五火，故目眦盲。

是以冲风，泣下而不止。夫风之中目也，阳气内守于精，是火气燔目，故见风则泣下也。有以比之，夫火疾风生，乃能雨，此之类也。

黄帝内经·灵枢

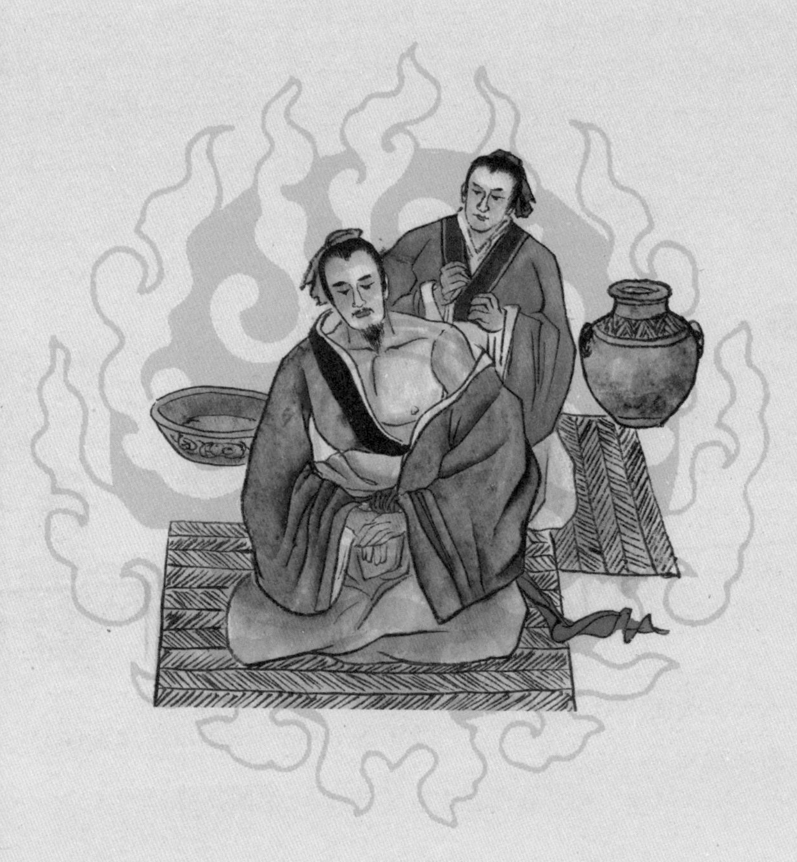

九针十二原：针刺的一般规律

导读

九针，是指古代针刺治疗疾病时所用的九种不同形制的针具，即镵针、员针、鍉针、锋针、铍针、员利针、毫针、长针、大针。十二原，是指十二原穴，即五脏各二原穴，以及膏之原穴和肓之原穴。十二原穴，是指治疗脏腑疾病的十二个腧穴。原穴之“原”，通“源”，是本源的意思。本篇主要论述了“九针”和“十二原”两方面的内容，所以篇名“九针十二原”。

本篇的主要内容包括：一、论述针刺补泻的原理和疾、徐、开、合等各种精巧手法；二、详细介绍了九针的名称、形制及其不同的治疗用途；三、简要概括针刺的取穴、深浅、补泻等原理，并指出针刺的关键是“得气”；四、介绍十二原穴的名称及其所对应的脏腑，以及脏腑发病时取相应原穴进行治疗的道理。

原文

黄帝问于岐伯曰：余子万民①，养百姓②，而收其租税。余哀其不给，而属③有疾病。余欲勿使被毒药④，无用砭石，欲以微针通其经脉，调其血气，营其逆顺出入之会。令可传于后世，必明为之法。令终而不灭，久而不绝，易用难忘，为之经纪⑤。异其章，别其表里，为之终始，令各有形，先立《针经》。愿闻其情。

我想编撰一部《针经》，想听您详细讲解。
好的，我将把我所知道的全告诉您。
黄帝想编写《针经》，便向岐伯详细请教其内容

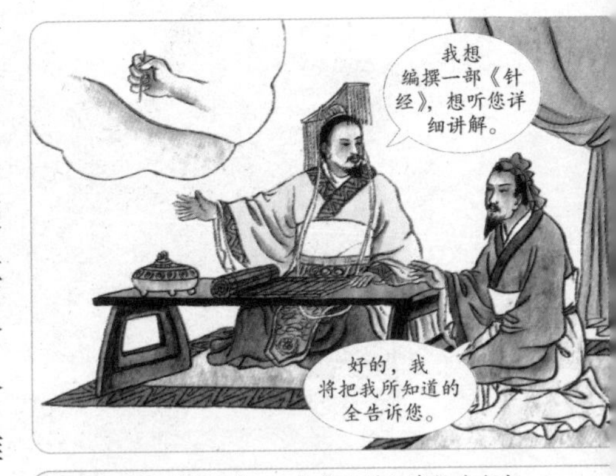

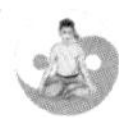

注释

①子万民：将百姓视为自己的子女，即爱护百姓。②百姓：指百官。③属（zhǔ）：接连不断，经常。④被：遭受。毒药：泛指治病的药物。⑤经纪：此指规矩准绳。直者为经，周者为纪。

原文

岐伯答曰：臣请推而次之，令有纲纪，始于一，终于九焉。请言其道。小针[①]之要，易陈而难入[②]。粗守形，上守神[③]。神乎神，客在门[④]。未睹其疾，恶知其原？刺之微，在速迟。粗守关，上守机[⑤]。机之动，不离其空[⑥]。空中之机，清静而微。其来不可逢，其往不可追[⑦]。知机之道者，不可挂以发[⑧]；不知机道，叩之不发[⑨]。知其往来，要与之期。粗之暗乎，妙哉！工独有之。往者为逆，来者为顺，明知逆顺，正行无问。逆而夺之，恶得无虚？追而济之，恶得无实？迎之随之，以意和之，针道毕矣。

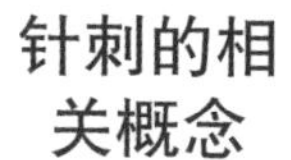	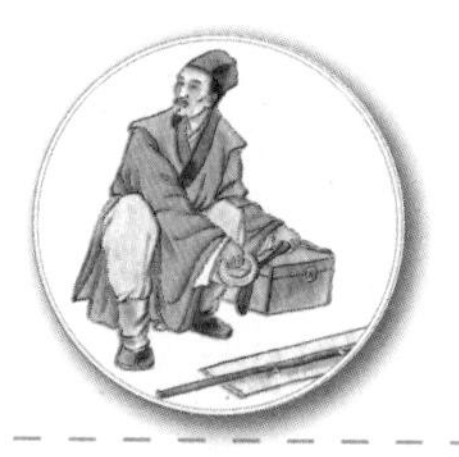	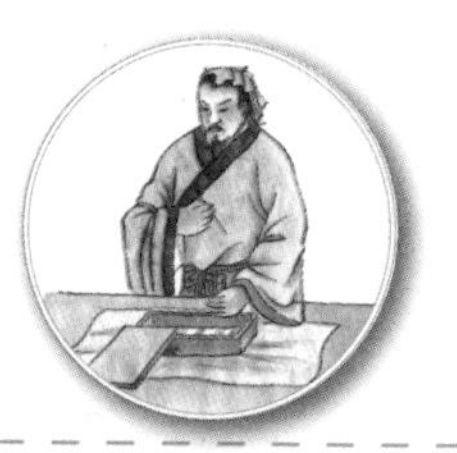
针刺的一般道理	懂得根据患者的精神活动以及气血盛衰的情况诊治疾病	拘泥于观察患者的形体，单从表面上辨别病情
针刺的巧妙	根据患者经络中气机的变化，选取相应的穴位来进行治疗	依据症状而取用关节附近若干与症状相对应的穴位来进行治疗
针刺与气的结合	懂得气机的往来运行变化，并据此掌握时机进行针刺	昏昧无知，自然不明白这点

注释

①小针：也称“微针”，即今天的毫针。②易陈而难入：粗浅了解容易，深入掌握困难。③粗守形，上守神：医术低下的医生拘泥于有形的刺法，而高明的医生却能够把握气血变化和神气的变化而施针。④神乎神，客在门：人身气血精神的运行通道，也是客邪侵入人体的门户。⑤粗守关，上守机：医术粗劣的医生只拘泥于病变部位附近的穴位施针，高明的医生则等待经气的到来而施以补泻手法。⑥不离其空（kǒng）：经气的变化不会离开腧穴。空，中医用语，这里指腧穴。⑦“其来”两句：当邪气正盛时，不可迎而补之；当邪气衰，正气未复时，不可用泻法。⑧不可挂以发：在运用针刺补泻时要抓住时机，失之毫厘，差之千里。此处以发射弓弩的技术比喻针刺。“不可挂以发”，诸家解释都认为是指针刺技术精深之义。但对其本意未有确解。“不可挂以发”与“叩之不发”意正相反，后者意为虽箭在弦上却不能射出，则前者应当意为要掌握好时机，不出现任何偏差。⑨叩之不发：当刺而不刺，失去时机。叩，同“扣”，如箭扣在弦上却不能发射出去。

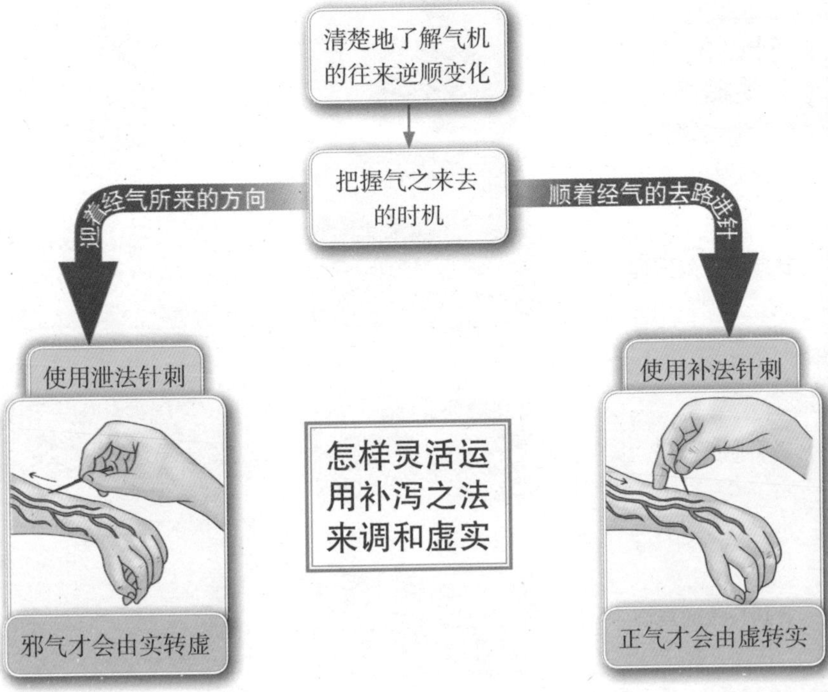

清楚地了解气机的往来逆顺变化

把握气之来去的时机

迎着经气所来的方向

顺着经气的去路进针

使用泄法针刺

邪气才会由实转虚

使用补法针刺

正气才会由虚转实

怎样灵活运用补泻之法来调和虚实

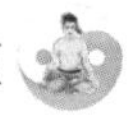

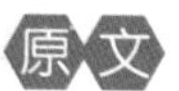

原文

凡用针者，虚则实之，满则泄之，宛陈则除之[①]，邪胜则虚之。《大要》曰：徐而疾则实[②]，疾而徐则虚[③]。言实与虚，若有若无[④]。察后与先[⑤]，若存若亡[⑥]。为虚与实，若得若失[⑦]。虚实之要，九针最妙。补泻之时，以针为之。泻曰：必持内之，放而出之[⑧]，排阳得针[⑨]，邪气得泄。按而引针，是谓内温[⑩]，血不得散，气不得出也。补曰：随之，意若妄之[⑪]，若行[⑫]若按[⑬]，如蚊虻止，如留如还，去如弦绝。令左属右[⑭]，其气故止，外门以闭，中气乃实。必无留血，急取诛之。持针之道，坚者为宝[⑮]，正指直刺，无针左右，神在秋毫，属意病者，审视血脉，刺之无殆。方刺之时，必在悬阳[⑯]，及与两卫[⑰]，神属勿去，知病存亡。血脉者，在腧横居，视之独澄[⑱]，切之独坚。

注释

①宛（yùn）陈则除之：血气瘀滞日久则应当将其排除。宛，通"蕴"，积聚。②徐而疾则实：进针慢，出针快，出针后立即按住针孔的刺法，就是补法。③疾而徐则虚：进针快，出针慢，出针后不按闭针孔的刺法，就是泻法。④"言实"两句：针下有气为实，无气为虚。有气指针刺后在刺穴周围产生的酸麻胀痛之感，甚至沿经脉传导，在医生手下有紧滞感。无气则为针刺后没有感觉，医生下针如刺豆腐。气本无形，故云若有若无。⑤察后与先：诊察疾病的缓急，从而确定治疗的先后顺序。⑥若存若亡：根据气之虚实，而决定是否留针及留针的时间长短。⑦"为虚"两句：形容针刺补泻手法的作用。实证，泻而取之，使患者若有所失；虚证，补而实之，使患者若有所得。⑧放而出之：摇大针孔，以使邪气得以排出。⑨排阳得针：有三说：一、阳指

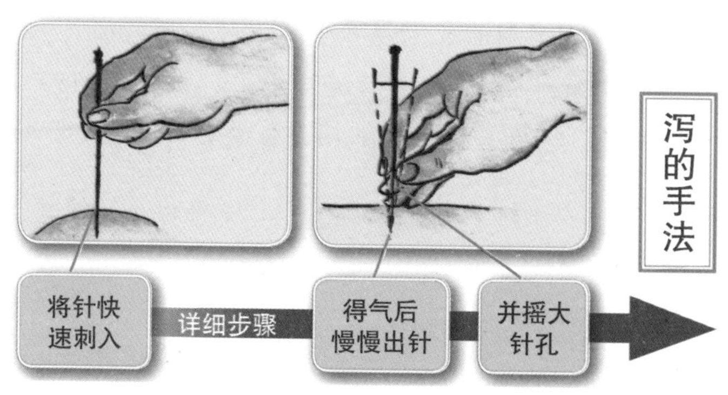

皮肤浅表部位，排开浅表部位，使邪气随针外泄；二、阳指表阳，排开表阳，以去邪气；三、排阳，推扬，转针。⑩内温：气血蕴于内。温，通“蕴”。⑪随之，意若妄之：随意而为，好像漫不经心的样子。⑫行：行针导引经气。⑬按：按压孔穴以下针。⑭令左属右：右手出针，左手急按针孔。⑮坚者为宝：针刺时要坚固有力。⑯悬阳：指卫气。卫气居表，属阳，卫护于外，如同太阳悬挂在天空，所以称为悬阳。⑰两卫：一说为卫气在阳，护卫肌表。一说为脾气在阴，护卫脏腑。二者皆神气所居，不可触犯，所以针刺时必须小心谨慎。⑱视之独澄：看得非常清楚。

原文

九针之名，各不同形：一曰镵针[①]，长一寸六分；二曰员针，长一寸六分；三曰鍉针[②]，长三寸半；四曰锋针，长一寸六分；五曰铍针[③]，长四寸，广二分半；六曰员利针，长一寸六分；七曰毫针，长三寸六分；八曰长针，长七寸；九曰大针，长四寸。镵针者，头大末锐，去泻阳气；员针者，针如卵形，揩摩分间，不得伤肌肉，以泻分气；鍉针者，锋如黍粟之锐，主按脉勿陷，以致其气；锋针者，刃三隅，以发痼疾；铍针者，末如剑锋，以取大脓；员利针者，尖如氂[④]，且员且锐，中身微大，以取暴气；毫针者，尖如蚊虻喙，静以徐往，微以久留之而养，以取痛痹；长针者，锋利身长，可以取远痹；大针者，尖如梃[⑤]，其锋微员，以泻机关之水也。九针毕矣。

注释

①镵（chán）针：因其针形尖锐，所以叫“镵针”。镵，锐利。②鍉（dī）针：因其针形似箭头而得名。鍉，通“镝”，箭头。③铍（pī）针因其针锋如剑而得名。铍，两刃小刀。④氂（máo）：牦牛的尾巴，也指马的尾巴。⑤尖如梃（tǐng）：大针尖如折竹之锐。梃，专指竹梃。一说为木棒。

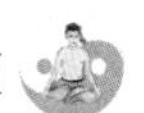

初识九针

九针之所以称为九针，而不叫八针或十针，恐怕与古人对“九”这个数字的情有独钟有很大关系。九是最大的数字，在古人的观念里，万物始于一而终于九，“九”象征着全面和完备。它是针灸的基本工具，所以全局以九针为第一篇。

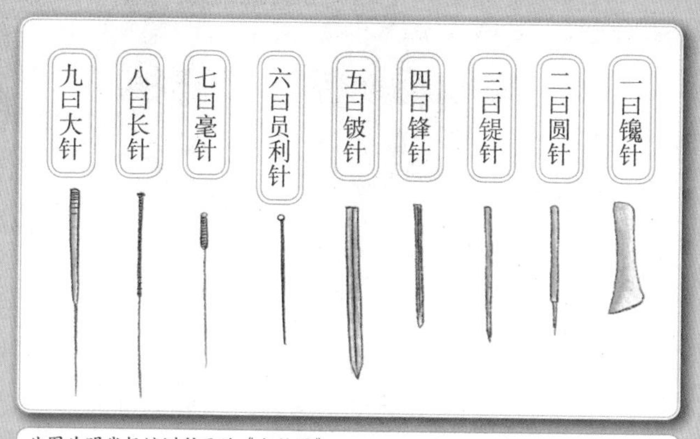

此图为明代杨继洲所画的《九针图》

九针的长度和形状各不相同，其用途也差别很大，各有其施治的病症，应根据不同的病情而适当选用。例如：病在浅表的，都不宜深刺，如果针刺太深，就会引邪入内而加重病情；可以选择一寸六分长的锋针。

九针形状用途表

名称	形状	用途
镵针	长一寸六分，头大而针尖锐利	泻肌表邪热
圆针	长一寸六分，针形如卵	疏泄肌肉间的邪气
鍉针	长三寸半，其锋如小米粒一样微圆而尖	按摩经脉，流通气血
锋针	长一寸六分，三面有刃	治疗顽固的旧疾
铍针	长四寸，针尖像剑锋一样锐利	可刺痈排脓
员利针	长一寸六分，针尖像长毛，针的中部稍粗	治疗急性病
毫针	长三寸六分，针形像蚊虻的嘴	治疗痛痹
长针	长七寸，针尖锐利，针身细长	治疗日月久积的痹症
大针	长四寸，针尖像折断后的竹茬，其锋稍圆	泻导关节积水

原文

夫气之在脉也，邪气在上①；浊气在中②，清气在下③，故针陷脉则邪气出④，针中脉则浊气出⑤，针太深则邪气反沉，病益⑥。故曰：皮肉筋脉，各有所处，病各有所宜，各不同形，各以任其所宜。无实无虚，损不足而益有余，是谓甚病，病益甚。取五脉⑦者死，取三脉者恇⑧。夺阴者死，夺阳者狂。针害毕矣。刺之而气不至，无问其数；刺之而气至，乃去之，勿复针。针各有所宜，各不同形，各任其所为。刺之要，气至而有效。效之信，若风之吹云，明乎若见苍天。刺之道毕矣。

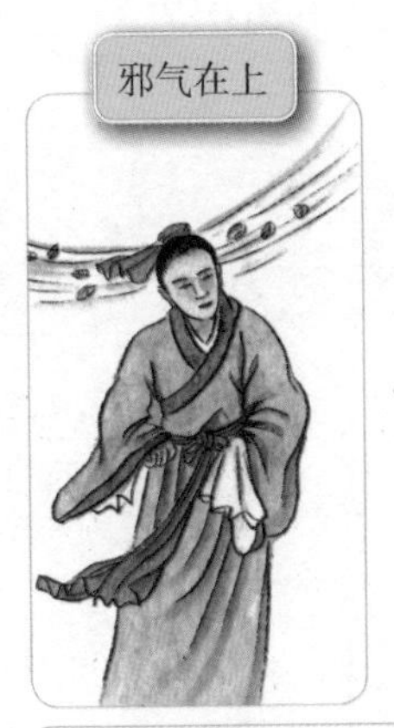

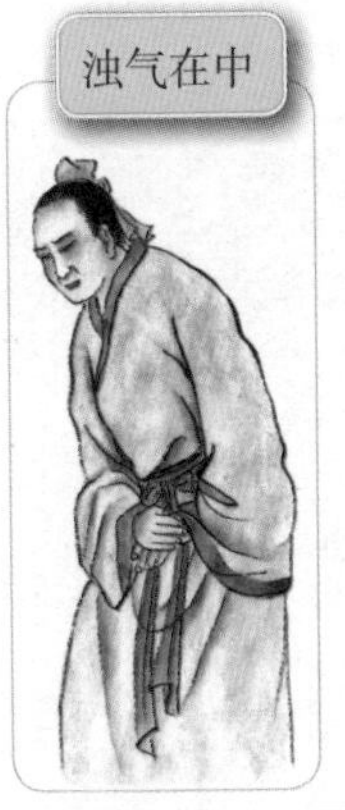

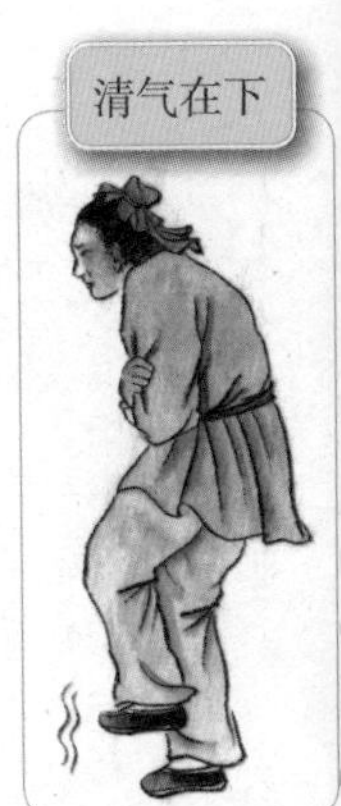

由邪气入侵经脉而导致疾病的三种情况

注释

①邪气在上：贼风邪气侵犯人体上部。②浊气在中：寒温不适，饮食不节，浊气留于肠胃。浊气，饮食不节导致的积滞之气。③清气在下：清冷寒湿之邪，侵入人体大多从足部开始。④针陷脉则邪气出：各经腧穴多在人体凹陷部位，驱寒邪，需刺各经陷脉，经气行，则邪气出，所以取阳邪在上部。陷脉，就穴位而言，人体的穴位躲在经脉骨陷之中，所以称为陷脉。⑤针中脉则浊气出：针刺足三里可排除肠胃浊气。中脉，中部阳明之合穴，即足三里穴。⑥"针太深"句：应浅刺之病深刺，反而会引邪深入。⑦五脉：五脏的腧穴。⑧取三脉者恇（kuāng）：泻手足三阳经穴，导致形气虚弱。三脉，手足三阳脉。

原文

黄帝曰：愿闻五脏六腑所出之处①。

岐伯曰：五脏五腧，五五二十五腧②；六腑六腧，六六三十六腧③。

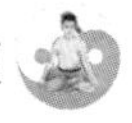

经脉十二，络脉十五④。凡二十七气，以上下。所出为井⑤，所溜为荥⑥，所注为输⑦，所行为经⑧，所入为合⑨。二十七气所行，皆在五腧也。节之交，三百六十五会⑩。知其要者，一言而终；不知其要，流散无穷。所言节者，神气之所游行出入也，非皮肉筋骨也。

注释

荥
脉气所流过的地方
井
脉气所发出的地方
输
脉气所灌注的地方
五大腧穴
经
脉气所行走的地方
合
脉气所进入的地方

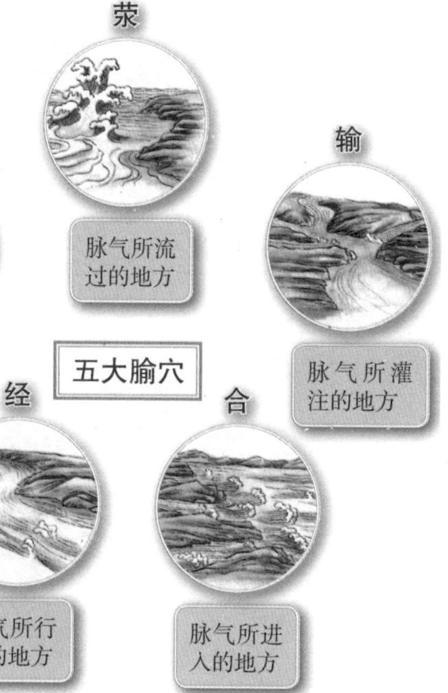

①五脏六腑所出之处：脏腑各自连属的经脉脉气所发出的部位。②二十五腧：五脏各有井、荥、输、经、合五个腧穴，五脏共二十五穴。③三十六腧：六腑各有井、荥、输、原、经、合六个腧穴，六腑共三十六腧穴。④络脉十五：十二经各有一络脉，加任、督及脾之大络，共十五络。⑤所出为井：泉源出水之处为井。人之血气，出于四肢，所以脉出处为井。⑥所溜为荥（xíng）：形容脉气流过的地方，像刚从泉源流出的小水流。《说文·水部》“荥，绝小水也。”⑦所注为输：形容脉气流注到某处后又灌注到他处。注，灌注。输，“腧”的本字，运输。脉注于此处而输于他处，它的气渐渐旺盛。⑧所行为经：脉气由此通过。经，通。⑨所入为合：形容脉气汇合处。⑩“节之交”两句：节之交，人体关节等部交接处的间隙。这些间隙共有三百六十五个，为经脉中气血渗灌各部的汇合点。

原文

睹其色，察其目，知其散复；一其形，听其动静，知其邪正。右主推之①，左持而御之②，气至而去之③。凡将用针，必先诊脉，视气之剧易，乃可以治也。五脏之气已绝于内，而用针者反实其外，是谓重竭。重竭必死，其死也静。治之者辄反其气，取腋与膺。五脏之气已绝于外，而用针者反实其内，是谓逆厥。逆厥则必死，其死也躁。治之者反取四末。刺之害，中而不去，则精泄；不中而去，则致气。精泄则病益甚而恇，致气则生为痈疡。

注释

①右主推之：右手进针。张介宾：“右主推之，所以入针也。”②左持而御之：用左手护持针身。张介宾：“左持而御之，所以护持也。”③气至而去之：得气之后就出针。张介宾：“邪气去而谷气至，然后可以出针。”

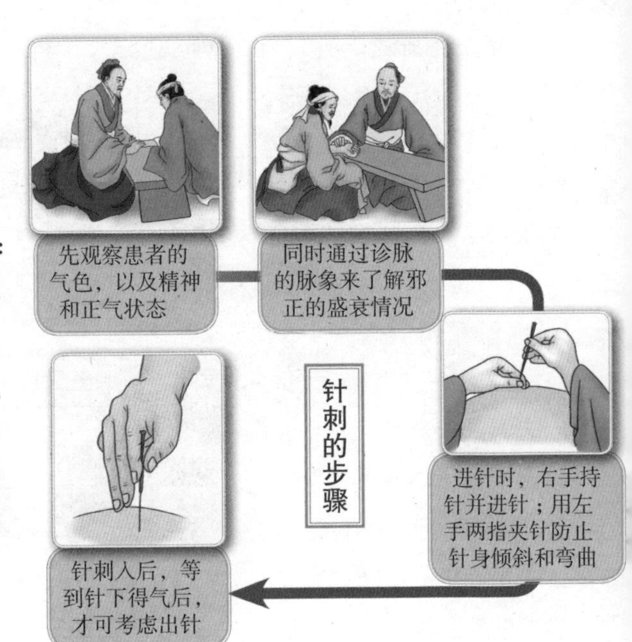

原文

五脏有六腑，六腑有十二原，十二原出于四关，四关[①]主治五脏。五脏有疾，当取之十二原。十二原者，五脏之所以禀三百六十五节之会也。五脏有疾也，应出十二原，而原各有所出，明知其原，睹其应，而知五脏之害矣。

阳中之少阴，肺也，其原出于太渊，太渊二。阳中之太阳，心也，其原出于大陵，大陵二。阴中之少阳，肝也，其原出于太冲，太冲二。阴中之至阴，脾也，其原出于太白，太白二。阴中之太阴，肾也，其原出于太溪，太溪二。膏之原，出于鸠尾，鸠尾一。肓之原，出于脖胦[②]，脖胦一。凡此十二原者，主治五脏六腑之有疾者也。胀取三阳，飧泄取三阴。

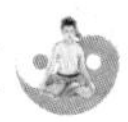

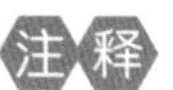

① 四关：指两肘、两膝的四个关节。② 脖胦（yāng）：指任脉的气海穴。

针灸铜人

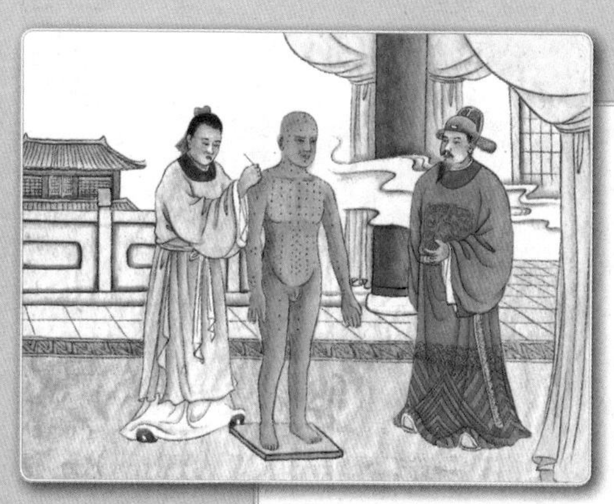

针灸铜人是中国古代供针灸教学用的青铜浇铸而成的人体经络腧穴模型。始于北宋天圣年间，明清及现代均有制作。北宋针灸铜人为北宋天圣五年（1027）宋仁宗诏命制造，其高度与正常成年人接近，胸背可以开合，体内雕有脏腑器官。铜人表面镂有穴位，穴旁刻题穴名。铜人为医生考试时使用，用时以黄蜡封涂铜人外表的孔穴，其内注水。如取穴准确，针入而水流出；取穴不准，针不能刺入。明代针灸铜人是明英宗诏命仿北宋铜人重新铸造

五大腧穴表

名称	作用
井	如泉水的源头，例如手少阴心经所属的少商穴
荥	像刚涌出泉眼的细小水流，例如手少阴心经所属的鱼际穴
腧	如同汇聚的水流，其气逐渐盛大，例如手少阴心经所属的太渊穴
经	像迅速涌过的大股水流，气势强盛，例如手少阴心经所属的经渠穴
合	像百川归海，气势磅礴，例如手少阴心经所属的尺泽穴

五脏六腑与十二原穴

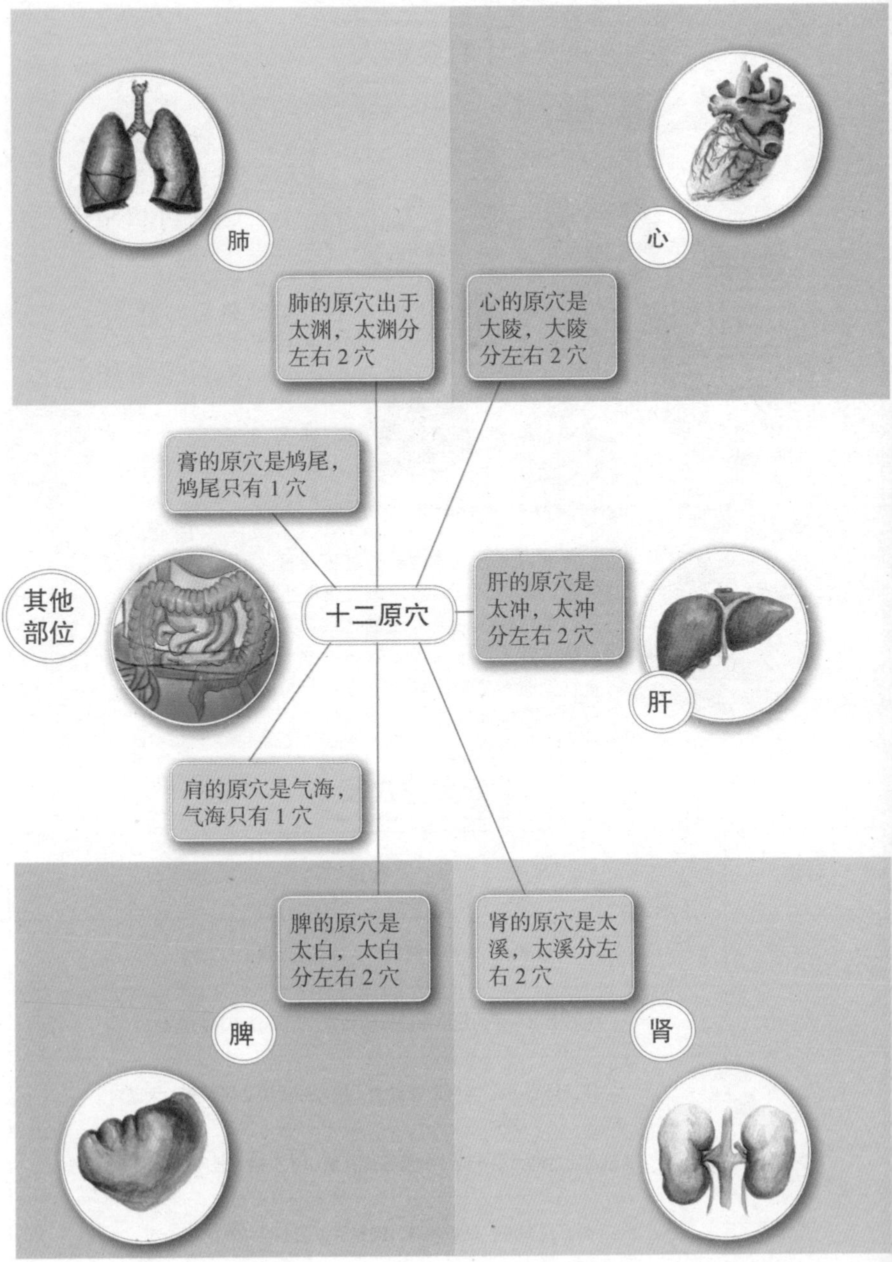

肺

心

肺的原穴出于太渊，太渊分左右2穴

心的原穴是大陵，大陵分左右2穴

膏的原穴是鸠尾，鸠尾只有1穴

其他部位

十二原穴

肝的原穴是太冲，太冲分左右2穴

肝

肓的原穴是气海，气海只有1穴

脾的原穴是太白，太白分左右2穴

肾的原穴是太溪，太溪分左右2穴

脾

肾

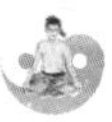

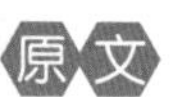

原文

今夫五脏之有疾也，譬犹刺也，犹污也，犹结也，犹闭也。刺虽久，犹可拔也；污虽久，犹可雪也；结虽久，犹可解也；闭虽久，犹可决也。或言久疾之不可取者，非其说也。夫善用针者，取其疾也，犹拔刺也，犹雪污也，犹解结也，犹决闭也。疾虽久，犹可毕也。言不可治者，未得其术也。

刺诸热者，如以手探汤①；刺寒清者，如人不欲行②。阴有阳疾者③，取之下陵三里④。正往无殆⑤，气下乃止，不下复始也。疾高而内者⑥，取之阴之陵泉；疾高而外者⑦，取之阳之陵泉也。

注释

① 如以手探汤：形容针刺各类热病时，针法宜轻捷而浅，像用手试探热水一样，一触即起。汤，热水。张介宾："如以手探汤者，用在轻扬。热属阳，阳主于外，故治宜如此。" ② 如人不欲行：形容深刺留针，静待气至时，要像旅人不愿意离开家乡一样。张介宾："如人不欲行者，有留恋之意也。阴寒凝滞，得气不易，故宜留针如此。" ③ 阴有阳疾者：阴分为阳邪侵入而有热象。④ 下陵三里：即足三里穴。《本输》云："下陵膝下三寸。" ⑤ 正往无殆：即不要疏忽懈怠。⑥ 疾高而内者：指病位出现在上部，且属于在内的脏病。张介宾："疾高者，在上者也，当下取之。然高而内者属脏，故当取足太阴之阴陵泉。" ⑦ 疾高而外者：指病位出现在上部，且属于在外的腑病。张介宾："高而外者属腑，故当取之足少阳之阳陵泉也。"

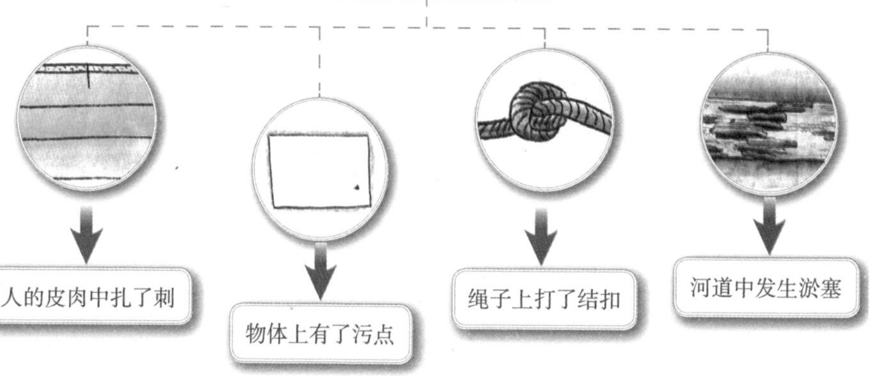

初识经络

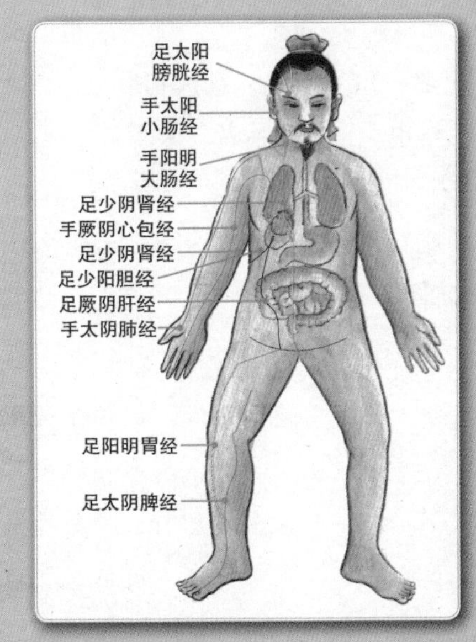

孙思邈《仰人明堂图》

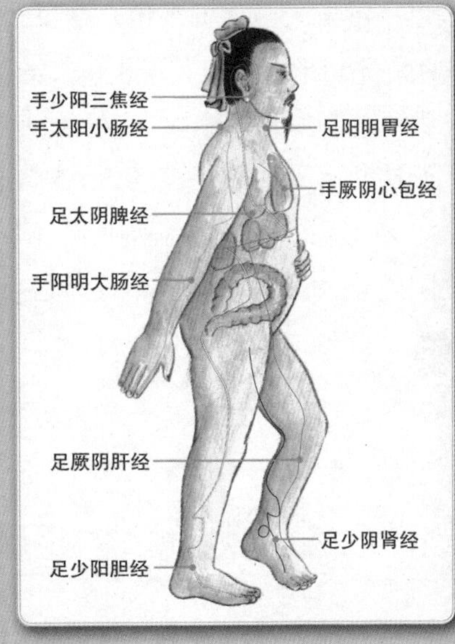

孙思邈《侧人明堂图》

经络学说是中医学的一个重要组成部分，也是《灵枢》卷中重要的理论之一。它贯穿于中医的生理、病理、诊断和治疗等各个方面，不仅指导着中医各科的临床实践，而且是人们养生祛病的重要依据。经络是经脉和络脉的总称，人体中有一些纵贯全身的路线，古人称之为经脉；而这些大干线有一些细小的分支，古人称之为络脉。在中医眼中，人体是一个不可分割的整体，将身体的各个部位联系在一起的网络就是经络。和现代的医学挂图一样，古人也有这样的人体结构图，《明堂图》就是古人描绘人体经络和脏腑的一种挂图。

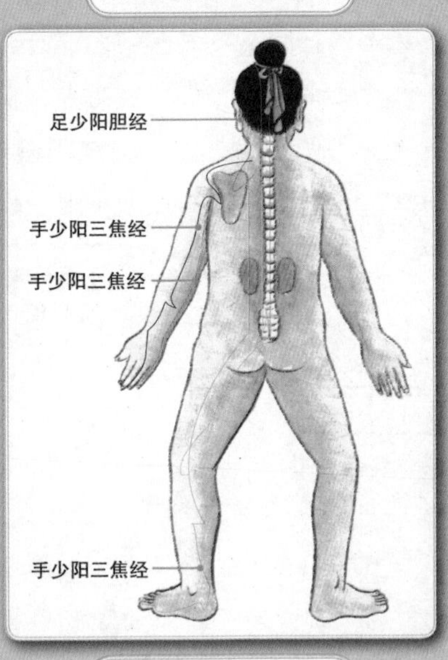

孙思邈《伏人明堂图》

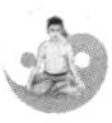

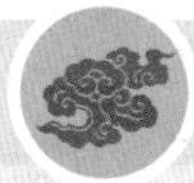

邪气脏腑病形：邪气对脏腑的侵袭

导读

本篇的篇名中有三个关键概念：邪气，指致病的原因；脏腑，指疾病发生的部位；病形，即疾病的症状表现。篇中主要讨论了邪气侵害人体脏腑后发生病变，并表现出一定的症状的相关问题，故以此名篇。

本篇的主要内容如下：一是论述邪气侵犯人体的原因和部位，以及侵入阴、阳二经的区别；二是阐述察色、切脉、问病、诊察尺肤等各种诊法的重要性，以及色、脉、尺肤的相应情况；三是讲述五脏发生病变的脉象、症状和针刺治疗原则；四是讲述六腑发生病变的症状和针刺方法。

原文

黄帝问于岐伯曰：邪气之中人也，奈何？

岐伯答曰：邪气之中人高也。

黄帝曰：高下有度乎？

岐伯曰：身半已上者，邪中之也；身半已下者，湿中之也。故曰：邪之中人也，无有常。中于阴则溜于腑，中于阳则溜[1]于经。

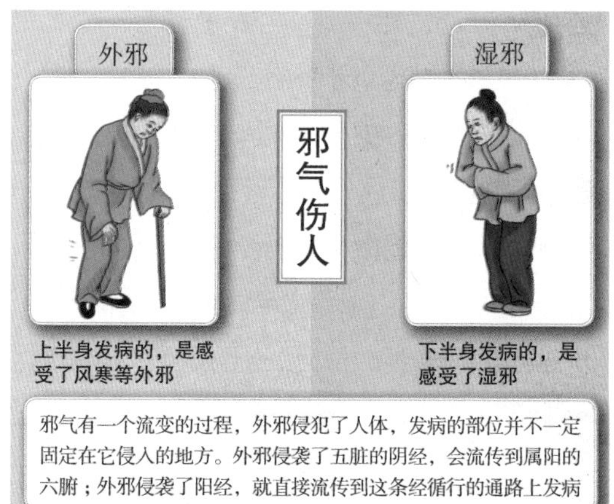

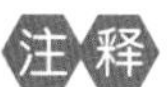

注释

① 溜：流，淌。

原文

黄帝曰：阴之与阳也，异名同类①，上下相会，经络之相贯，如环无端。邪之中人，或中于阴，或中于阳，上下左右，无有恒常，其故何也？

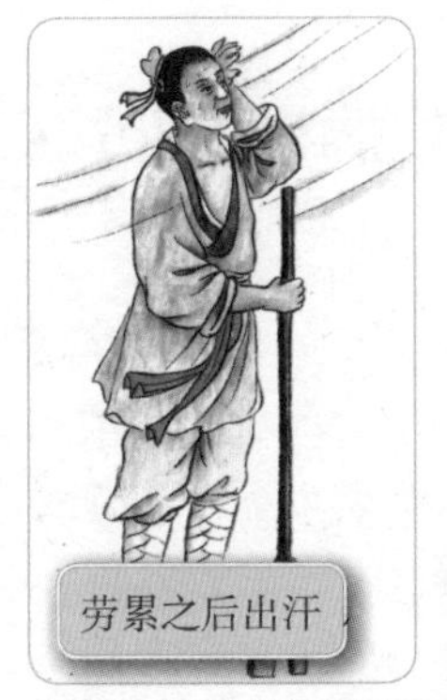

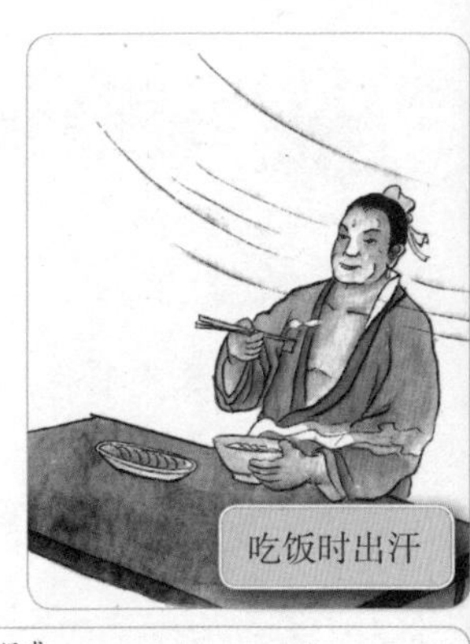

以上两种情况都容易被邪气侵袭

岐伯曰：诸阳之会，皆在于面。中人也，方乘虚时，及新用力，若饮食汗出，腠理开，而中于邪。中于面则下阳明，中于项则下太阳，中于颊则下少阳，中于膺背两胁亦中其经。

注释

① 异名同类：人体三阴三阳之脉的名称虽然各不相同，但都是由气血流行所贯通的。

原文

黄帝曰：其中于阴，奈何？

岐伯答曰：中于阴者，常从臂胻①始。夫臂与胻，其阴皮薄，其肉淖泽②，故俱受于风，独伤其阴。

黄帝曰：此故伤脏乎？

岐伯答曰：身之中于风也，不必动脏。故邪入于阴经，则其脏气实，邪气入而不能客，故还之于腑。故中阳则溜于经，中阴则溜于腑。

注释

① 胻（héng）：足胫。② 淖（nào）泽：柔润之意。在这里作“柔软”解。

原文

黄帝曰：邪之中人脏，奈何？

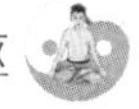

岐伯曰：愁忧恐惧则伤心，形寒寒饮则伤肺[①]。以其两寒相感，中外皆伤，故气逆而上行。有所堕坠，恶血留内，若有所大怒，气上而不下，积于胁下则伤肝。有所击仆，若醉入房，汗出当风则伤脾。有所用力举重，若入房过度，汗出浴水则伤肾。

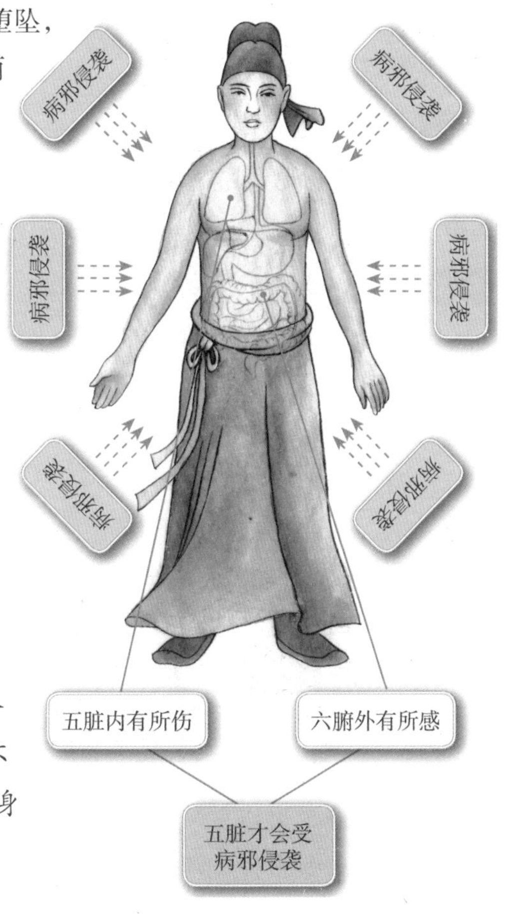

黄帝曰：五脏之中风，奈何？

岐伯曰：阴阳俱感，邪气乃往。

黄帝曰：善哉。

注释

① 形寒寒饮则伤肺：喻昌："肺气外达皮毛，内行水道。形寒则外寒，从皮毛而入；饮冷则水冷从肺上溢，遏抑肺气，不令外扬下达，其治节不行，周身之气，无所禀仰而肺病矣。"

原文

黄帝问于岐伯曰：首面与身形也，属骨连筋，同血合于气耳。天寒则裂地凌冰，其卒寒，或手足懈惰，然而其面不衣，何也？

岐伯答曰：十二经脉，三百六十五络，其血气皆上于面而走空窍，其精阳气上走于目而为睛，其别气走于耳而为听，其宗气上出于鼻而为臭，其浊气出于胃走唇舌而为味，其气之津液皆上熏于面，而皮又厚，其肉坚，故热甚，寒不能胜之也。

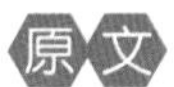

原文

黄帝曰：邪之中人，其病形何如？

岐伯曰：虚邪①之中身也，洒淅动形；正邪②之中人也微，先见于色，不知于身，若有若无，若亡若存，有形无形，莫知其情。

黄帝曰：善哉。

注释

①虚邪：四时反常的邪风，即贼风邪气。②正邪：四时正常的风气，也能乘人之虚，侵袭入体而引起疾病。

原文

黄帝问于岐伯曰：余闻之，见其色，知其病，命曰明；按其脉，知其病，命曰神；问其病，知其处，命曰工。余愿闻见而知之，按而得之，问而极之，为之奈何？

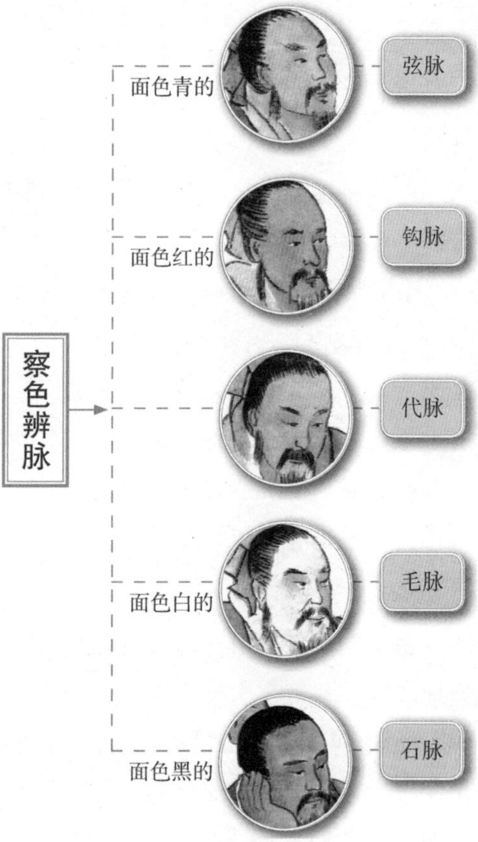

岐伯答曰：夫色脉与尺之相应也，如桴鼓①影响之相应也，不得相失也。此亦本末根叶之殊候也，故根死则叶枯矣。色脉形肉不得相失也，故知一则为工，知二则为神，知三则神且明矣。

黄帝曰：愿卒闻之。

岐伯答曰：色青者，其脉弦②也；赤者，其脉钩③也；黄者，其脉代④也；白者，其脉毛⑤也；黑者，其脉石⑥也。见其色而不得其脉，反得其相胜之脉⑦则死矣；得其相生之脉⑧则病已矣。

察色辨脉
面色青的　弦脉
面色红的　钩脉
代脉
面色白的　毛脉
面色黑的　石脉

注释

①桴（fú）鼓：比喻事物相应，就像用鼓槌击鼓而相应有声一样。

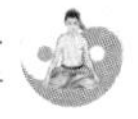

桴，鼓槌。② 弦：弦脉端直而长，如张弓弦，为肝脉。③ 钩：钩脉来盛去衰，为心脉。④ 代：代脉软而弱，为脾脉。⑤ 毛：毛脉轻虚而浮，为肺脉。⑥ 石：石脉沉实而滑，为肾脉。⑦ 相胜之脉：相胜就是相克，如肝病见肺之毛脉，是金克木，就是相胜之脉。⑧ 相生之脉：如肝病见肾之石脉，是水生木，即为相生之脉。

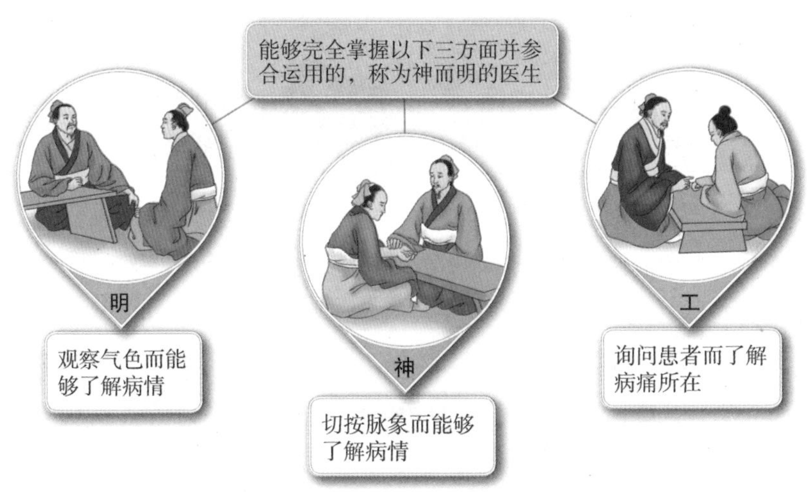

原文

黄帝问于岐伯曰：五脏之所生，变化之病形，何如？

岐伯答曰：先定其五色五脉之应，其病乃可别也。

黄帝曰：色脉已定，别之奈何？

岐伯说：调其脉之缓急、小大、滑涩，而病变定矣。

原文

黄帝曰：调之奈何？

岐伯答曰：脉急者，尺之皮肤亦急；脉缓者，尺之皮肤亦缓；脉小者，尺之皮肤亦减而少；脉大者，尺之皮肤亦贲[①]而起；脉滑者，尺之皮肤亦滑；脉涩者，尺之皮肤亦涩。凡此变者，有微有甚，故善调尺者，不待于寸；善调脉者，不待于色。能参合而行之者，可以为上工，上工十全九；行二者为中工，中工十全七；行一者为下工，下工十全六。

注释

① 贲（bēn）：高起而大。

五脏与五色的关系

五色	青	赤	黄	白	黑
五脏	肝	心	脾	肺	肾

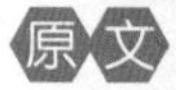

原文

黄帝曰：请问脉之缓急、小大、滑涩之病形，何如？

岐伯曰：臣请言五脏之病变也。心脉急甚者，为瘛疭；微急，为心痛引背，食不下。缓甚，为狂笑；微缓，为伏梁①，在心下，上下行，时唾血。大甚，为喉吩②；微大，为心痹引背，善泪出。小甚，为善哕；微小，为消瘅。滑甚，为善渴；微滑，为心疝引脐，小腹鸣。涩甚，为喑；微涩，为血溢，维厥③，耳鸣，巅疾。

注释

① 伏梁：病名，伏梁之名是以病证的形态来命名的，表现为腹部包块，突起如大臂，如伏在心下至脐的横梁。杨上善："心脉微缓，即知心下热聚，以为伏梁之病，大如人臂，从齐上至于心，伏在心下，下至于齐，如彼桥梁，故曰伏梁。" ② 喉吩（jiè）：喉中如有物梗阻堵塞。③ 维厥：四肢厥逆。维，四维，指四肢。

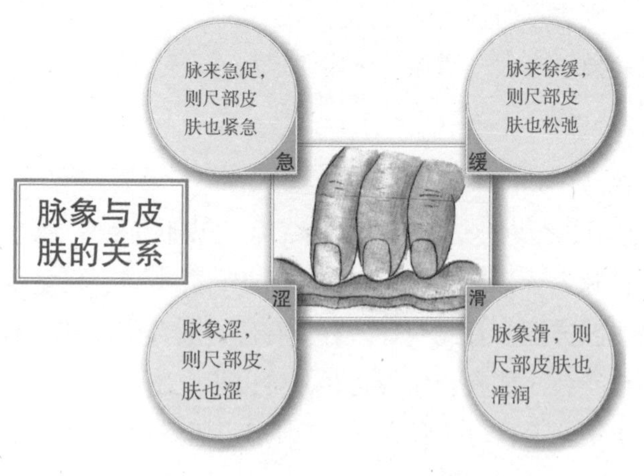

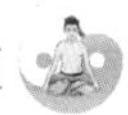

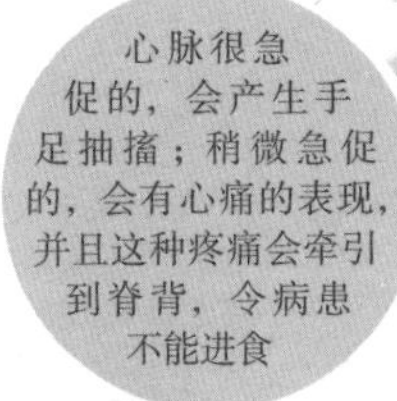
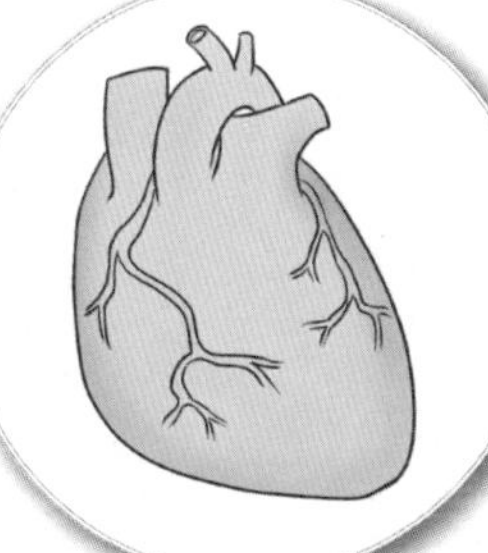

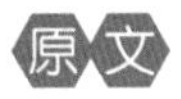

肺脉急甚，为癫疾；微急，为肺寒热，怠惰，咳唾血，引腰背胸，若鼻息肉不通。缓甚，为多汗；微缓，为痿瘘[①]、偏风，头以下汗出，不可止。大甚，为胫肿；微大，为肺痹，引胸背，起恶日光。小甚，为泄；微小，为消瘅。滑甚，为息贲[②]上气；微滑，为上下出血。涩甚，为呕血；微涩，为鼠瘘，在颈支腋之间，下不胜其上，其应善酸矣。

注释

①痿：肺痿、痿躄等。瘘：鼠瘘等。②息贲：病名，喘息之意，肺之积聚所致。因肺气郁结，症见喘息上奔，故称“息贲”。贲，意同“奔”。

肺脏的病变

肺脉很急促的，是癫疾，稍微急促的，是肺寒热。表现为倦怠慵懒，咳嗽时会唾血，并牵引腰背及胸部作痛，就像鼻中有赘肉阻塞，通气不畅一样

肺脉很涩的，会呕吐血；微涩的，会出现鼠瘘病，由于病部在颈腋旁，将导致下肢无力，难以支撑身体，所以下肢常沉重酸软麻木

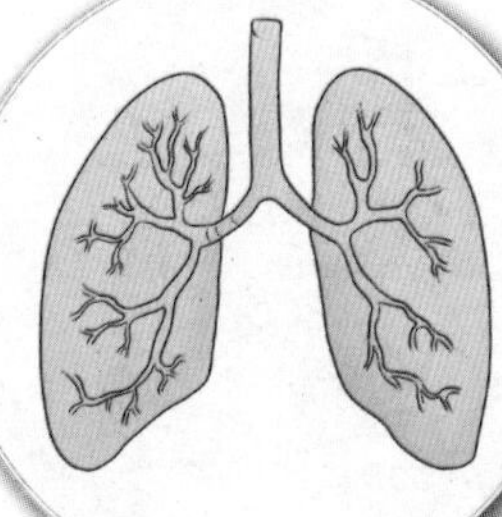

肺脉很缓慢的，会多汗；微缓的，将会半身不遂，头部以下汗出不止

肺脉很滑的，会咳喘；微滑的，口鼻及前后阴部会出血

肺脉很大的，足胫肿；稍大的，为肺痹，并牵引胸背作痛，怕见光

肺脉很小的，会泻泄；微小的，会生消瘅病

肝脏的病变

肝脉很急促的，会口出狂言伤人，稍急促的，是肥气病，其病部在胁下，像覆盖着杯子一样

肝脉很涩的，容易溢饮；稍涩的，会抽搐或挛急，得筋痹病

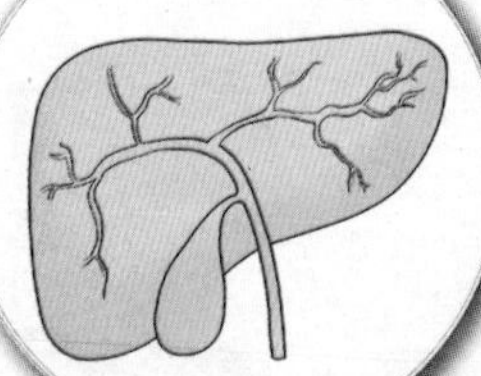

肝脉很缓慢的，时常呕吐；微缓的，是水瘕痹

肝脉很滑的，阴囊会肿大；稍滑的，会遗尿

肝脉很大的，内部会出现痈肿，也会时时呕吐，出鼻血；稍大的，是肝痹，阴囊收缩，咳嗽时会牵引小腹作痛

肝脉很小的，会经常口渴，饮水较多；稍小的，即使吃得再多，也总感到饥饿，会出现消瘅病

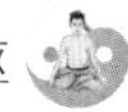

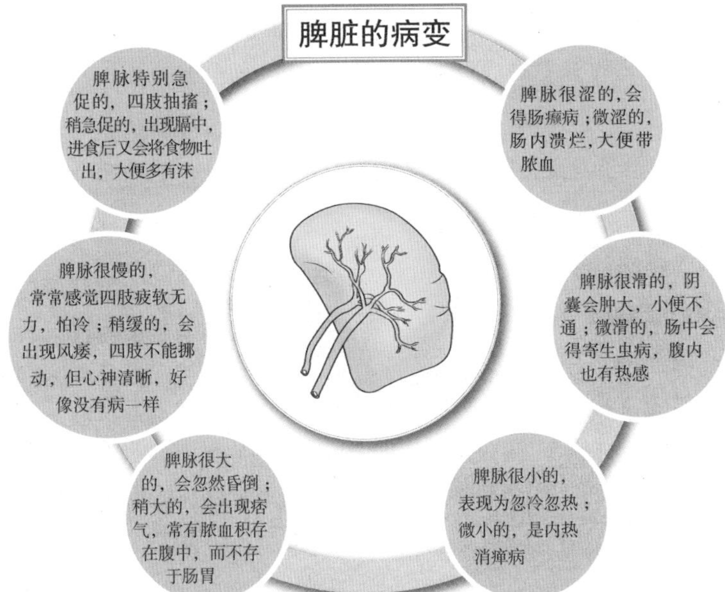

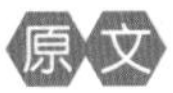
原文

肝脉急甚，为恶言；微急，为肥气①，在胁下，若复杯。缓甚，为善呕；微缓，为水瘕痹②也。大甚，为内痈，善呕，衄；微大，为肝痹，阴缩，咳引小腹。小甚，为多饮；微小，为消瘅。滑甚，为㿉疝③；微滑，为遗溺。涩甚，为溢饮；微涩，为瘛挛筋痹。

注释

①肥气：病名，为左胁下有肿块突起，形状如同反扣的茶杯，故名"肥气"，日久则会引发咳嗽喘逆。②水瘕痹：就是水结在胸胁下，结聚成形而痹阻不通，小便不通利。水瘕，即因积水而假聚成形。瘕，是瘕聚一类的病，假物成形，聚散无常，故名"瘕"。痹，闭阻。③㿉（tuí）疝：七疝之一，症见阴囊肿大。

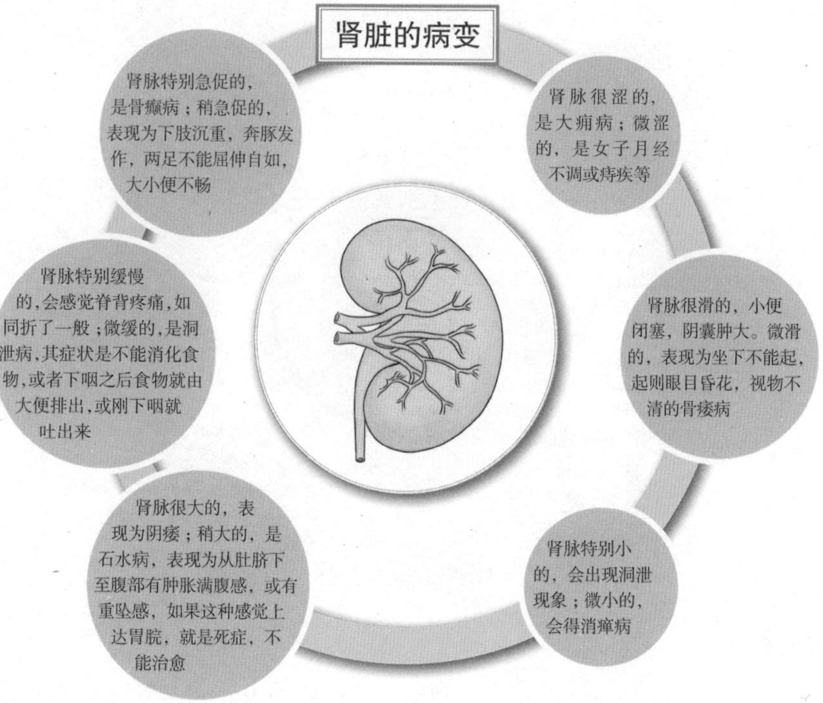

肾脏的病变

肾脉特别急促的，是骨癫病；稍急促的，表现为下肢沉重，奔豚发作，两足不能屈伸自如，大小便不畅

肾脉很涩的，是大痈病；微涩的，是女子月经不调或痔疾等

肾脉特别缓慢的，会感觉脊背疼痛，如同折了一般；微缓的，是洞泄病，其症状是不能消化食物，或者下咽之后食物就由大便排出，或刚下咽就吐出来

肾脉很滑的，小便闭塞，阴囊肿大。微滑的，表现为坐下不能起，起则眼目昏花，视物不清的骨痿病

肾脉很大的，表现为阴痿；稍大的，是石水病，表现为从肚脐下至腹部有肿胀满腹感，或有重坠感，如果这种感觉上达胃脘，就是死症，不能治愈

肾脉特别小的，会出现洞泄现象；微小的，会得消瘅病

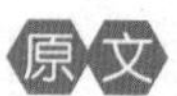

脾脉急甚，为瘈疭；微急，为膈中①，食饮入而还出，后沃沫②。缓甚，为痿厥；微缓，为风痿，四肢不用，心慧然若无病。大甚，为击仆；微大，为疝气③，腹里大脓血，在肠胃之外。小甚，为寒热；微小，为消瘅。滑甚，为癀癃。微滑，为虫毒蛕蝎④，腹热。涩甚，为肠癀⑤；微涩，为内癀，多下脓血。

注释

①膈中：为肝邪乘脾，脾失健运所致，主要症状是进食就吐。②后沃沫：大便多泡沫。③疝气：应作“痞气”。《难经·五十六难》：“脾之积，名曰痞气，在胃脘，覆大如盘，久不愈，令人四肢不收，发黄疸，饮食不为肌肤。”④虫毒蛕蝎：泛指各种胃肠道寄生虫病。蝎，为木虫蠹虫。⑤肠癀：大肠脱出的病。杨上善：“脉涩，气少血多而寒，故冷气冲下，大肠脱出，名曰肠癀。”

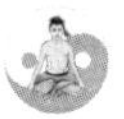

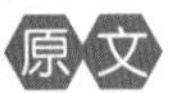

肾脉急甚，为骨癫疾①；微急，为沉厥②，奔豚③，足不收，不得前后。缓甚，为折脊；微缓，为洞，洞者，食不化，下嗌还出。大甚，为阴痿；微大，为石水④，起脐已下至小腹，腄腄然⑤，上至胃脘，死不治。小甚，为洞泄；微小，为消瘅。滑甚，为癃㿗；微滑，为骨痿，坐不能起，起则目无所见；涩甚，为大痈；微涩，为不月，沉痔⑥。

注释

①骨癫疾：指病邪深入骨髓的癫证，病深至骨，脾肾两败，有汗出烦闷、呕吐涎沫等症状。②沉厥：为下肢沉重厥冷之证。杨上善："微急者，肾冷发沉厥之病，足脚沉重逆冷不收。"③奔豚：病名，为肾之积，发自少腹，上至胸咽，若豚之奔突，或上或下，疼痛难忍，故名。④石水：病名。水肿病的一种，由阴盛阳衰，水气内聚所致，以腹水、腹部胀满为主要症状。⑤腄腄（chuí）然：形容小腹胀满下坠的样子。⑥沉痔：日久不愈的痔疾。

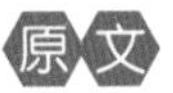

黄帝曰：病之六变者，刺之奈何？

岐伯曰：诸急①者多寒；缓者多热；大者多气少血；小者血气皆少；滑者阳气盛，微有热；涩者多血少气，微有寒。是故刺急者，深内②而久留之；刺缓者，浅内③而疾发针，以去其热；刺大者，微泻其气，无出其血；刺滑者，疾发针而浅内之，以泻其阳气而去其热；刺涩者，必中其脉，随其逆顺而久留之。必先按而循之，已发针，疾按其痏④，无令其血出，以和其脉；诸小者，阴阳形气俱不足，勿取以针，而调以甘药⑤也。

注释

①急：紧脉。急、缓、大、小、滑、涩等脉象，代表内脏的六种病变。②深内：深刺。内，同"纳"，指进针。③浅内：浅刺。④痏（wěi）：泛指针孔而言。⑤甘药：指具有健脾和胃的甘温之药。

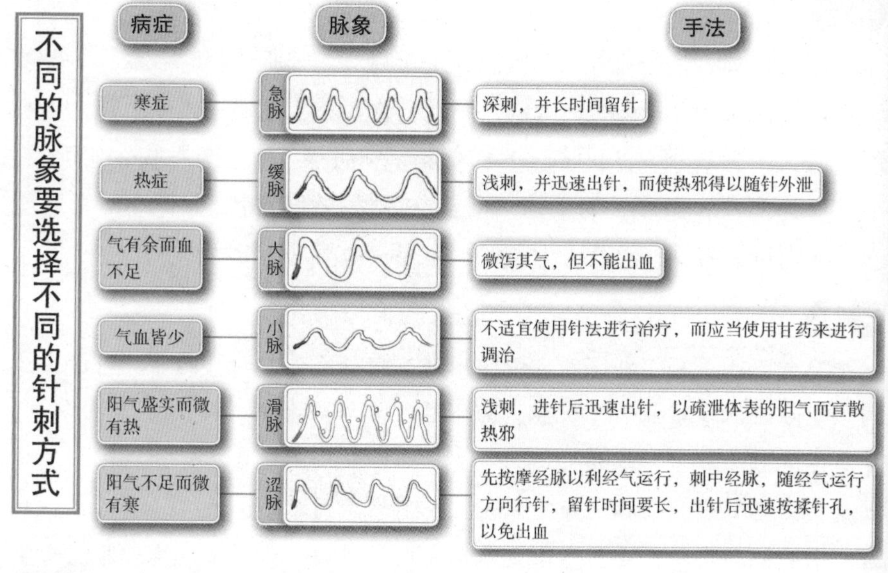

原文

黄帝曰：余闻五脏六腑之气，荥输所入为合，令何道从入，入安连过？愿闻其故。

岐伯答曰：此阳脉之别入于内，属于腑者也。

黄帝曰：荥输与合，各有名乎？

岐伯曰：荥输治外经，合治内腑。

原文

黄帝曰：治内腑奈何？

岐伯曰：取之于合。

黄帝曰：合各有名乎？

岐伯答曰：胃合于三里，大肠合入于巨虚上廉，小肠合入于巨虚下廉，三焦合入于委阳，膀胱合入于委中央，胆合入于阳陵泉。

黄帝曰：取之奈何？

岐伯答曰：取之三里者，低跗①取之；巨虚者，举足取之；委阳者，屈伸而索之；委中者，屈而取之；阳陵泉者，正竖膝，予之齐，下至委阳之阳取之；取诸外经者，揄申而从之。

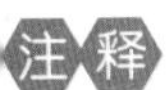

① 低跗：将足背低下着地。跗，足背部。马元台："取三里者，将足之跗面低下著地而取之，不使之举足。"

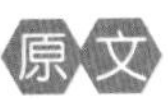

黄帝曰：愿闻六腑之病。

岐伯答曰：面热者，足阳明病；鱼络血者[①]，手阳明病；两跗之上脉竖陷者，足阳明病。此胃脉也。

大肠病者，肠中切痛而鸣濯濯[②]，冬日重感于寒即泄，当脐而痛，不能久立。与胃同候，取巨虚上廉。

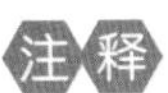

① 鱼络血者：指手掌上手鱼际部位血脉瘀滞不通或有瘀斑。② 濯濯（zhuó）：水在肠中流动鸣响的声音，今称肠鸣。

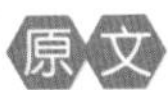

胃病者，腹䐜胀，胃脘当心而痛，上支两胁，膈咽不通，食饮不下，取之三里也。

小肠病者，小腹痛，腰脊控睾而痛，时窘之后[①]，当耳前热，若寒甚，若独肩上热甚，及手小指次指之间热，若脉陷者，此其候也。手太阳病也，取之巨虚下廉。

三焦病者，腹气满，小腹尤坚，不得小便，窘急，溢则水，留即为胀。候在足太阳之外大络，大络在太阳少阳之间，亦见于脉，取委阳。

注释

① 时窘之后：疼痛厉害，窘急难忍，而欲大便。后，大便的避讳语。

六腑的病变

部位	病症	治疗穴位
大肠	肠中阵阵切痛，并伴有肠鸣；如果再感受了寒邪，就会立即引起泄泻，并在脐周发生疼痛，其痛难忍，不能久立	足阳明胃经的上巨虚穴
胃	腹部胀满，在中焦胃脘部的心窝处发生疼痛，支撑两旁的胸胁作痛，胸膈与咽喉间阻塞不通，使饮食不能下咽	足阳明胃经的足三里穴
小肠	少腹部作痛，腰脊牵引睾丸发生疼痛，大小便不利，耳前发热或发冷，或肩部、手小指与无名指之间发热，或络脉虚陷不起	足阳明胃经的下巨虚穴
三焦	腹气胀满，少腹部尤为满硬坚实，小便不通而尿意窘急，水液泛溢于肌肤形成水肿，或停留在腹部形成胀病	足太阳膀胱经的委阳穴
膀胱	少腹部偏肿且疼痛，按揉痛处则立即产生尿意，却又尿不出来	足太阳膀胱经的委中穴
胆	时日发叹息而长出气，口中发苦，因胆汁上溢而呕出苦水；心神不宁，胆怯心跳，咽部如有物梗阻，多次想把它吐出来，却什么也吐不出	足少阳胆经循行通路起讫点处，或因血气不足而致的经脉陷下之处；有寒热往来症状则取用足少阳胆经的阳陵泉穴

原文

膀胱病者，小腹偏肿[①]而痛，以手按之，即欲小便而不得，肩上热若脉陷，及足小指外廉及胫踝后皆热。若脉陷，取委中央。

胆病者，善太息，口苦，呕宿汁，心下澹澹[②]恐人将捕之，嗌中吩

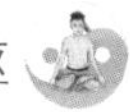

吩然[3]，数唾。在足少阳之本末，亦视其脉之陷下者灸之，其寒热者取阳陵泉。

注释

①小腹偏肿：指小腹部肿胀。中医以脐下三寸以下为小腹。②澹澹（dàn）：水波动貌。这里指心慌心跳。③嗌中吩吩然：咽喉中如有异物作梗，咯吐不舒。

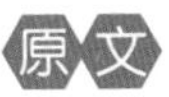

原文

黄帝曰：刺之有道乎？

岐伯答曰：刺此者，必中气穴[1]，无中肉节[2]。中气穴则针游于巷，中肉节即皮肤痛。补泻反则病益笃，中筋则筋缓，邪气不出，与其真相搏，乱而不去，反还内著。用针不审，以顺为逆也。

针刺各穴时遵循的原则

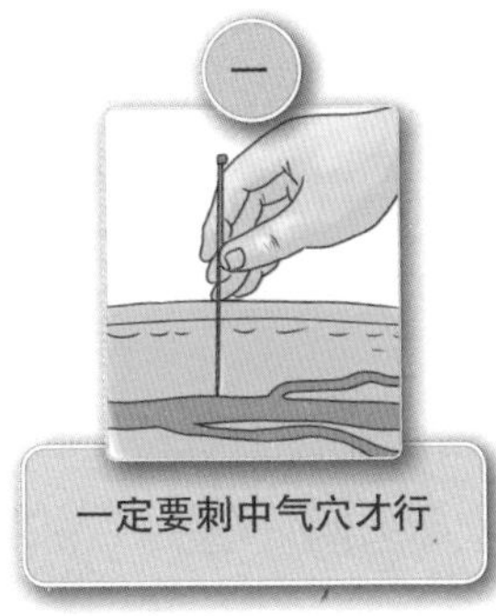

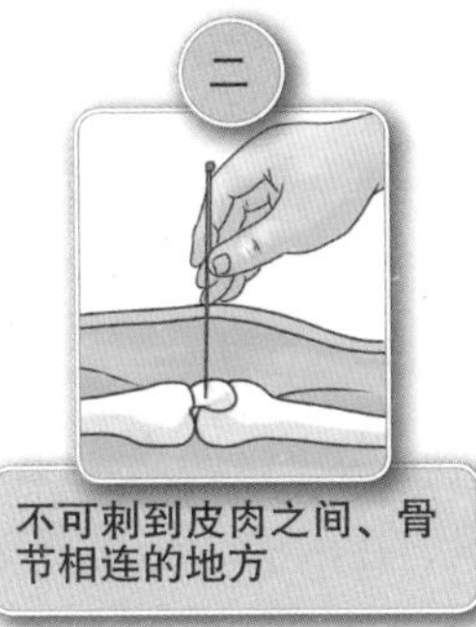

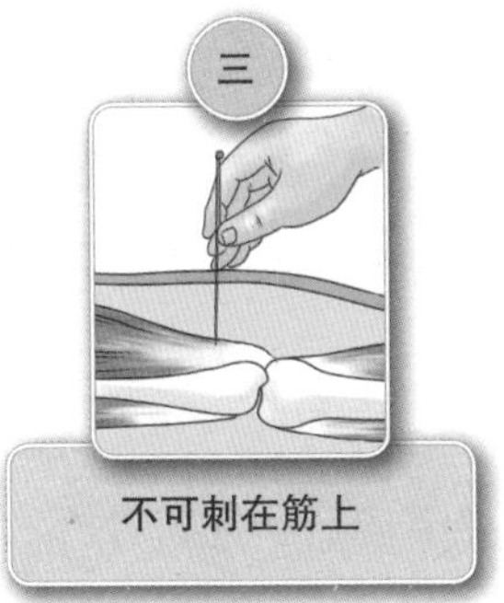

注释

①气穴：泛指全身所有的腧穴。腧穴和经气相通，故称气穴。②肉节：肌肉之间的节界。张介宾："肉有节界，是谓肉节。"

寿夭刚柔：寿命与体质

导读

寿夭，即寿命的长短。夭，夭折、夭亡之意。刚柔，指人体不同的刚柔体质类型，包括形体的缓急、元气的盛衰、皮肤的厚薄、肌肉的坚脆、骨骼的大小、脉气的坚弱等方面。本篇主要论述如何根据人的体质刚柔类型，判断人体的发病情况，预测人的生死寿夭，所以篇名“寿夭刚柔”。

本篇的主要内容包括：一、论述人体不同的刚柔体质类型，以及人体内外的阴阳属性；二、说明要根据病邪性质和发病部位确定相应的治疗方法；三、提出刺法有“三变”，并详细介绍用药熨治疗寒痹的制方和功用。

原文

黄帝问于少师[①]曰：余闻人之生也，有刚有柔，有弱有强，有短有长，有阴有阳，愿闻其方。

少师答曰：阴中有阴，阳中有阳，审知阴阳，刺之有方，得病所始，刺之有理，谨度病端[②]，与时相应。内合于五脏六腑，外合于筋骨皮肤，是故内有阴阳，外亦有阴阳。在内者，五脏为阴，六腑为阳；在外者，筋骨为阴，皮肤为阳。故曰病在阴之阴者[③]，刺阴之荥输；病在阳之阳者[④]，刺阳之合；病在阳之阴者[⑤]，刺阴之经；病在阴之阳者[⑥]，刺络脉。故曰病在阳者名曰风，病在阴者名曰痹，阴阳俱病名曰风痹。病有形而不痛者，阳之类也；无形而痛者，阴之类

只有先掌握阴阳规律，才能很好地运用针刺的治疗方法。
您讲讲人体先天素质的差别和应当采取的针刺方法吧！
少师向黄帝详细讲述怎样根据先天素质的不同而采取不同的针刺方法

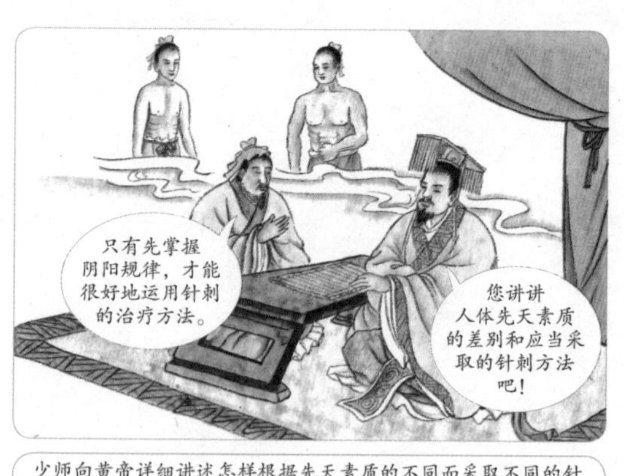

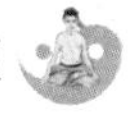

也。无形而痛者，其阳完而阴伤之也，急治其阴，无攻其阳；有形而不痛者，其阴完而阳伤之也，急治其阳，无攻其阴。阴阳俱动，乍有形，乍无形，加以烦心，命曰阴胜其阳，此谓不表不里，其形不久⑦。

注释

①少师：相传为黄帝的大臣。②谨度（duó）病端：意谓谨慎地推测疾病发生的原因。度，推测，衡量。端，有“本”“始”的含义。③病在阴之阴者：指病变的部位在脏。内为阴，五脏为阴中之阴。④病在阳之阳者：指病变的部位在皮肤。外为阳，皮肤为外之阳，故云“阳之阳”。⑤病在阳之阴者：指病变的部位在筋骨。外为阳，筋骨为外之阴。⑥病在阴之阳者：指病变的部位在腑。内为阴，六腑为阴中之阳。⑦其形不久：即预后不良。

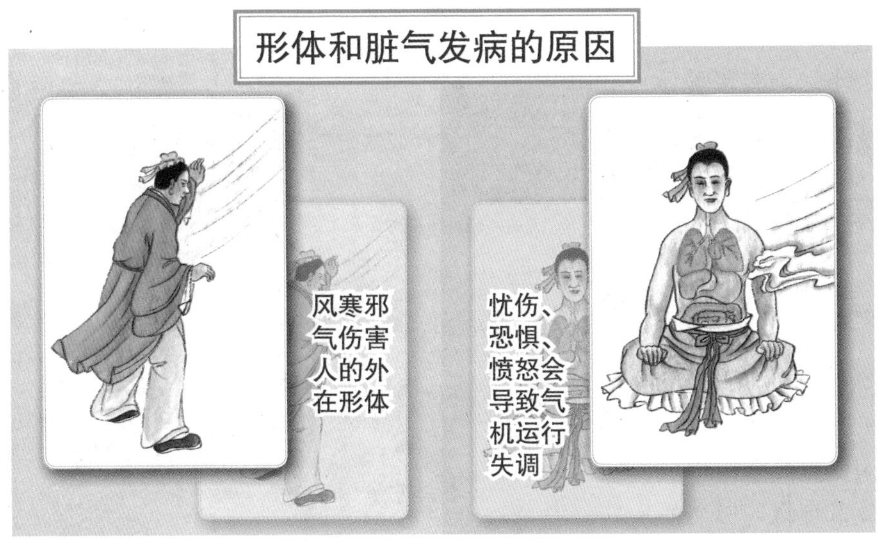

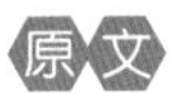

原文

黄帝问于伯高①曰：余闻形气，病之先后、外内之应，奈何？

伯高答曰：风寒伤形，忧恐忿怒伤气。气伤脏，乃病脏。寒伤形，乃应形。风伤筋脉，筋脉乃应。此形气外内之相应也。

黄帝曰：刺之奈何？

伯高答曰：病九日者，三刺而已；病一月者，十刺而已。多少远近，以此衰之②。久痹不去身③者，视其血络，尽出其血。

黄帝曰：外内之病，难易之治，奈何？

伯高答曰：形先病而未入脏者，刺之半其日；脏先病而形乃应者，刺之倍其日。此外内难易之应也。

注释

①伯高：相传为黄帝的大臣。②以此衰之：即按比数递减。衰之，在此有“减少”的含义。马元台：“人之感病不同，日数各有多少远近，以此大略，病三日而刺一次者之法，等而杀之。”③久痹不去身：病邪内侵，经久不愈。

原文

黄帝问于伯高曰：余闻形有缓急，气有盛衰，骨有大小，肉有坚脆，皮有厚薄，其以立寿夭，奈何？

伯高答曰：形与气相任[①]则寿，不相任则夭；皮与肉相裹则寿，不相裹则夭；血气经络胜形[②]则寿，不胜形则夭。

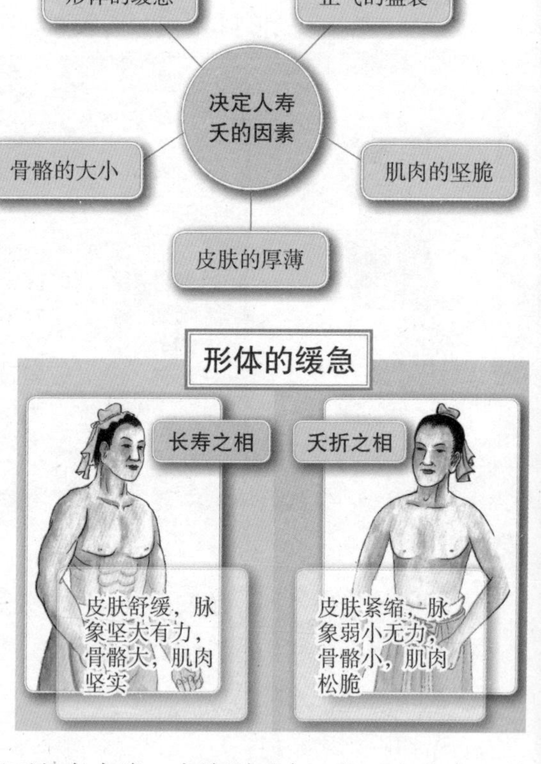

黄帝曰：何谓形之缓急？

伯高答曰：形充而皮肤缓者则寿，形充而皮肤急者则夭。形充而脉坚大者顺也，形充而脉小以弱者气衰，衰则危矣。若形充而颧不起者骨小，骨小则夭矣。形充而大肉䐃坚而有分者肉坚，肉坚则寿矣；形充而大肉无分理不坚者肉脆，肉脆则夭矣。此天之生命，所以立形定气而视寿夭者。必明乎此，立形定气，而后以临患者，决死生。

 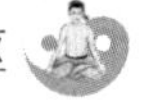

注释

①相任：相当，相应，彼此协调。②胜形：血气经络不但与外形相称，而且要更为强盛才能长寿。

原文

黄帝曰：余闻寿夭，无以度之。

伯高答曰：墙基卑，高不及其地者[①]，不满三十而死；其有因加疾者，不及二十而死也。

黄帝曰：形气之相胜，以立寿夭奈何？

伯高答曰：平人而气胜形者寿；病而形肉脱，气胜形者死，形胜气者危矣。

注释

①“墙基卑"两句：这是以比喻的方法来说明面部形态。墙基，在此指耳边下部。地，指耳前肌肉。大意是说面部肌肉陷下，四周骨骼显露。

原文

黄帝曰：余闻刺有三变，何谓三变？

伯高答曰：有刺营者，有刺卫者，有刺寒痹之留经者。

黄帝曰：刺三变者，奈何？

伯高答曰：刺营者，出血；刺卫者，出气；刺寒痹者，内热[①]。

黄帝曰：营卫寒痹之为病，奈何？

伯高答曰：营之生病也，寒热少气，血上下行。卫之生病也，气痛时来时去，怫忾贲响[②]，风寒客于肠胃之中。寒痹之为病也，留而不去，时痛而皮不仁。

黄帝曰：刺寒痹内热，奈何？

伯高答曰：刺布衣者，以火焠[③]之。刺大人者，以药熨[④]之。

注释

①内热：指温其经脉，使热气入于内，血脉流通。内，同“纳”。②怫（fú）忾贲响：气郁满闷而窜动作响。怫，郁闷不舒。忾，气满。贲，通

“奔”。③ 焠（cuì）：烧，即烧针法。④ 药熨（wèi）：把药物烘热敷患处。

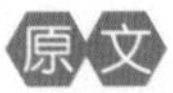

原文

黄帝曰：药熨奈何？

伯高答曰：用淳酒[①]二十斤，蜀椒一斤，干姜一斤，桂心一斤，凡四种，皆㕮咀[②]，渍[③]酒中。用绵絮一斤，细白布四丈，并内酒中。置酒马矢煴[④]中，盖封涂，勿使泄。五日五夜，出布绵絮，曝干之，干复渍，以尽其汁。每渍必晬其日[⑤]，乃出干。干，并用滓与绵絮，复布为复巾[⑥]长六七尺，为六七巾。则用之生桑炭[⑦]炙巾，以熨寒痹所刺之处，令热入至于病所，寒复炙巾以熨之，三十遍而止。汗出以巾拭身，亦三十遍而止。起步内中[⑧]，无见风。每刺必熨，如此病已矣。此所谓内热也。

药熨的方法

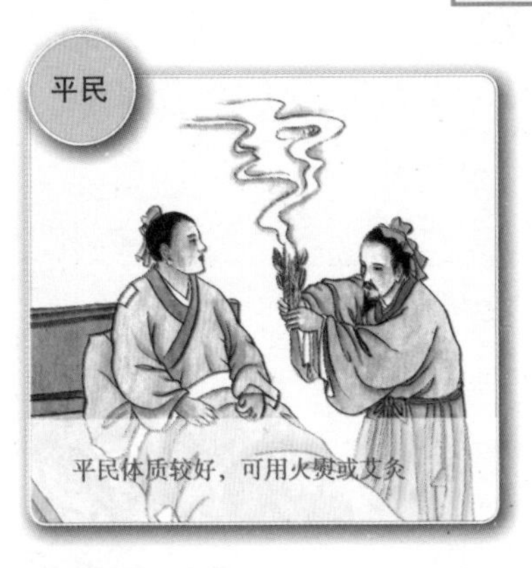

平民体质较好，可用火熨或艾灸

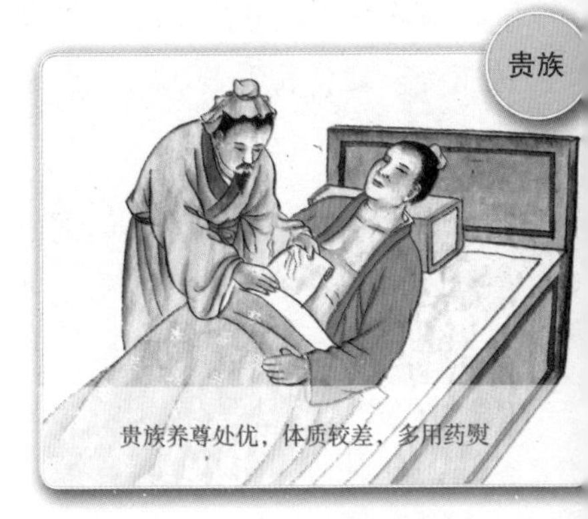

贵族养尊处优，体质较差，多用药熨

注释

① 淳酒：气味浓厚纯正的烈酒。② 㕮（fǔ）咀（jǔ）：古代加工药物有用牙齿嚼碎的方法，后世改用刀剑，仍通称“㕮咀”。③ 渍（zì）：沤、浸泡的意思。④ 马矢煴（yūn）：用干马粪点燃郁烟。煴，没有火苗的火堆。⑤ 晬（zuì）其日：一整天。晬，婴儿满百日或满周岁。⑥ 复布为复巾：用双层布做成的夹袋，能放入药滓与棉絮。复，重叠。复巾，双层布。⑦ 生桑炭：新鲜的桑木烧成的木炭。⑧ 起步内中：起身在房间内行走。

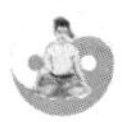

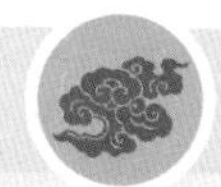

本神："神"是人体的根本

导读

本，即以之为本，探究本源的意思。神，即人的精神活动，狭义的神专指心所主的功能，广义的神则包括五脏所主的精、神、魂、魄、意、志、思、虑等各类精神思维活动。本篇主要讨论了人的精神活动对五脏的影响，指出必须先了解患者的精神活动，然后才能进行针刺治疗，所以篇名"本神"。

本篇的主要内容有：一、阐述神的含义及其重要性，提出要注意调摄心神的养生主张；二、讲述五脏所藏的各种精神情志及其发病的情况；三、叙述各类情志疾病的症状及其调治原则。

原文

黄帝问于岐伯曰：凡刺之法，先必本于神[1]。血、脉、营、气、精、神，此五脏之所藏也。至其淫泆离脏[2]则精失，魂魄飞扬[3]，志意恍乱[4]，智虑去身者，何因而然乎？天之罪与？人之过乎？何谓德、气[5]、生、精、神、魂、魄、心、意、志、思、智、虑？请问其故。

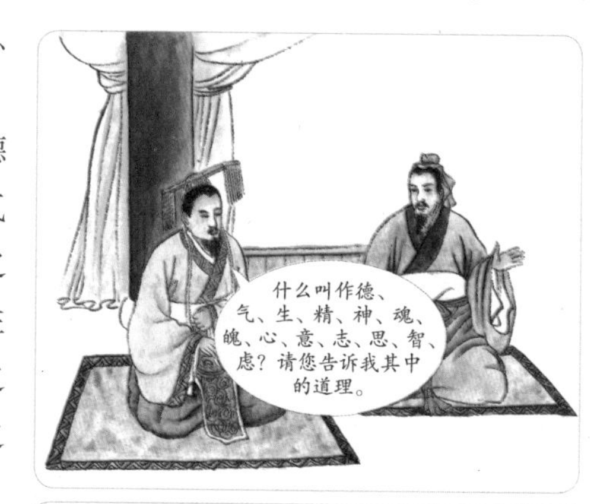

什么叫作德、气、生、精、神、魂、魄、心、意、志、思、智、虑？请您告诉我其中的道理。
黄帝向岐伯请教德、气、生、精、神、魂、魄、心、意、志、思、智、虑的相关知识

岐伯答曰：天之在我者，德也；地之在我者，气也。德流气薄[6]而生者也。故生之来谓之精，两精相搏[7]谓之神，随神往来者谓之魂，并精而出入者谓之魄，所以任[8]物者谓之心，心之所忆谓之意，意之所存谓之志，因志而存变谓之思，因思而远慕

谓之虑，因虑而处物谓之智。

故智者之养生也，必顺四时而适寒暑，和喜怒而安居处，节阴阳而调刚柔，如是则僻邪不至，长生久视⑨。

注释

① 神：这里指广义的神，概括了人体整个生命活动现象，是各种精神意志活动的总称。包括下文所讲“血、脉、营、气、精、神”等生理活动的内容。神是内部脏腑功能活动的外在表现，神气的有无，代表着内里脏腑功能的正常与否，影响着治疗效果。② 淫泆（yì）离脏：指七情过度，任性恣纵，则可使五脏的精气散失。泆，恣纵。③ 魂魄飞扬：即神魂飘荡不安。魂，是精神活动之一，属广义的神的范围，属阳，藏于血中，与肝关

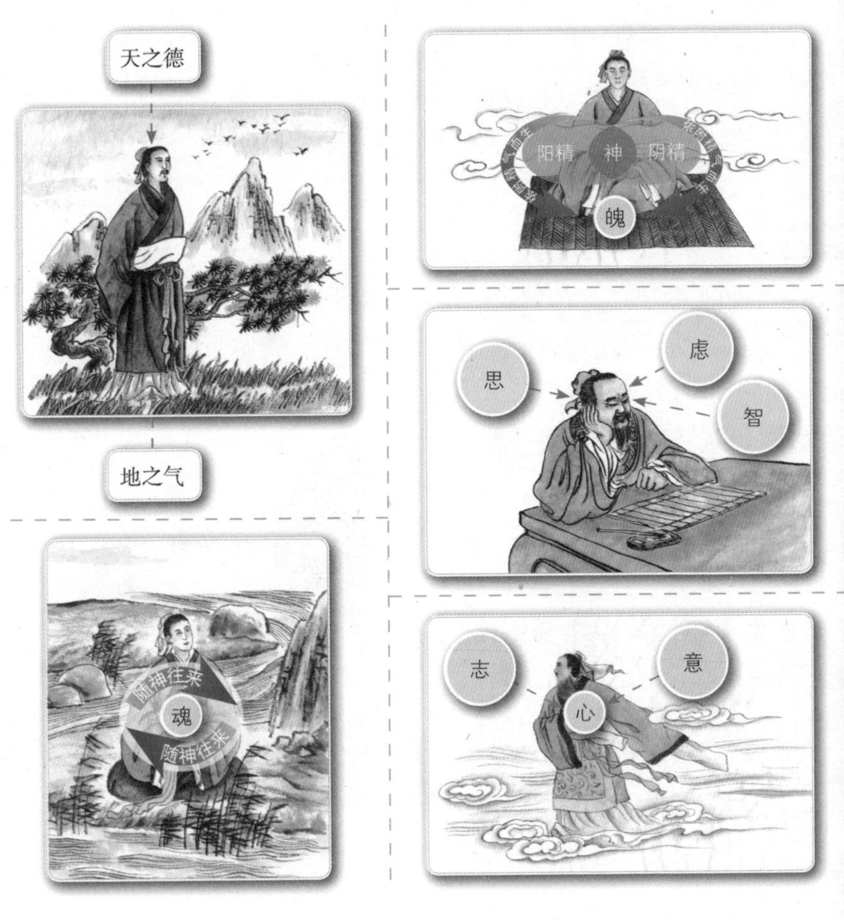

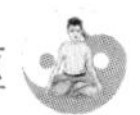

系密切，在神的支配下主精神意识活动。魄，是先天的本能，主本能的感觉、运动等，如眨眼反射、婴儿吮乳等，属阴，与肺关系密切。飞扬，飘荡不安。《左传·昭公七年》孔颖达疏："形气既殊，魂魄各异，附形之灵为魄，附气之神为魂也。附形之灵者，谓初生之时，耳目心识，手足运动，啼呼为声，此则魄之灵也；附气之神者，谓精神性识，渐有所知，此则附气之神也。"④ 志意恍乱：精神混乱，茫然无主。⑤ 德、气：古代哲人认为万物由天之气、地之形和合化生。有时天气也称为"天德"，包括上文所提到的精、神、魂、魄等。人死后，精神魂魄又回到天上，所以古人祭祀祖先，是相信祖先的灵魂在天上。当前很多注家把德理解为四时气候以及日光、雨露等自然界的正常变化。这样理解虽然有其合理性，但与古人原意并不符合。《管子·内业》："凡人之生也，天出其精，地出其形，合此以为人。"⑥ 德流气薄：在天之气下流与在地之气上交结合。薄，迫近，附着。⑦ 两精相搏：即男女交媾，两精结合。精，此处指男女两性生殖之精。张介宾："两精者，阴阳之精也。搏，交结也。"⑧ 任：担任，主管。⑨ 长生久视：寿命延长，不易衰老之意。《吕氏春秋》有"莫不欲长生久视"，注云："视，活也。"《老子·五十九章》有"是谓深根固柢，长生久视之道"。

原文

是故怵惕[①]思虑者则伤神，神伤则恐惧，流淫而不止[②]。因悲哀动中者，竭绝而失生[③]。喜乐者，神惮散而不藏[④]。愁忧者，气闭塞而不行。盛怒者，迷惑而不治[⑤]。恐惧者，神荡惮而不收[⑥]。

心，怵惕思虑则伤神，神伤则恐惧自失，破䐃脱肉，毛悴色夭，死于冬。

脾，愁忧而不解则伤意，意伤则悗乱[⑦]，四肢不举，毛悴色夭，死于春。

肝悲哀动中则伤魂，魂伤则狂忘不精，不精则不正，当人阴缩而挛筋，两胁骨不举，毛悴色夭，死于秋。

肺喜乐无极则伤魄，魄伤则狂，狂者意不存人，皮革焦，毛悴色夭，死于夏。

肾盛怒而不止则伤志，志伤则喜忘其前言，腰脊不可以俯仰屈伸，毛悴色夭，死于季夏。

恐惧而不解则伤精，精伤则骨酸痿厥，精时自下。是故五脏主藏精者也，不可伤，伤则失守而阴虚，阴虚则无气，无气则死矣。是故用针者，察观患者之态，以知精神魂魄之存亡，得失之意，五者以伤，针不可以治之也。

注释

①怵（chù）惕：恐惧不安的样子。怵，恐惧。惕，惊恐不安。②流淫而不止：此处指滑精带下。张介宾："流淫谓流泄淫溢。如下文所云恐惧而不解则伤精，精时自下者是也。"③竭绝而失生：包络逐渐断绝而丧失生命。张介宾："悲则气消，悲哀太甚则胞络绝，故至失生。竭者绝之渐，绝则尽绝无余矣。"④神惮（dàn）散而不藏：神气耗散而不能归藏于心。张介宾："喜发于心，乐散在外，暴喜伤阳，故神气惮散而不藏。惮，惊惕也。"⑤迷惑而不治：张介宾："怒则气逆，甚者心乱，故至昏迷惶惑而不治。不治，乱也。"⑥荡惮而不收：张介宾："恐惧则神志惊散，故荡惮而不收。上文言喜乐者，神惮散而不藏，与此稍同。但彼云不藏者，神不能持而流荡也；此云不收者，神为恐惧而散失也。所当详辨。"⑦悗（mán）：闷，胸膈苦闷。乱：烦乱。

原文

肝藏血，血舍魂[①]。肝气虚则恐，实则怒。脾藏营，营舍意。脾气虚则四肢不用，五脏不安，实则腹胀，经溲不利[②]。心藏脉，脉舍神。心气虚则悲，实则笑不休。肺藏气，气舍魄。肺气虚，则鼻塞不利，少气；实则喘喝，胸盈仰息。肾藏精，精舍志，肾气虚则厥，实则胀，五脏不安。必审五脏之病形，以知其气之虚实，谨而调之也。

注释

①血舍魂：倒装句，意即魂的功能凭依肝藏于血之中。舍，有住宿寄居的含义。②经溲不利：大小便不利。经，《甲乙经》作"泾"（jīng）。《素问·调经论》王冰注："经，大便；溲，小便也。"

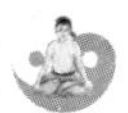

五脏的症状

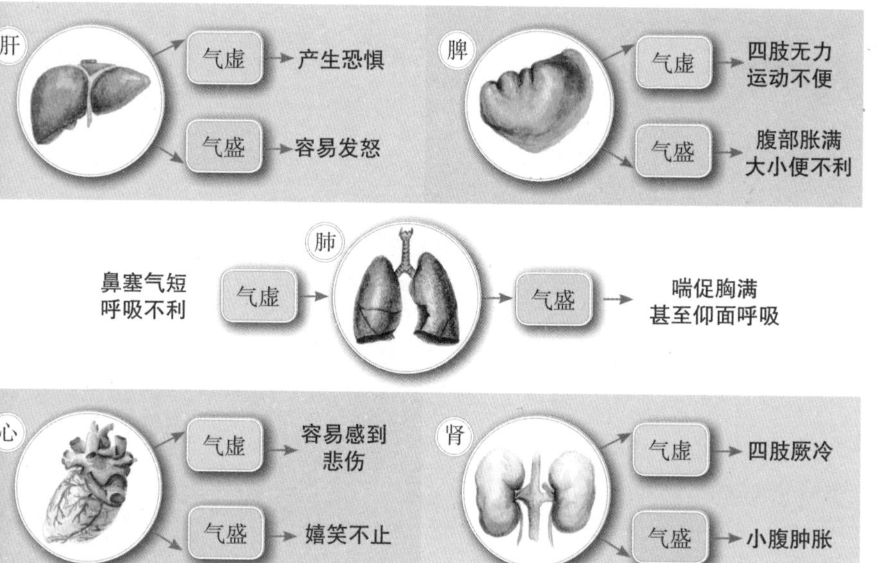
肝
气虚
产生恐惧
气盛
容易发怒
脾
气虚
四肢无力
运动不便
气盛
腹部胀满
大小便不利
肺
鼻塞气短
呼吸不利
气虚
气盛
喘促胸满
甚至仰面呼吸
心
气虚
容易感到
悲伤
气盛
嬉笑不止
肾
气虚
四肢厥冷
气盛
小腹肿胀

终始：两处脉象的诊察

导读

本篇所谓"终始"，既指人体经脉之气的循环不息，周而复始，又指本篇所论内容以"终始"开篇，又以"六经终绝"的症状结尾，首尾呼应，有始有终。故以"终始"名篇。

本篇的主要内容包括：一、讨论通过脉口和人迎的脉象对比，诊断疾病并确定针刺补泻的治疗方法；二、指出要根据患者体质、气候寒温和发病部位等决定针刺的深浅先后；三、说明针刺的十二种禁忌；四、详述六经气血终绝时的症状。

原文

凡刺之道，毕于《终始》。明知终始，五脏为纪①，阴阳定矣。阴者主脏，阳者主腑。阳受气于四末，阴受气于五脏②。故泻者迎之，补者随之。知迎知随，气可令和。和气之方，必通阴阳。五脏为阴，六腑为阳。传之后世，以血为盟③。敬之者昌，慢之者亡。无道行私，必得夭殃④。

注释

① 五脏为纪：意谓"终始"的内容，以五脏为纲领。纪，总要。②"阳受气"两句：意为手足三阳经脉在四肢末端接受脉气。阳，指手足三阳经脉。四末，即四肢指（趾）端。马元台："阳在外，受气于四肢；阴在内，受气于五脏。"③ 以血为盟：是古人盟

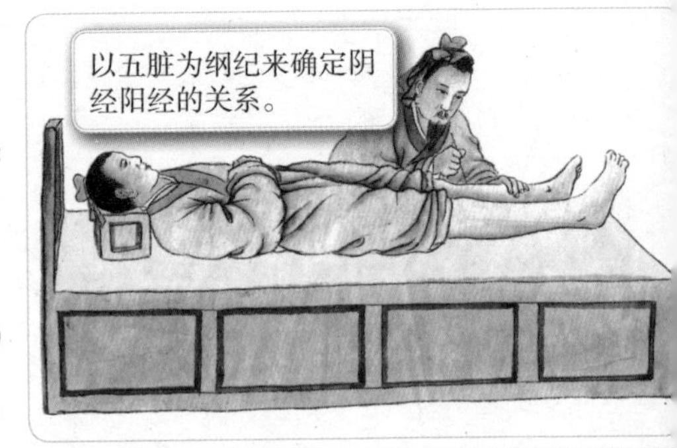

医生针灸时，切不可胡乱针刺，否则会产生严重后果，严重的会导致患者死亡

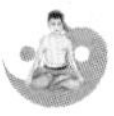

誓时一种极其庄重的仪式。即宰杀牲畜取血，由参加订盟的人共同吸饮或涂于口旁，以此表示决不背信弃约。④ 无道行私，必得天殃：不懂得医学至道，而自以为是，妄加诊治，就会招致患者夭折死亡的祸殃。夭殃，夭折死亡的祸害。张介宾："不明至道，而强不知以为知，即无道行私也。"

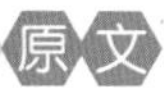

原文

谨奉天道，请言终始！终始者，经脉为纪。持其脉口人迎，以知阴阳，有余不足，平与不平。天道毕矣。所谓平人者不病。不病者，脉口人迎应四时也，上下相应而俱往来也，六经之脉不结动也，本末之寒温之相守司也，形肉血气必相称也，是谓平人。少气者，脉口人迎俱少而不称尺寸也。如是者，则阴阳俱不足。补阳则阴竭，泻阴则阳脱。如是者，可将以甘药，不可饮以至剂。如是者，弗灸。不已者，因而泻之，则五脏气坏矣。

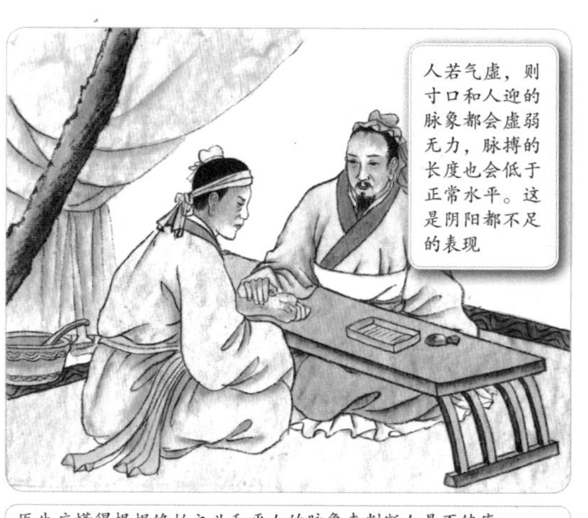

人若气虚，则寸口和人迎的脉象都会虚弱无力，脉搏的长度也会低于正常水平。这是阴阳都不足的表现
医生应懂得根据终始之义和平人的脉象来判断人是否健康

原文

人迎一盛①，病在足少阳；一盛而躁，病在手少阳。人迎二盛，病在足太阳；二盛而躁，病在手太阳。人迎三盛，病在足阳明；三盛而躁，病在手阳明。人迎四盛，且大且数，名曰溢阳②，溢阳为外格③。脉口一盛，病在足厥阴；一盛而躁，在手心主。脉口二盛，病在足少阴；二盛而躁，在手少阴。脉口三盛，病在足太阴；三盛而躁，在手太阴。脉口四盛，且大且数者，名曰溢阴④，溢阴为内关。内关不通，死不治。人迎与太阴脉口俱盛四倍以上，命曰关格⑤。关格者，与之短期。

注释

① 人迎一盛：人迎之脉大于寸口之脉一倍。下文"二盛""三盛""四

盛”，就是大二倍、三倍、四倍。“脉口一盛、二盛、三盛、四盛”，与上同义。② 溢阳：因六阳之气偏盛而盈溢于外，人迎脉显著大于寸口脉的阳盛之脉。溢，盈满。③ 外格：六阳之气盛实，格拒于外，不能与阴气相交，阴阳表里相离决。格，格拒。张介宾：“人迎盛至四倍，且大且数者，乃六阳偏盛之极，盈溢于府，格拒六阴，是为外格。”④ 溢阴：因六阴之气偏盛而盈溢，导致寸口脉显著大于人迎脉的阴盛之脉。张介宾：“脉口四盛，且大且数者，乃六阴偏盛，盈溢于脏，表里隔绝，是为内关，主死不治。”⑤ 关格：阴盛极为关，即关闭阴于内；阳盛极为格，即阳气格拒于外；阴阳俱盛不协调，内外阴阳相互格拒而脱节，为关格。张介宾：“人迎主阳，脉口主阴，若俱盛至四倍以上，则各盛其盛，阴阳不交，故曰关格，可与言死期也。”

原文

人迎一盛，泻足少阳而补足厥阴，二泄一补，日一取之，必切而验之，疏取之上[①]，气和乃止。人迎二盛，泻足太阳，补足少阴，二泻一补，二日一取之，必切而验之，疏取之上，气和乃止。人迎三盛，泻足阳明而补足太阴，二泻一补，日二取之，必切而验之，疏取之上，气和乃止。脉口一盛，泻足厥阴而补足少阳，二补一泻，日一取之，必切而验之，疏而取之上，气和乃止。脉口二盛，泻足少阴而补足太阳，二补一泻，二日一取之，必切而验之，疏取之上，气和乃止。脉口三盛，泻足太阴而补足阳明，二补一泻，日二取之，必切而验之，疏而取之上，气和乃止。所以日二取之者，太阴主胃，大富于谷气，故可日二取之也。人迎与脉口俱盛三倍以上，命曰阴阳俱溢，如是者不开，则血脉闭塞，气无所行，流淫于中，五脏内伤。如此者，因而灸之，则变易而为他病矣。

注释

① 疏取之上：马元台：“疏而取穴于胆肝二经之上，盖彼此之穴相间之谓疏也。”《太素》卷十四作“躁”，文义较为通顺。

原文

凡刺之道，气调而止。补阴泻阳，音气益彰，耳目聪明。反此者，血气不行。

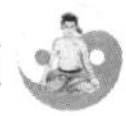

所谓气至而有效[①]者，泻则益虚。虚者，脉大如其故而不坚也。坚如其故者，适虽言快，病未去也。补则益实。实者，脉大如其故而益坚也。夫如其故而不坚者，适虽言快，病未去也。故补则实，泻则虚。痛虽不随针，病必衰去。必先通十二经脉之所生病，而后可得传于终始矣。故阴阳不相移，虚实不相倾，取之其经。

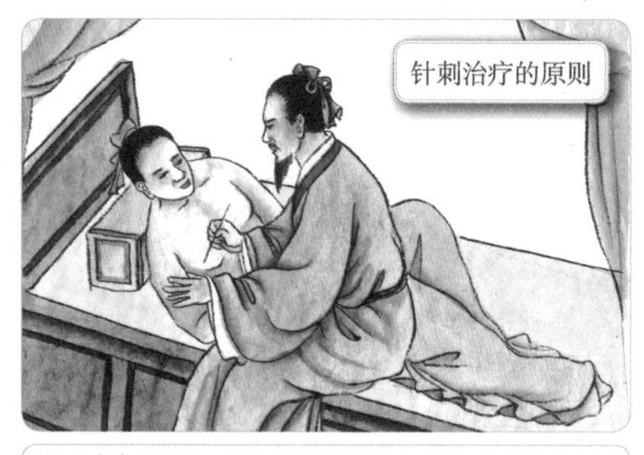

医生为患者针刺是以调和阴阳之气为目的的

注释

①气至而有效：中医以针刺治病取效的关键在于得气，即“气至”。人体生命活动的关键在于气血的畅通周流。疾病之所以发生，就是因为气血出了问题，治疗时也是以调动和恢复气血的功能为目标。所以，只有“气至”，即有了酸、麻、胀、痛及循经感传的现象，才会有疗效。气至，即得气，也称有针感，指将针刺入穴位后产生了经气感应，医生感到针下有徐缓或沉紧感，患者则感到针下有酸、麻、胀、痛，这种感觉会沿着一定的部位和方向扩散传导。

原文

凡刺之属，三刺[①]至谷气。邪僻妄合[②]，阴阳易居。逆顺相反，沉浮异处[③]。四时不得[④]，稽留淫泆。须针而去。故一刺则阳邪出，再刺则阴邪出，三刺则谷气至，谷气至而止。所谓谷气至者，已补而实，已泻而虚，故以知谷气至也。邪气独去者，阴与阳未能调，而病知愈也。故曰补则实，泻则虚。痛虽不随针，病必衰去矣。

注释

①三刺：指针刺皮肤、肌肉、分肉三种深浅不同部位的刺法。②邪僻妄合：指不正之气即邪气与人体的血气混合。③沉浮异处：脉气当沉而反浮之在表，当浮而反沉之在里。杨上善：“春脉或沉，冬脉或浮，故曰异

处。”④ 四时不得：脉气不能与四时相顺应。张志聪：“四时不得者，不得其升降浮沉也。”

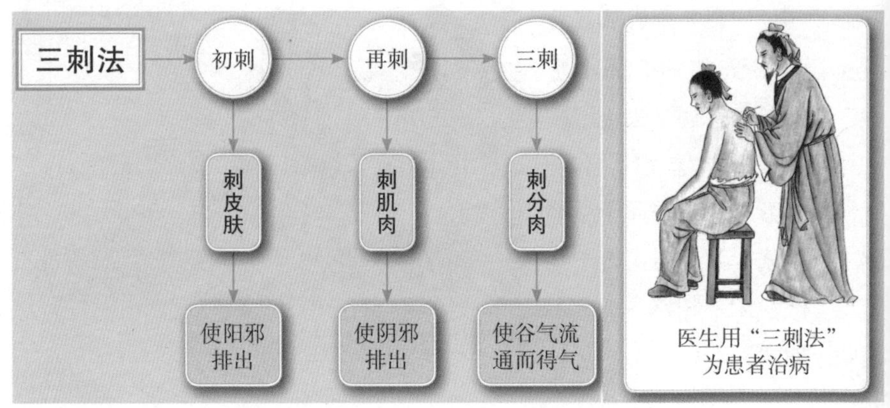

医生用“三刺法”为患者治病

原文

阴盛而阳虚，先补其阳，后泻其阴而和之。阴虚而阳盛，先补其阴，后泻其阳而和之。

原文

三脉[①]动于足大指之间，必审其实虚。虚而泻之，是谓重虚。重虚，病益甚。凡刺此者，以指按之。脉动而实且疾者则泻之，虚而徐者则补之。反此者，病益甚。其动也，阳明在上，厥阴在中，少阴在下。膺腧中膺，背腧中背。肩膊虚者，取之上[②]。重舌[③]，刺舌柱[④]以铍针也。手屈而不伸者，其病在筋；伸而不屈者，其病在骨。在骨守骨，在筋守筋。

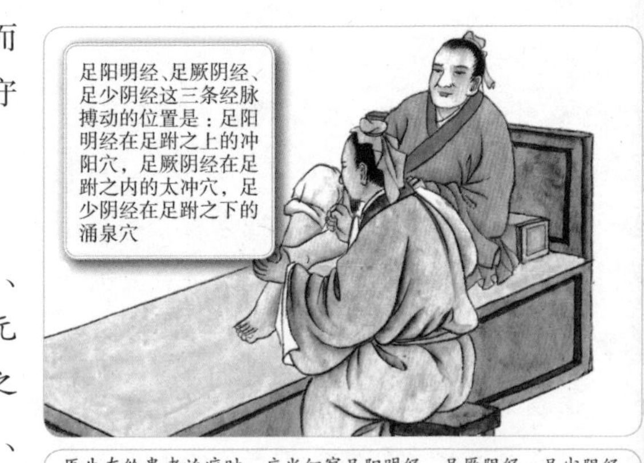

足阳明经、足厥阴经、足少阴经这三条经脉搏动的位置是：足阳明经在足跗之上的冲阳穴，足厥阴经在足跗之内的太冲穴，足少阴经在足跗之下的涌泉穴
医生在给患者治疗时，应当细察足阳明经、足厥阴经、足少阴经这三条脉络的虚实，然后根据不同的经脉选择相应部位的腧穴进行针刺治疗

注释

① 三脉：指足阳明、足厥阴、足少阴三脉。马元台：“阳明动于大指次指之间，凡厉兑、陷谷、冲阳、解溪，皆在足跗上也。厥阴

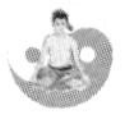

动于大指次指之间，正以大敦、行间、太冲、中封，在足跗内也。少阴则动于足心，其穴涌泉，乃足跗之下也。”② “膺腧”四句：张介宾：“凡肩膊之虚软而痛者，病有阴经阳经之异。阴经在膺，故治阴病者，当取膺腧而必中其膺；阳经在背，故治阳病者，当取背腧而必中其背。病在手经，故取之上。上者，手也。如手太阴之中府、云门，手厥阴之天池，皆膺腧也。手少阳之肩髎、天髎，手太阳之天宗、曲垣、肩外俞，皆背腧也。咸主肩膊虚痛等病。”③ 重舌：舌下的血脉鼓起，形如小舌，似为两舌相重，故称“重舌”。④ 舌柱：即舌下的筋，像柱一样，故称“舌柱”。

原文

泻一方实，深取之，稀按其痏①，以极出其邪气；补一方虚，浅刺之，以养其脉，疾按其痏②，无使邪气得入。邪气来也紧而疾，谷气来也徐而和。脉实者，深刺之，以泄其气；脉虚者，浅刺之，使精气无得出，以养其脉，独出其邪气。刺诸痛者，其脉皆实。

注释

① 稀按其痏：针刺后不马上按住针孔，以使邪气得以外泄。痏，原指针刺后留下的疤痕，在此指针孔。杨上善：“希，迟也。迟按针伤之处，使气泄也。”② 疾按其痏：针刺后马上按闭针孔，以使正气不外泄。杨上善：“按针伤之处，急关其门，使邪气不入，正气不出也。”

针刺注意事项一：脉象

脉象情况	针刺方法	注意事项
坚实有力	深刺	出针后不要太快按住针孔，以使邪气尽量排出
虚弱乏力	浅刺	出针时迅速按住针孔，以防止邪气的侵入

原文

故曰：从腰以上者，手太阴阳明皆主之；从腰以下者，足太阴阳明皆主之。病在上者下取之，病在下者高取之，病在头者取之足，病在腰者取之腘。病生于头者头重，生于手者臂重，生于足者足重。治病者，先刺其病所从生者也。

原文

春，气在毛；夏，气在皮肤；秋，气在分肉；冬，气在筋骨。刺此病者各以其时为齐[①]。故刺肥人者，以秋冬之齐；刺瘦人者，以春夏之齐。病痛者，阴也。痛而以手按之不得者，阴也，深刺之[②]。痒者，阳也，浅刺之[③]。病在上者，阳也；病在下者，阴也。

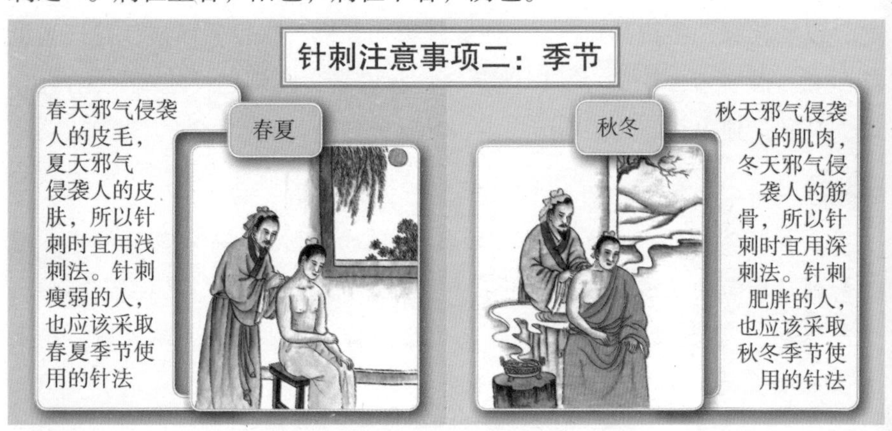

注释

① 齐：同“剂”。在此可理解为针刺的深浅、补泻的标准。②“病痛者”五句：张介宾：“凡病痛者，多由寒邪滞逆于经，及深居筋骨之间，凝聚不散，故病痛者为阴也。按之不得者，隐藏深处也，是为阴邪，故刺亦宜深。然则痛在浮浅者，由属阳邪可知也。但诸痛属阴者多耳。”③ 痒者，阳也，浅刺之：张介宾：“痒者，散动于肤腠，故为阳。”

原文

病先起阴者，先治其阴而后治其阳；病先起阳者，先治其阳而后治其阴。刺热厥者，留针，反为寒；刺寒厥者，留针，反为热。刺热厥者，二阴一阳；刺寒厥者，二阳一阴。所谓二阴者，二刺阴也；一阳者，一刺阳也。久病者，邪气入深。刺此病者，深内而久留之，间日而复刺之。必先调其左右，去其血脉。刺道毕矣。

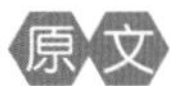

原文

凡刺之法，必察其形气。形肉未脱，少气而脉又躁，躁疾者，必为缪刺之。散气可收，聚气可布[①]。深居静处，占神往来；闭户塞牖，魂魄不散。专意一神，精气之分，毋闻人声，以收其精，必一其神，令志在针。浅而留之，微而浮之，以移其神，气至乃休。男内女外，坚拒勿出。谨守勿内，是谓得气。

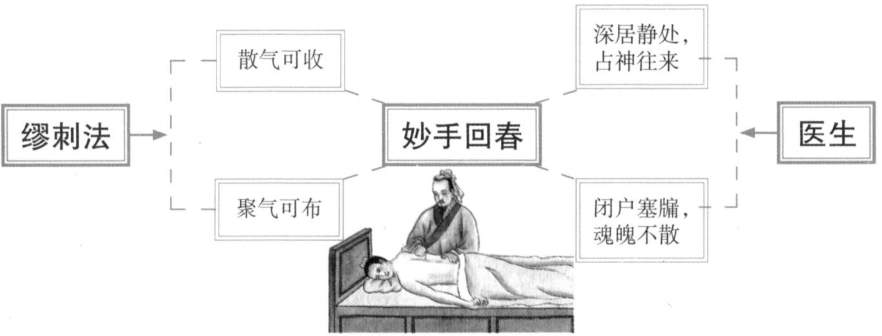

注释

① 散气可收，聚气可布：杨上善："缪刺之益，正气散而收聚，邪气聚而可散也。"

原文

凡刺之禁：新内[①]勿刺，新刺勿内；已醉勿刺，已刺勿醉；新怒勿刺，已刺勿怒；新劳勿刺，已刺勿劳；已饱勿刺，已刺勿饱；已饥勿刺，已刺勿饥；已渴勿刺，已刺勿渴；大惊大恐，必定其气，乃刺之；乘车来者，卧而休之，如食顷乃刺之；出行来者，坐而休之，如行十里顷乃刺之。

凡此十二禁者，其脉乱气散，逆其营卫，经气不次。因而刺之，则阳病入于阴，阴病出为阳，则邪气复生。粗工勿察，是谓伐身[②]。形体淫泆，乃消脑髓，津液不化，脱其五味，是谓失气也。

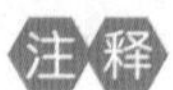

注释

①新内：内，指房事。新内，即刚刚行房事后不久。②伐身：削伐身体，即对身体造成伤害。

针刺禁忌表

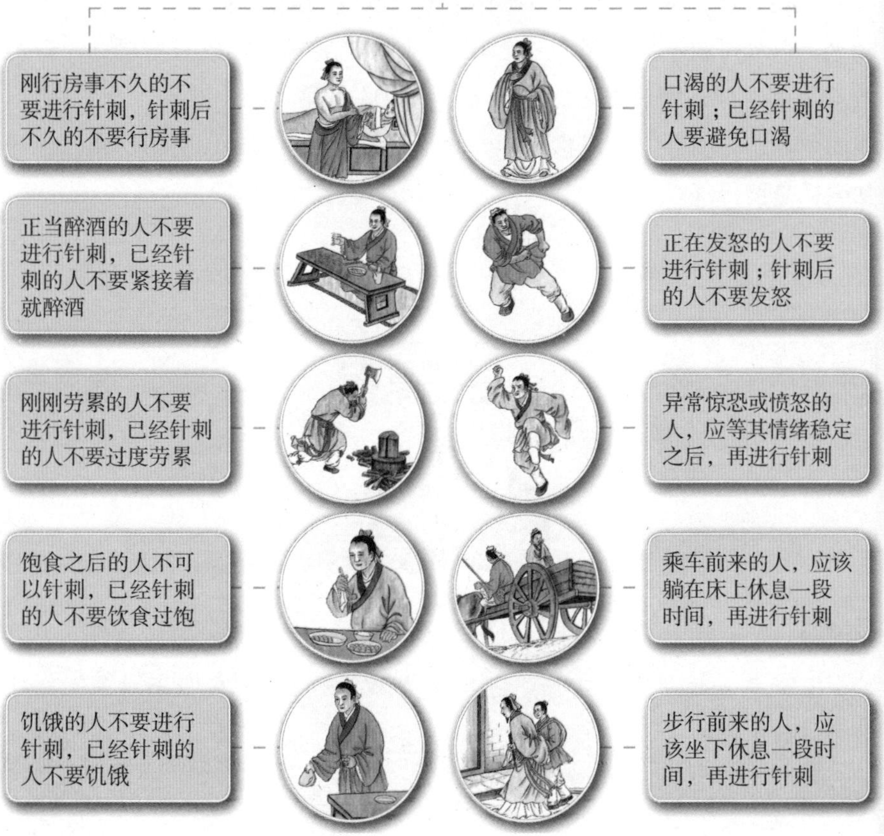

刚行房事不久的不要进行针刺，针刺后不久的不要行房事	口渴的人不要进行针刺；已经针刺的人要避免口渴
正当醉酒的人不要进行针刺，已经针刺的人不要紧接着就醉酒	正在发怒的人不要进行针刺；针刺后的人不要发怒
刚刚劳累的人不要进行针刺，已经针刺的人不要过度劳累	异常惊恐或愤怒的人，应等其情绪稳定之后，再进行针刺
饱食之后的人不可以针刺，已经针刺的人不要饮食过饱	乘车前来的人，应该躺在床上休息一段时间，再进行针刺
饥饿的人不要进行针刺，已经针刺的人不要饥饿	步行前来的人，应该坐下休息一段时间，再进行针刺

原文

太阳之脉，其终也，戴眼、反折①、瘈疭，其色白，绝皮乃绝汗②。绝汗，则终矣。少阳终者，耳聋，百节尽纵，目系③绝。目系绝，一日半则死矣。其死也，色青白，乃死。阳明终者，口目动作④，喜惊，妄言，色黄，其上下之经盛而不行，则终矣。少阴终者，面黑，齿长而垢⑤，腹胀闭塞，上下不通，而终矣。厥阴终者，中热嗌干，喜溺心烦，甚则舌

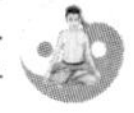

卷，卵上缩[6]，而终矣。太阴终者，腹胀闭，不得息，气噫，善呕，呕则逆，逆则面赤，不逆则上下不通。上下不通，则面黑皮毛燋，而终矣。

注释

①戴眼：两目上翻，不能转动。反折：即角弓反张。人体头与两足向后折，胸腹向前挺出的症状。②绝汗：暴汗出，汗出如油并大如珠，附着在身上，而不易流动滴落，是患者临死前出的汗，表示患者的经脉之气将要终绝，故称“绝汗”。《素问·诊要经终论》论“经终”的内容与此大致相同。③目系：眼球向后连属于脑的脉络。④口目动作：口眼㖞斜且相互牵引抽动。⑤齿长：牙龈萎缩，外露的牙齿看上去变长。垢：指牙齿污垢而无光泽。⑥卵上缩：阴囊与睾丸上缩。

经脉：主要经脉的介绍

导读

本篇详细叙述了人体十二经脉在全身的分布、起止、循行部位、发病症状和治疗原则，以及十五络脉的名称、循行路线和病证表现。因为篇中所论以十二经脉为主，并在开篇即指出经脉具有“决生死、处百病、调虚实”的重要作用，所以篇名“经脉”。

原文

雷公问于黄帝曰：《禁服》之言，凡刺之理，经脉为始。营[1]其所行，制其度量。内次五脏，外别六腑。愿尽闻其道。

黄帝曰：人始生，先成精[2]，精成而脑髓生；骨为干，脉为营[3]，筋为刚，肉为墙；皮肤坚而毛发长。谷入于胃，脉道以通，血气乃行。

雷公曰：愿卒闻经脉之始生。

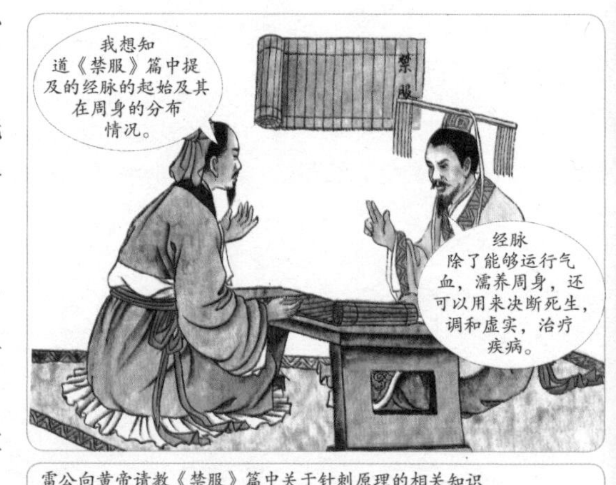

我想知道《禁服》篇中提及的经脉的起始及其在周身的分布情况。
禁服
经脉除了能够运行气血，濡养周身，还可以用来决断死生，调和虚实，治疗疾病。
雷公向黄帝请教《禁服》篇中关于针刺原理的相关知识

黄帝曰：经脉者，所以能决死生，处百病，调虚实，不可不通。

注释

①营：裁度之意。②精：即在身体形成之前就存在的，能够发育成形体的先天之精。③营：营运的意思。

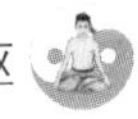

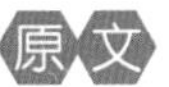

肺手太阴之脉，起于中焦①，下络②大肠，还循胃口③，上膈属④肺。从肺系⑤横出腋下，下循臑⑥内，行少阴心主之前，下肘中，循臂内，上骨下廉⑦，入寸口，上鱼⑧，循鱼际⑨，出大指之端；其支者，从腕后直出次指内廉，出其端。

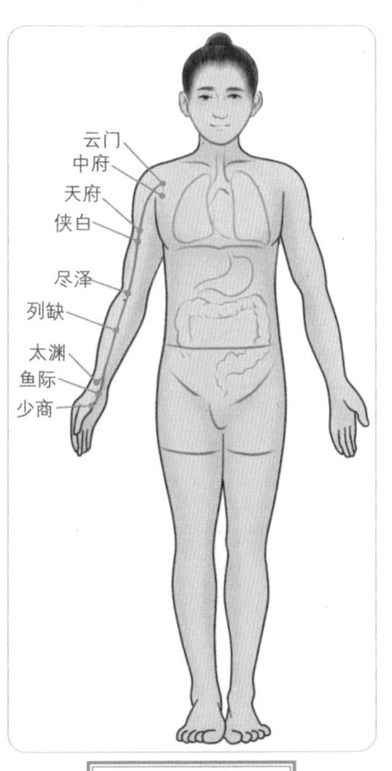

注释

①中焦：即中脘部位。②络：连络。经脉均连络于与本经相表里的脏腑。③还：指经脉循行去而复返。循：沿着。胃口：指胃上口贲门与下口幽门。④属：连接，隶属。凡经脉连于其本经的脏腑均称“属”。⑤肺系：指与肺相联系的气管、喉头等组织。⑥臑（nào）：上臂。⑦廉：边缘，边侧。⑧鱼：手大指本节后掌侧肌肉隆起的部位，形状如鱼，故名。⑨鱼际：手掌上“鱼”的边缘为鱼际。

肺经与病变

外邪所致疾病	所主治之病
肺部胀满，气喘，咳嗽，缺盆部疼痛，重者双臂按胸，眼花目眩，视物不清，是为臂厥病	咳嗽气逆，呼吸急迫，感到口渴，心中烦乱，胸部满闷，上臂内侧前缘的部位疼痛、厥冷，手掌心发热

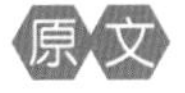

是动①则病肺胀满，膨膨②而喘咳，缺盆中痛，甚则交两手而瞀③，此为臂厥④。是主肺所生病者，咳，上气喘渴，烦心胸满，臑臂内前廉痛厥，掌中热。气盛有余，则肩背痛，风寒，汗出中风，小便数而欠。气虚，则肩背痛寒，少气不足以息，溺色变。为此诸病，盛则泻之，虚则补之，热则疾之，寒则留之，陷下则灸之，不盛不虚，以经取之。盛者寸口大三倍于人迎，虚者则寸口反小于人迎也。

注释

①是动：动，变动。由外因影响经脉而发生的疾病，称为“是动病”。张志聪：“夫是动者，病因于外。”下文“是主……所生病”，指与本经相

连属的脏腑并影响经脉所发生的疾病。“是动”与“是主”所论角度不同，二者相辅相成，不可强分。十二经都有“是动”和“是主所生病”。②膨膨：气郁不畅。③瞀：烦乱。在此指胸部满闷不舒。④臂厥：病名。手臂所行经脉之气逆乱导致的病证，症见肺胀、喘咳、缺盆中痛、咽干心痛、口渴欲饮以及两手交叉于胸部而视物不清。

原文

大肠手阳明之脉，起于大指次指之端，循指上廉，出合谷两骨之间[①]，上入两筋之中[②]，循臂上廉，入肘外廉，上臑外前廉，上肩，出髃骨[③]之前廉，上出于柱骨之会上[④]，下入缺盆[⑤]络肺，下膈属大肠；其支者，从缺盆上颈贯颊，入下齿中，还出挟口，交人中，左之右，右之左，上挟鼻孔。

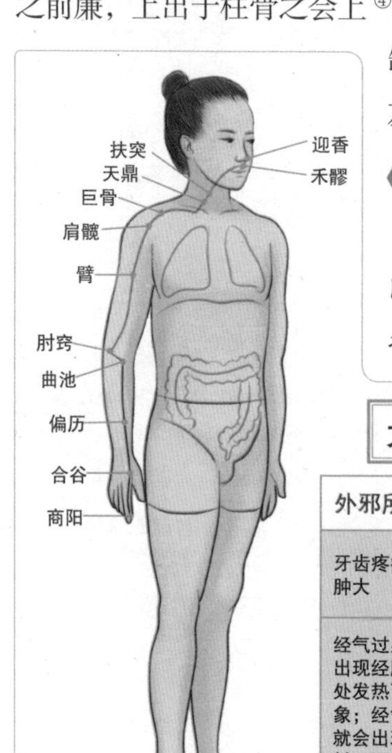

大肠经与病变

外邪所致疾病	所主治之病
牙齿疼痛，颈部肿大	津液出现异常，眼睛发黄，口中发干，鼻流清涕或出鼻血，喉头肿痛以致气闭，肩前与上臂作痛，示指疼痛而不能动弹
经气过盛，就会出现经脉所过之处发热而肿的病象；经气不足，就会出现发冷颤抖，不易回暖等病象	

注释

①两骨之间：即第一掌骨和第二掌骨之间，俗名“虎口”，又名“合谷”。②两筋之中：指手腕背侧，拇长伸肌腱与拇短伸肌腱两筋间陷中，即“阳溪穴”处。③髃（yú）骨：为肩胛骨与锁骨相连接的地方，即肩前骨。④柱骨之会上：肩胛骨上，颈骨隆起处，即大椎穴处。因诸阳脉会于大椎，故称“会上”。⑤缺盆：锁骨窝。

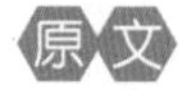
原文

是动则病齿痛颈肿。是主津液所生病者，目黄，口干，鼽衄[①]，喉痹，肩前臑痛，大指次指痛不用。气有余，则当脉所过者热肿；虚，则寒栗不复[②]。为此诸病，盛则泻之，虚则补之，热则疾之，寒则留之，陷下则灸之，

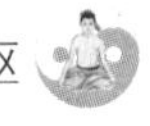

不盛不虚，以经取之。盛者人迎大三倍于寸口，虚者人迎反小于寸口也。

注释

①鼽（qiú）：鼻流清涕。②寒栗：发寒战栗。不复：不易恢复温暖。

原文

胃足阳明之脉，起于鼻之交中頞[①]，旁纳太阳之脉，下循鼻外，入上齿中，还出挟口，环唇，下交承浆，却循颐[②]后下廉，出大迎，循颊车，上耳前，过客主人，循发际，至额颅[③]；其支者，从大迎前下人迎，循喉咙，入缺盆，下膈，属胃，络脾；其直者，从缺盆下乳内廉，下挟脐，入气街[④]中；其支者，起于胃口，下循腹里，下至气街中而合，以下髀关，抵伏兔，下膝膑中，下循胫外廉，下足跗，入中指内间；其支者，下廉三寸而别，下入中趾外间；其支者，别跗上，入大指间，出其端。

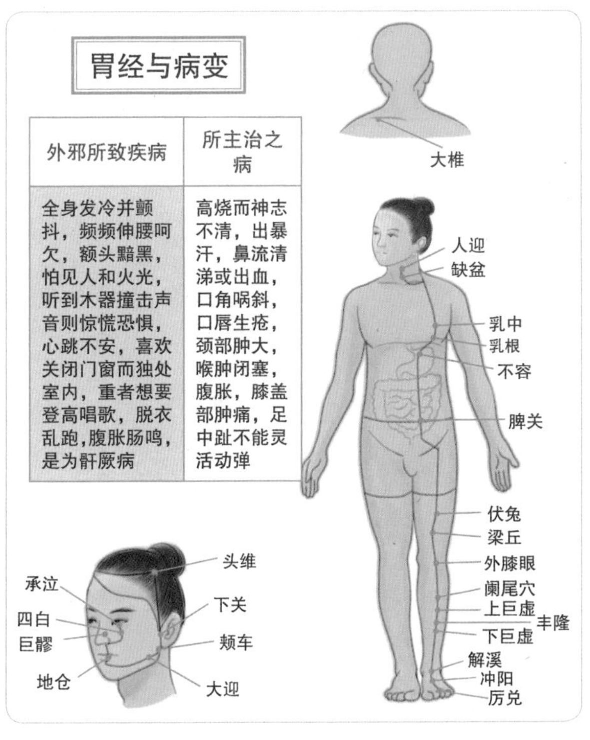

外邪所致疾病	所主治之病
全身发冷并颤抖，频频伸腰呵欠，额头黯黑，怕见人和火光，听到木器撞击声音则惊慌恐惧，心跳不安，喜欢关闭门窗而独处室内，重者想要登高唱歌，脱衣乱跑，腹胀肠鸣，是为骭厥病	高烧而神志不清，出暴汗，鼻流清涕或出血，口角㖞斜，口唇生疮，颈部肿大，喉肿闭塞，腹胀，膝盖部肿痛，足中趾不能灵活动弹

注释

①頞（è）：鼻梁。②颐：在口角的外下方，腮的前下方。③额颅：即前额骨部，在发下眉上处。④气街：经穴名，又叫“气冲”，位于腹中线脐下五寸，旁开两寸处。

原文

是动则病洒洒[①]振寒，善伸，数欠，颜黑，病至则恶人与火，闻木声则惕然而惊，心欲动，独闭户塞牖而处，甚则欲上高而歌，弃衣而走，贲响[②]腹胀，是为骭厥[③]。是主血所生病者，狂瘧，温淫汗出[④]，鼽衄，口㖞，唇胗，颈肿，喉痹，大腹水肿，膝膑肿痛，循膺、乳、气街、股、伏兔、骭外廉、足跗上皆痛，中指不用。气盛，则身以前皆热，其有余于胃，则消谷善饥，溺色黄。气不足，则身以前皆寒栗，胃中寒则胀满。为此诸病，盛则泻之，虚则补之，热则疾之，寒则留之，陷下则灸之，不盛不虚，以经取之。盛者，人迎大三倍于寸口；虚者，人迎反小于寸口也。

注释

①洒洒（xiǎn）：寒冷战栗的样子。②响：腹胀肠鸣，如水沸腾有声。③骭（gàn）厥：病证名。主要症状是登高而歌、弃衣而走、贲响腹胀。古人认为是足胫部之气上逆所致，故称“骭厥”。④温淫汗出：热气淫泆而导致汗出。

原文

脾足太阴之脉，起于大指之端，循指内侧白肉际[①]，过核骨[②]后，上内踝前廉，上踹[③]内，循胫骨后，交出厥阴之前，上膝股内前廉，入腹属脾络胃，上膈，挟咽，连舌本[④]，散舌下；其支者，复从胃，别上膈，注心中。

注释

①白肉际：即赤白肉际，是手足两侧阴阳界面的分界处。手掌、手指、足掌、足趾的阳面为赤肉，阴面为白肉。②核骨：指足大趾本节后内侧凸起的形如果核的圆骨。③踹（chuài）：小腿肚。④舌本：舌根。

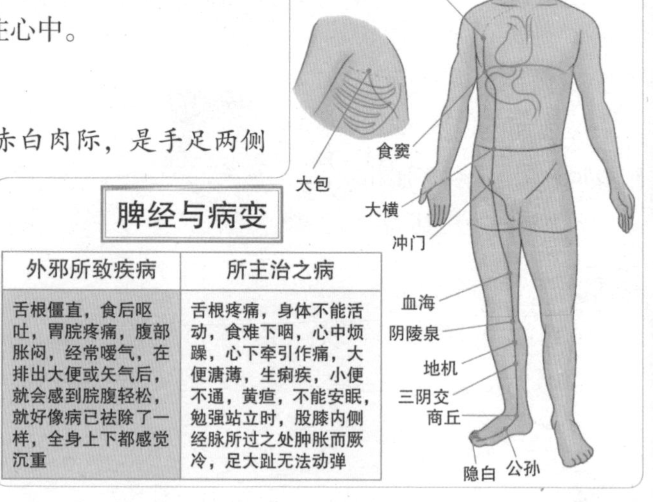

脾经与病变

外邪所致疾病	所主治之病
舌根僵直，食后呕吐，胃脘疼痛，腹部胀闷，经常嗳气，在排出大便或矢气后，就会感到脘腹轻松，就好像病已祛除了一样，全身上下都感觉沉重	舌根疼痛，身体不能活动，食难下咽，心中烦躁，心下牵引作痛，大便溏薄，生痢疾，小便不通，黄疸，不能安眠，勉强站立时，股膝内侧经脉所过之处肿胀而厥冷，足大趾无法动弹

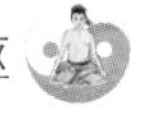

原文

是动则病舌本强，食则呕，胃脘痛，腹胀善噫，得后与气[①]，则快然如衰，身体皆重。是主脾所生病者，舌本痛，体不能动摇，食不下，烦心，心下急痛，溏、瘕泄[②]、水闭，黄疸，不能卧，强立，股膝内肿、厥，足大指不用。为此诸病，盛则泻之，虚则补之，热则疾之，寒则留之，陷下则灸之，不盛不虚，以经取之。盛者，寸口大三倍于人迎；虚者，寸口反小于人迎也。

注释

① 后：大便的避讳语。气：矢气，俗称放屁。② 瘕泄：即痢疾。

原文

心手少阴之脉，起于心中，出属心系[①]，下膈络小肠；其支者，从心系上挟咽，系目系[②]；其直者，复从心系却上肺，下出腋下，下循臑内后廉，行手太阴心主之后，下肘内，循臂内后廉，抵掌后锐骨[③]之端，入掌内后廉，循小指之内出其端。

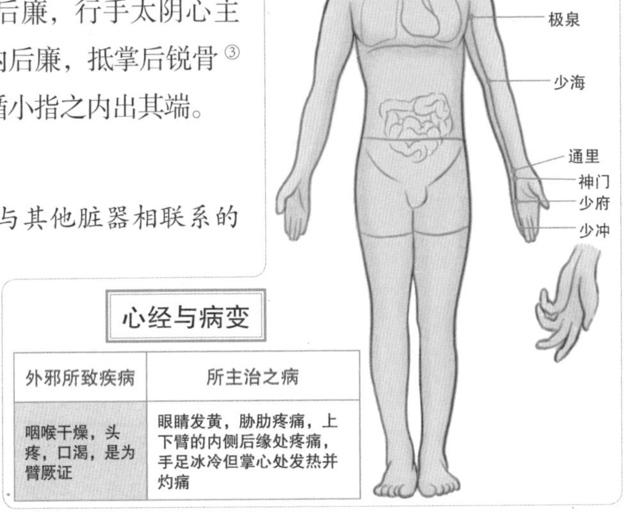

心经与病变

外邪所致疾病	所主治之病
咽喉干燥，头疼，口渴，是为臂厥证	眼睛发黄，胁肋疼痛，上下臂的内侧后缘处疼痛，手足冰冷但掌心处发热并灼痛

注释

① 心系：指心脏与其他脏器相联系的脉络。张介宾："心当五椎之下，其系有五，上系连肺，肺下系心，心下三条，连脾肝肾，故心通五脏之气而为之主也。"② 目系：眼球内连于脑的脉络。③ 锐骨：指掌后小指侧的高骨。

原文

是动则病嗌干心痛，渴而欲饮，是为臂厥。是主心所生病者，目黄胁痛，臑臂内后廉痛厥，掌中热痛。为此诸病，盛则泻之，虚则补之，热则疾之，寒则留之，陷下则灸之，不盛不虚，以经取之。盛者，寸口大再倍于人迎；虚者，寸口反小于人迎也。

原文

小肠手太阳之脉，起于小指之端，循手外侧上腕，出踝[①]中，直上循臂骨下廉，出肘内侧两筋之间，上循臑外后廉，出肩解[②]，绕肩胛，交肩上，入缺盆络心，循咽下膈，抵胃属小肠；其支者，从缺盆循颈上颊，至目锐眦[③]，却入耳中；其支者，别颊上䪼[④]，抵鼻，至目内眦[⑤]，斜络于颧。

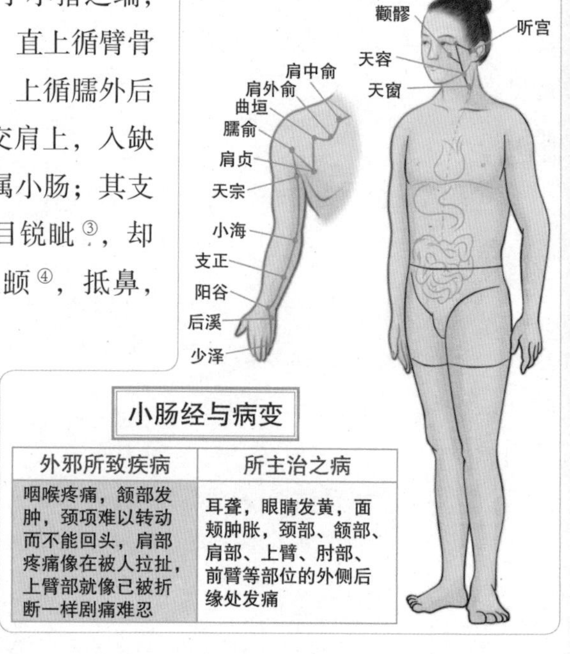

小肠经与病变

外邪所致疾病	所主治之病
咽喉疼痛，颌部发肿，颈项难以转动而不能回头，肩部疼痛像在被人拉扯，上臂部就像已被折断一样剧痛难忍	耳聋，眼睛发黄，面颊肿胀，颈部、颔部、肩部、上臂、肘部、前臂等部位的外侧后缘处发痛

注释

① 踝：指手腕后方小指侧突出的圆形高骨。② 肩解：即肩后侧偏后的骨缝，即肩胛关节处。③ 目锐眦（zì）：即眼外角。④ 䪼（zhuō）：眼眶的下方，包括颧骨内连及上牙床的部位。⑤ 目内眦：即眼内角。

原文

是动则病嗌痛颔[①]肿，不可以顾，肩似拔，臑似折。是主液所生病者，耳聋、目黄、颊肿，颈、颔、肩、臑、肘、臂外后廉痛。为此诸病，盛则泻之，虚则补之，热则疾之，寒则留之，陷下则灸之，不盛不虚，以经取之。盛者，人迎大再倍于寸口；虚者，人迎反小于寸口也。

注释

① 颔（hàn）：颈的前上方，相当于颏部的下方，结喉的上方柔软处。

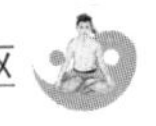

原文

膀胱足太阳之脉，起于目内眦，上额交巅①；其支者，从巅至耳上角②；其直者，从巅入络脑，还出别下项，循肩髃③内，挟脊抵腰中，入循膂④，络肾属膀胱；其支者，从腰中下挟脊贯臀，入腘中；其支者，从髆内左右，别下，贯胛，挟脊内，过髀枢⑤，循髀外，从后廉下合腘中，以下贯踹内，出外踝之后，循京骨⑥，至小指外侧。

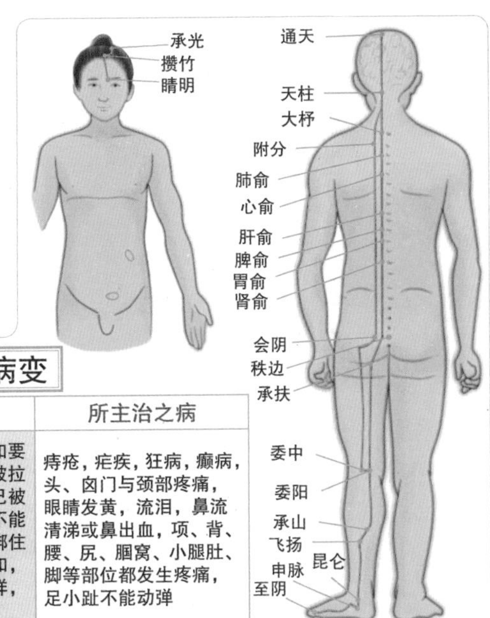

膀胱经与病变

外邪所致疾病	所主治之病
气上冲，头痛，眼睛疼痛犹如要从眼眶中脱出，颈项好像在被拉扯般疼痛，脊柱和腰部好像已被折断一样疼痛难忍，髋关节不能屈伸，膝腘窝部好像已被捆绑住一样紧涩结滞而不能运动自如，小腿肚疼痛得好像要裂开一样，是为踝厥病	痔疮，疟疾，狂病，癫病，头、囟门与颈部疼痛，眼睛发黄，流泪，鼻流清涕或鼻出血，项、背、腰、尻、腘窝、小腿肚、脚等部位都发生疼痛，足小趾不能动弹

注释

①巅：指头顶正中最高点，即百会穴处。②耳上角：指耳壳的上部。③肩髃（yú）：即肩胛骨。④膂：夹脊两旁的肌肉。张介宾：“夹脊两旁之肉曰膂。”⑤髀（bì）枢：指股骨上端的髋关节，即环跳穴处。为髀骨所嵌入的地方，有转枢作用，故称“髀枢”。⑥京骨：足外侧小趾本节后突出的半圆骨，也是穴名。京，本意为高地、高处。

原文

是动则病冲头痛，目似脱，项似拔，脊痛，腰似折，髀不可以曲，腘如结，踹如裂，是为踝厥。是主筋所生病者，痔、疟、狂、癫疾，头囟项痛，目黄、泪出、鼽衄，项、背、腰、尻、腘、踹、脚皆痛，小指不用。为此诸病，盛则泻之，虚则补之，热则疾之，寒则留之，陷下则灸之，不盛不虚，以经取之。盛者，人迎大再倍于寸口；虚者，人迎反小于寸口也。

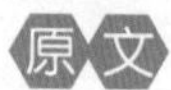

原文

肾足少阴之脉，起于小指之下，邪[①]走足心，出于然谷之下，循内踝之后，别入跟中，以上踹内，出腘内廉，上股内后廉，贯脊，属肾，络膀胱；其直者，从肾上贯肝膈，入肺中，循喉咙，挟舌本；其支者，从肺出络心，注胸中。

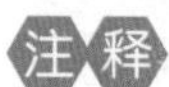

注释

① 邪：同“斜”，偏斜。

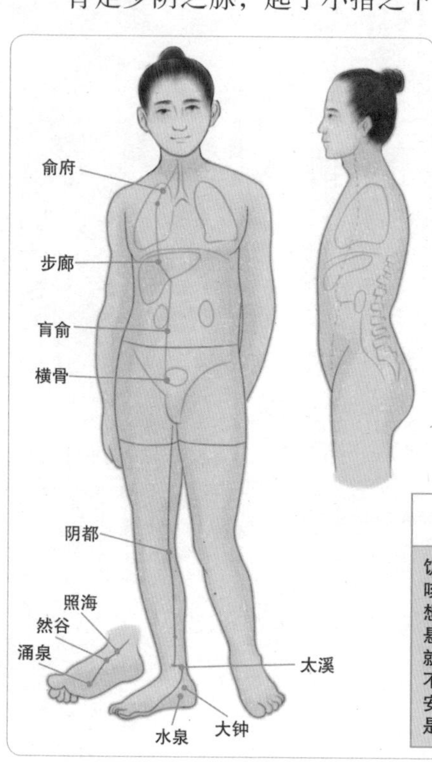

肾经与病变

外邪所致疾病	所主治之病
饥饿却不想进食，脸色黯黑无光，咳唾带血，喘息有声，刚坐下就想站起来，视物模糊，心中如同悬挂在空中似的空荡不宁，感觉就好像处于饥饿状态一样，气虚不足则常有恐惧感，心中忧惧不安，就好像有人要来逮捕他一样，是为骨厥病	口热，舌干，咽肿，气息上逆，喉咙干痛，心烦，心痛，黄疸，痢疾，脊柱及大腿内侧后缘疼痛，足部无力而发寒，嗜睡，足底发热并疼痛

原文

是动则病饥不欲食，面如漆柴[①]，咳唾则有血，喝喝而喘，坐而欲起，目䀮䀮[②]，如无所见，心如悬，若饥状；气不足则善恐，心惕惕，如人将捕之，是为骨厥。是主肾所生病者，口热舌干，咽肿上气，嗌干及痛，烦心，心痛，黄疸，肠澼，脊股内后廉痛，痿厥嗜卧，足下热而痛。为此诸病，盛则泻之，虚则补之，热则疾之，寒则留之，陷下则灸之，不盛不虚，以经取之。灸则强食生肉[③]，缓带披发[④]，大杖重履[⑤]而步。盛者，寸口大再倍于人迎；虚者，寸口反小于人迎者。

注释

① 面如漆柴：面瘦如柴，色如黑漆。漆柴，霉烂的黑色木柴。漆，

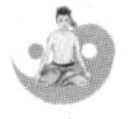

黑色。②晾晾：指眼花，视物不清。即目眩。③灸则强食生肉：杨上善："豕肉温肾补虚，人有患脚风气，食生猪肉，得食者众，故灸肾病，须食助之。"④缓带：杨上善："带若急，则肾气不适，故须缓带，令腰肾通畅，火气宣行。"披发：杨上善："足太阳脉，从顶下腰至脚。今灸肾病，须开顶被发，阳气上通，火气宣流。"⑤大杖：杨上善："足太阳脉循于肩髀，下络于肾。今疗肾病，可策大杖而行，牵引肩髀，火气通流。"重履：杨上善："燃磁石，疗肾气，重履引腰脚。故为履重者，可用磁石，分著履中，上弛其带令重，履之而行。以为轻者，可渐加之令重，用助火气。若得病愈，宜渐去之，此为古之疗肾要法。"

原文

心主手厥阴心包络之脉，起于胸中，出属心包络，下膈，历络三焦[①]；其支者，循胸出胁，下腋三寸，上抵腋，下循臑内，行太阴少阴之间，入肘中，下臂行两筋之间，入掌中，循中指出其端；其支者，别掌中，循小指次指出其端。

注释

①历络三焦：指手厥阴心包络从胸至腹依次连络上、中、下三焦。

心包经与病变

外邪所致疾病	所主治之病
掌心发热、臂肘关节拘挛、腋下肿胀，重者胸部、胁肋部支撑满闷，心跳剧烈，面赤，眼黄，嬉笑不止	心中烦躁、心痛、掌心发热

原文

是动则病手心热，臂肘挛急，腋肿，甚则胸胁支满，心中澹澹[①]大动，面赤目黄，喜笑不休。是主脉所生病者，烦心心痛，掌中热。为此诸病，盛则泻之，虚则补之，热则疾之，寒则留之，陷下则灸之，不盛不虚，以经取之。盛者，寸口大一倍于人迎；虚者，寸口反小于人迎也。

注释

① 澹澹：心中动荡不安的样子。澹，水动貌。

原文

三焦手少阳之脉，起于小指次指之端，上出两指之间，循手表腕①，出臂外两骨之间，上贯肘，循臑外，上肩，而交出足少阳之后，入缺盆，布膻中，散落心包，下膈，循属三焦；其支者，从膻中上出缺盆，上项，系耳后直上，出耳上角，以屈下颊至䪼；其支者，从耳后入耳中，出走耳前，过客主人前，交颊，至目锐眦。

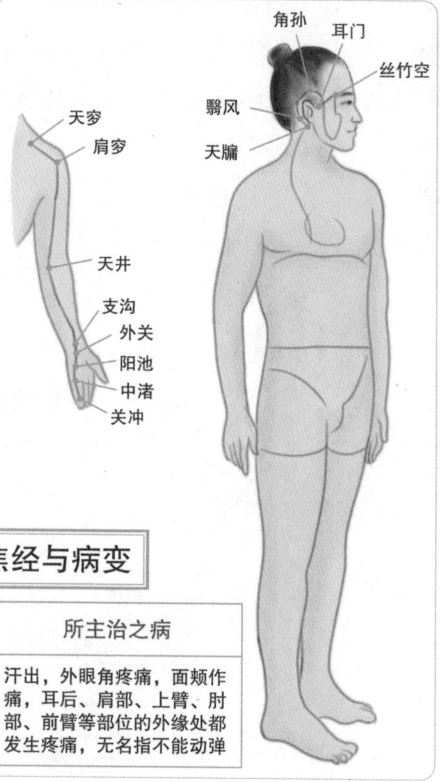

注释

① 手表腕：指手背与手腕的背面。

三焦经与病变

外邪所致疾病	所主治之病
耳聋、听不清声音、咽喉肿痛、喉咙不畅	汗出，外眼角疼痛，面颊作痛，耳后、肩部、上臂、肘部、前臂等部位的外缘处都发生疼痛，无名指不能动弹

原文

是动则病耳聋浑浑焞焞①，嗌肿喉痹。是主气所生病者，汗出，目锐眦痛，颊痛，耳后肩臑肘臂外皆痛，小指次指不用。为此诸病，盛则泻之，虚则补之，热则疾之，寒则留之，陷下则灸之，不盛不虚，以经取之。盛者，人迎大一倍于寸口；虚者，人迎反小于寸口也。

注释

① 浑浑焞焞：形容听觉模糊不清，耳内出现轰轰的响声。浑浑，模糊不清貌。焞焞，暗弱貌。

原文

胆足少阳之脉，起于目锐眦，上抵头角，下耳后，循颈行手少阳之前，

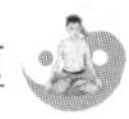

至肩上，却交出手少阳之后，入缺盆；其支者，从耳后入耳中，出走耳前，至目锐眦后；其支者，别锐眦，下大迎，合于手少阳，抵于䪼，下加颊车，下颈合缺盆，以下胸中，贯膈络肝属胆，循胁里，出气街，绕毛际[①]，横入髀厌[②]中；其直者，从缺盆下腋，循胸过季胁，下合髀厌中，以下循髀阳[③]，出膝外廉，下外辅骨[④]之前，直下抵绝骨[⑤]之端，下出外踝之前，循足跗上，入小指次指之间；其支者，别跗上，入大指之间，循大指歧骨内出其端，还贯爪甲，出三毛[⑥]。

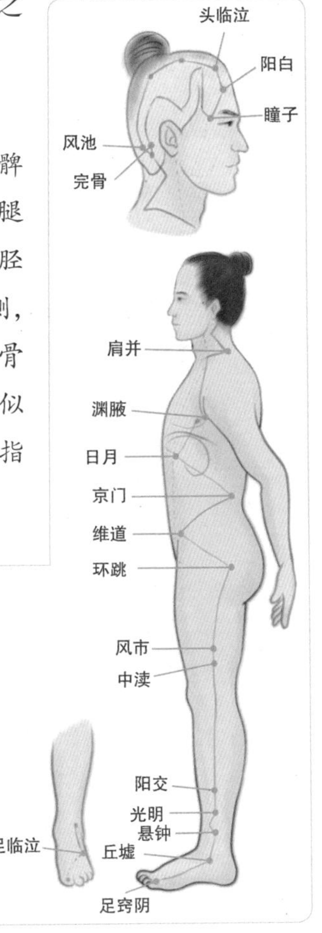

注释

①毛际：指耻骨部生阴毛处。②髀厌：就是髀枢，即环跳部。③髀阳：指大腿的外侧。髀，大腿部。阳，指外侧。④外辅骨：即腓骨。小腿骨有胫骨、腓骨两支，胫骨为主，腓骨为辅，且在外侧，故称“外辅骨”。⑤绝骨：在外踝直上三寸许腓骨的凹陷处。因以手按摸到此处，腓骨已不明显，似已绝断，故称“绝骨”。⑥三毛：又名“丛毛”，指足大趾爪甲后生毛的部位。

胆经与病变

外邪所致疾病	所主治之病
口苦，常常叹气，胸胁部疼痛而导致身体不能转动，重者面部像有灰尘蒙罩着一样黯淡无光，全身皮肤干燥，足外侧反觉发热，是为阳厥病	头、颔部、外眼角痛，缺盆肿痛，腋下肿胀，腋下或颈部生瘰疬，出汗，畏寒，疟疾，胸胁、肋部、大腿、膝盖等部位外侧至小腿外侧，绝骨、外踝前等部位以及胆经各关节疼痛，足第四趾不能动弹

原文

是动则病口苦，善太息，心胁痛，不能转侧，甚则面微有尘[①]，体无膏泽，足外反热，是为阳厥[②]。是主骨所生病者，头痛颔痛，目锐眦痛，缺盆中肿痛，腋下肿，马刀侠瘿[3]，汗出振寒，疟，胸、胁、肋、髀、膝外至胫绝骨外踝前及诸节皆痛，小指次指不用。为此诸病，盛则泻之，虚则补之，热则疾之，寒则留之，陷下则灸之，不盛不虚，以经取之。盛者，人迎大一倍于寸口；虚者，人迎反小于寸口也。

注释

①面微有尘：面色灰暗，好像蒙着一层灰尘。②阳厥：病证名。足少阳之气厥逆所致，主要症状是口中发苦、经常叹息、心胁疼痛、不可以转侧、面如尘土、肤色没有光泽、足外侧发热等。③马刀侠瘿：指生于颈、腋下的淋巴结核。中医又称为瘰疬。生于腋下，质地坚硬，形似马刀的叫“马刀”；生于颈部，形如串珠的叫“侠瘿”。

原文

肝足厥阴之脉，起于大趾丛毛[1]之际，上循足跗上廉，去内踝一寸，上踝八寸，交出太阴之后，上腘内廉，循股阴入毛中，过阴器，抵小腹，挟胃属肝络胆，上贯膈，布胁肋，循喉咙之后，上入颃颡，连目系，上出额，与督脉会于巅；其支者，从目系下颊里，环唇内；其支者，复从肝别贯膈，上注肺。

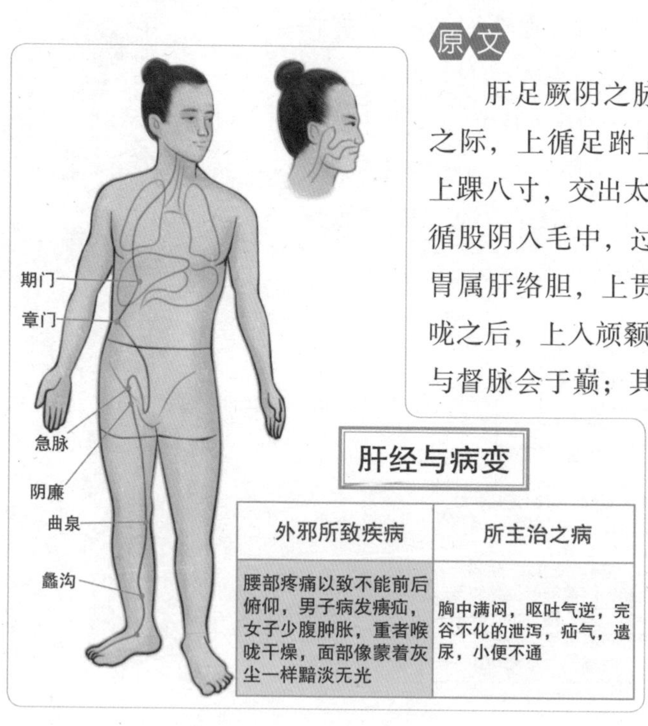

肝经与病变

外邪所致疾病	所主治之病
腰部疼痛以致不能前后俯仰，男子病发㿉疝，女子少腹肿胀，重者喉咙干燥，面部像蒙着灰尘一样黯淡无光	胸中满闷，呕吐气逆，完谷不化的泄泻，疝气，遗尿，小便不通

注释

①丛毛：即上文所指的“三毛”。

原文

是动则病腰痛不可以俯仰，丈夫㿉疝，妇人少腹肿，甚则嗌干，面尘脱色。是主肝所生病者，胸满呕逆，飧泄狐疝[1]，遗溺闭癃。为此诸病，

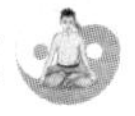

盛则泻之，虚则补之，热则疾之，寒则留之，陷下则灸之，不盛不虚，以经取之。盛者，寸口大一倍于人迎；虚者，寸口反小于人迎也。

注释

① 狐疝：病证名，也称小肠气，疝气之一，肝经之气失调所致，主要症状是阴囊胀痛，时大时小。其病变阴囊站立时胀大，躺卧时变小，时大时小，如狐狸之出没无常，故称狐疝。

原文

手太阴气绝，则皮毛焦。太阴行气，温于皮毛者也。故气不荣，则皮毛焦；皮毛焦，则津液去皮节；津液去皮节者，则爪枯毛折；毛折者，则毛先死。丙笃丁死，火胜金也。

手少阴气绝，则脉不通，少阴者，心脉也；心者，脉之合也。脉不通，则血不流；血不流，则髦①色不泽。故其面黑如漆柴者，血先死。壬笃癸死，水胜火也。

经气衰竭
手太阴肺经
人的皮毛就会憔悴枯槁
手少阴心经
人体的脉道就不通畅
足太阴脾经
人体的经脉就不能荣养肌肉
足少阴肾经
人体的骨骼就会枯槁
足厥阴肝经
人体就会筋脉挛缩拘急，不能动弹

足太阴气绝者，则脉不荣肌肉。唇舌者，肌肉之本也。脉不荣，则肌肉软；肌肉软，则舌萎，人中满；人中满，则唇反；唇反者，肉先死。甲笃乙死，木胜土也。

足少阴气绝，则骨枯。少阴者，冬脉也，伏行而濡骨髓者也。故骨不濡，则肉不能著也；骨肉不相亲，则肉软却；肉软却，故齿长而垢，发无泽；发无泽者，骨先死。戊笃己死，土胜水也。

足厥阴气绝，则筋绝。厥阴者，肝脉也；肝者，筋之合也；筋者，聚于阴器，而脉络于舌本也。故脉弗荣，则筋急；筋急，则引舌与卵。故唇青，舌卷，卵缩，则筋先死。庚笃辛死，金胜木也。

注释

① 髦（máo）：即头发。

原文

五阴气俱绝，则目系转，转则目运。目运者，为志先死。志先死，则远一日半死矣。六阳气绝，则阴与阳相离，离则腠理发泄，绝汗乃出。故旦占[①]夕死，夕占旦死。

注释

① 占：占卜、预测。

原文

经脉十二者，伏行分肉之间，深而不见；其常见者，足太阴过于外踝之上[①]，无所隐故也。诸脉之浮而常见者，皆络脉也。六经络手阳明少阳之大络，起于五指间，上合肘中。饮酒者，卫气先行皮肤，先充络脉，络脉先盛，故卫气已平，营气乃满，而经脉大盛。脉之卒然动者，皆邪气居之，留于本末，不动则热。不坚则陷且空，不与众同，是以知其何脉之动也。

注释

① “足太阴”句：张介宾：“足太阴当作手太阴，经脉深而直行，故手足十二经脉，皆伏行分肉之间，不可得见。其有见者，惟手太阴一经，过于手外踝之上，因其骨露皮浅，故不能隐。下文云‘经脉者，常不可见也，其虚实也，以气口知之’，正谓此耳。”张氏之说可从。

原文

雷公曰：何以知经脉之与络脉异也？

黄帝曰：经脉者常不可见也，其虚实也，以气口知之。脉之见者，皆络脉也。

雷公曰：细子无以明其然也。

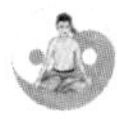

黄帝曰：诸络脉皆不能经大节之间，必行绝道[1]而出，入复合于皮中，其会皆见于外。故诸刺络脉者，必刺其结上[2]。甚血者虽无结，急取之以泻其邪而出其血，留之发为痹也。凡诊络脉，脉色青则寒且痛，赤则有热。胃中寒，手鱼之络多青矣；胃中有热，鱼际络赤。其暴黑者，留久痹也；其有赤有黑有青者，寒热气也；其青短者，少气也。凡刺寒热者皆多血络。必间日而一取之，血尽而止，乃调其虚实。其小而短者少气，甚泻之则闷，闷甚则仆，不得言。闷则急坐之也。

怎样才能判断是经脉还是络脉之中发生了病变呢？
经脉潜伏在人体内部，在体表是看不到病变发生的，只能从气口部位的脉象变化来测知。络脉的病变是可以在体表看到的。

大关节所在的位置，任何络脉都不能通过，络脉走行到大关节处时，只能经过经脉所没有到达的地方，出于皮表，在越过大关节之后，再回到皮中与经脉会合。它们相合的部位，在皮表都会有所显现。因此，在针刺络脉的病变时，要想取得良好的疗效，就必须刺中有瘀血结聚之处

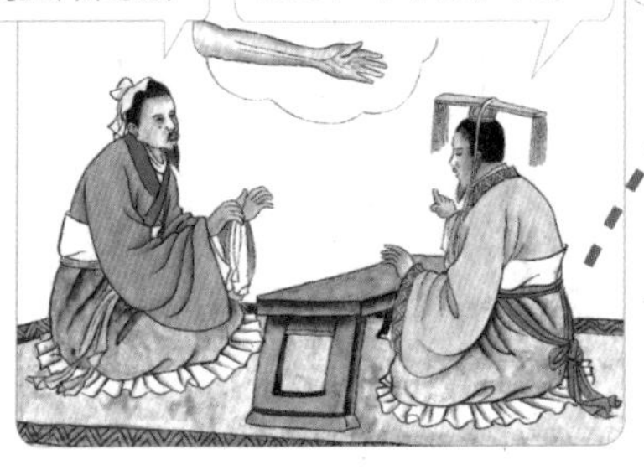

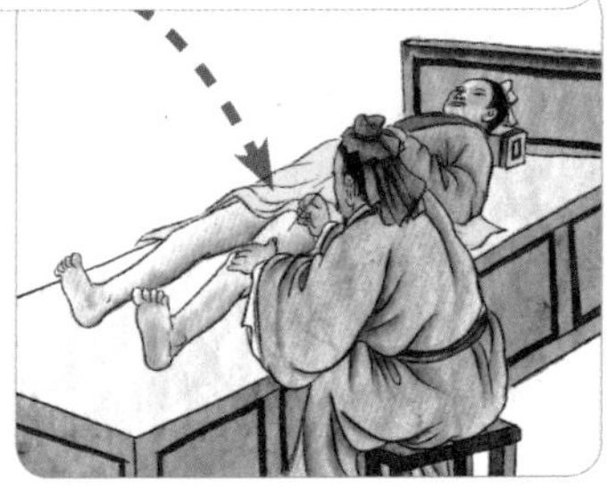

注释

① 绝道：指络脉循行的通道。因络脉所行之处是经脉不能到达之处，故称绝道。② 结上：络脉之上有血液瘀结处。

原文

手太阴之别[1]，名曰列缺。起于腕上分间，并太阴之经直入掌中，散入于鱼际。其病实，则手锐[2]掌热；虚，则欠敌，小便遗数。取之，去腕寸半。别走阳明也。

手少阴之别，名曰通里。去腕一寸半，别而上行，循经入于咽中，系舌本，属目系。其实则支隔[3]，虚则不能言。取之掌后一寸。别走太阳也。

手心主之别，名曰内关。去腕二寸，出于两筋之间，别走少阳。循经以上，系于心，包络心系。实则心痛，虚则为烦心。取之两筋间也。

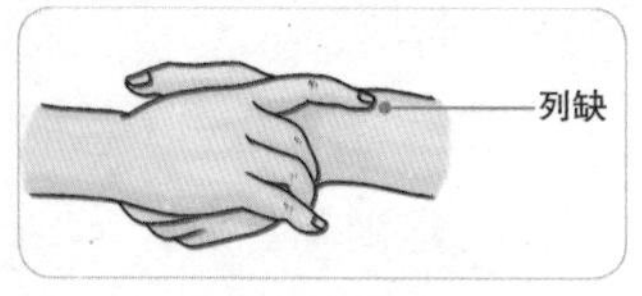

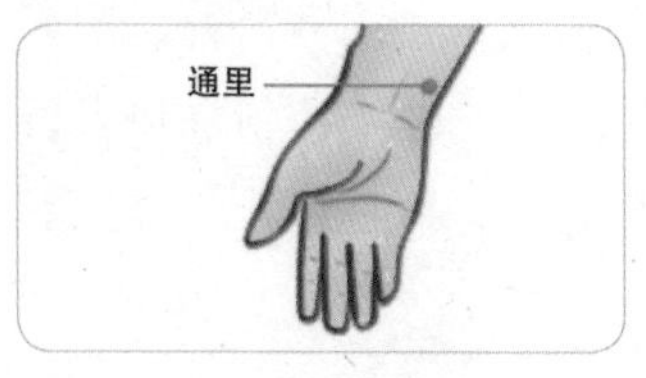

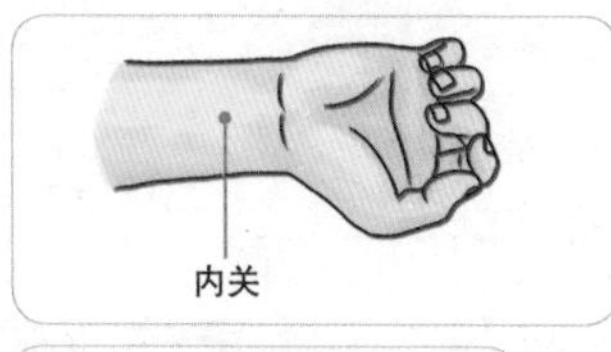

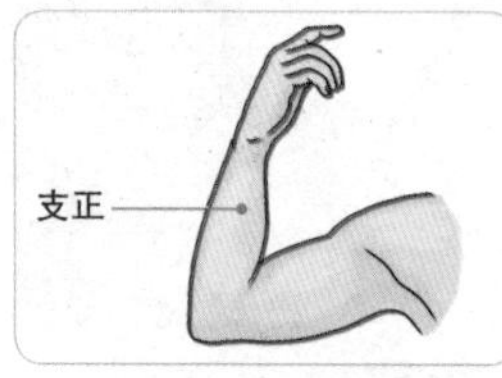

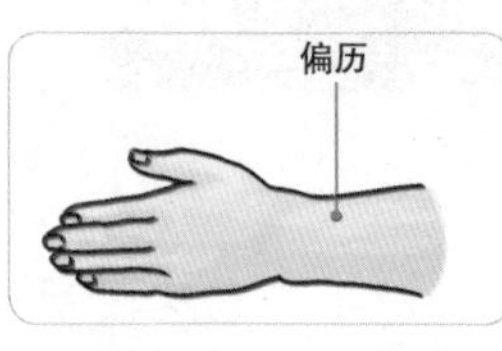

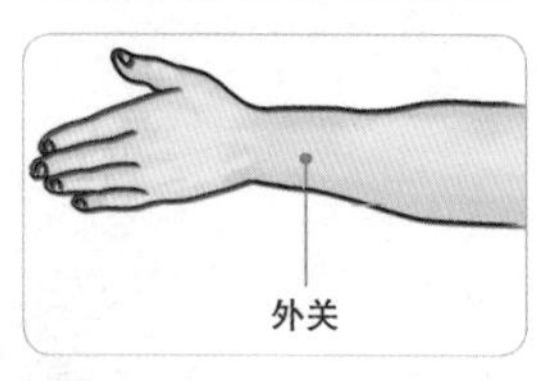

手太阳之别，名曰支正。上腕五寸，内注少阴；其别者，上走肘，络肩髃。实则节弛肘废，虚则生疣④，小者如指痂疥⑤。取之所别也。

手阳明之别，名曰偏历。去腕三寸，别入太阴；其别者，上循臂，乘肩髃，上曲颊偏齿；其别者，入耳，合于宗脉⑥。实则龋齿耳聋，虚则齿寒痹隔⑦。取之所别也。

手少阳之别，名曰外关。去腕二寸，外绕臂，注胸中，合心主。病实则肘挛，虚则不收。取之所别也。

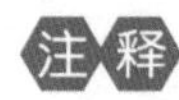

①别：指本经别出的络脉，“别”与“络”义同，又称“别络”。马元台：“夫不曰络而曰别者，以此穴由本经而别走邻经也。”②手锐：手的锐骨部，即手掌后小指侧的高骨。③支隔：胸膈间支撑不舒。④疣：生于皮肤的赘肉。⑤小者如指痂疥：丹波元简：“此谓胱之多生，如指间痂疥之状。”⑥宗脉：分布在耳、眼等器官，由很多经脉汇聚而成的大脉。杨上善：“宗，总也。耳中有手太阳、手少阳、足少阳、足阳明络四脉总合之处，故曰宗脉。”⑦痹隔指肠胃闭塞不通的病证。痹，闭塞。隔，阻隔。

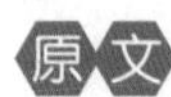

足太阳之别，名曰飞阳。去踝七寸，别走少阴。实则鼽窒，头背痛虚则鼽衄。取之所别也。

足少阳之别，名曰光明。去踝五寸，别走厥阴，下络足跗。实则厥虚则痿躄①，坐不能起。取之所别也。

足阳明之别，名曰丰隆。去踝八寸，别走太阴；其别者，循胫骨外

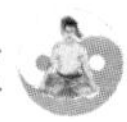

廉，上络头项，合诸经之气，下络喉嗌。其病气逆则喉痹瘁喑[2]。实则狂癫，虚则足不收，胫枯。取之所别也。

足太阴之别，名曰公孙。去本节之后一寸，别走阳明；其别者，入络肠胃。厥气上逆则霍乱[3]。实则肠中切痛，虚则鼓胀。取之所别也。

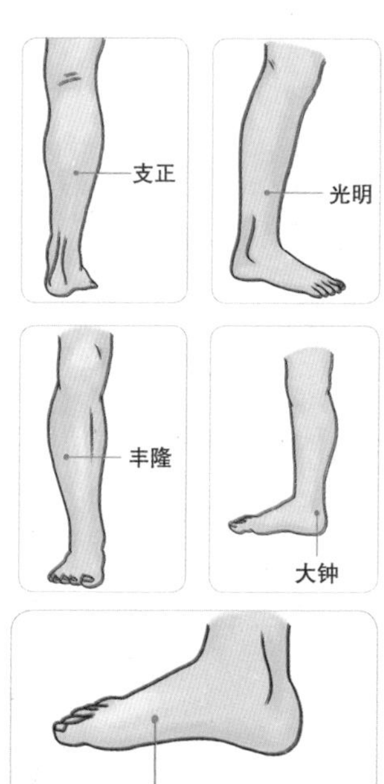

足少阴之别，名曰大钟。当踝后绕跟，别走太阳；其别者，并经上走于心包，下贯腰脊。其病气逆则烦闷，实则闭癃，虚则腰痛。取之所别者也。

足厥阴之别，名曰蠡沟。去内踝五寸，别走少阳；其别者，经胫上睾，结于茎。其病气逆则睾肿卒疝。实则挺长，虚则暴痒。取之所别也。

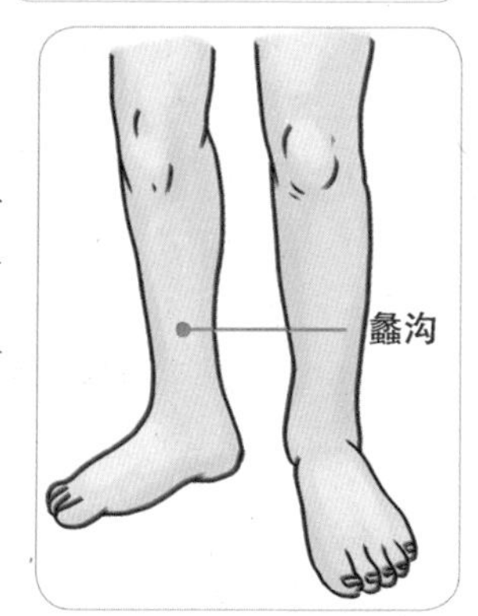

注释

①痿躄：下肢痿软无力，不能行走。②瘁喑：即突然失音，不能讲话。马元台："瘁，当作猝。"③厥气上逆则霍乱：张介宾："厥气者，脾气失调而或寒或热，皆为厥气。逆而上行则为霍乱，本经入腹属脾络胃，故其所病如此。"

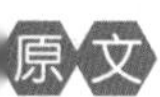

原文

任脉之别，名曰尾翳[1]。下鸠尾，散于腹。实则腹皮痛，虚则痒搔。取之所别也。

督脉之别，名曰长强。挟膂上项，散头上，下当肩胛左右，别走太阳，入贯膂。实则脊强，虚则头重。高摇之，挟脊之有过者。取之所别也。

脾之大络，名曰大包。出渊腋下三寸，布胸胁。实则身尽痛，虚则百节尽皆纵。此脉若罗络之血者[2]，皆取之脾之大络脉也。

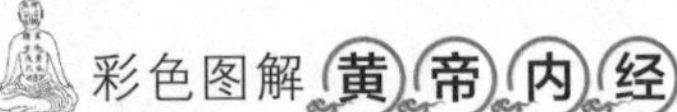

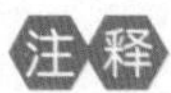

注释

①尾翳（yì）：即鸠尾穴。杨上善："尾则鸠尾，一名尾翳，是心之蔽骨。"②罗络之血者：张介宾："言此大络，包罗诸络之血。"

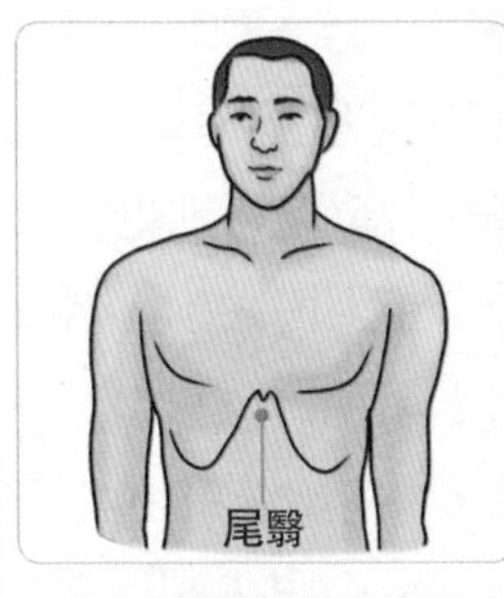

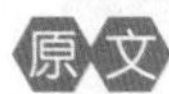

原文

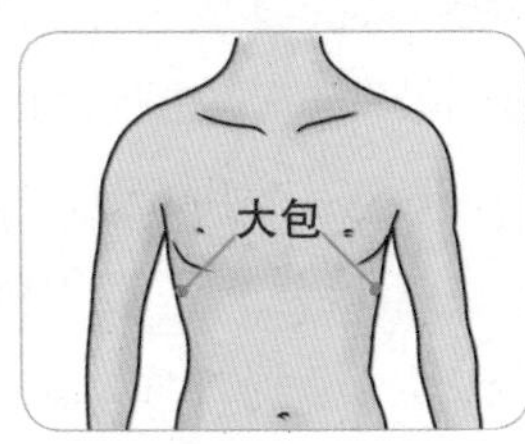

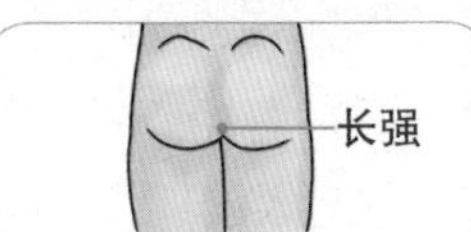

凡此十五络者，实则必见，虚则必下。视之不见。求之上下。人经不同，络脉亦所别也。

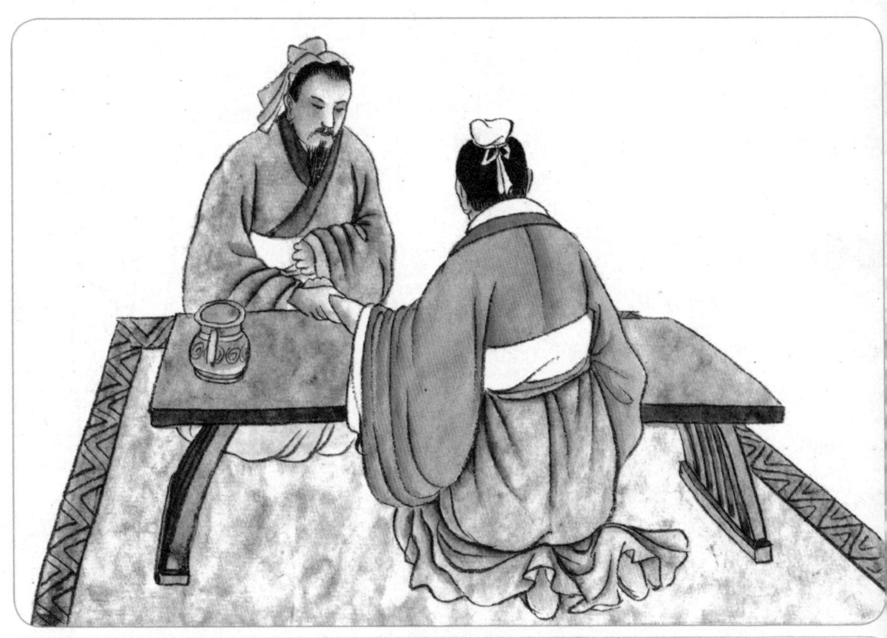

医生诊察患者时，必须仔细观察络脉及其所在部位有可能存在的异常现象

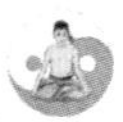

营卫生会：营卫与气血

导读

营卫，即人体的营气和卫气。生会，即生成与会合。本篇对人体内营气和卫气的生成和会合情况进行了详细阐述，所以名为“营卫生会”。

本篇的主要内容包括：一、论述营、卫二气的生成会合情况；二、介绍三焦的功能和特点。之所以要介绍三焦，是因为营卫的功用和三焦有着密切联系。

原文

黄帝问于岐伯曰：人焉受气？阴阳焉会？何气为营？何气为卫？营安从生？卫于焉会？老壮不同气，阴阳异位，愿闻其会。

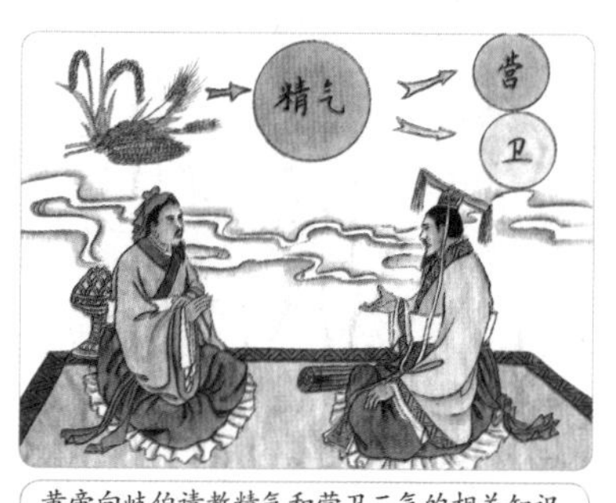

精气
营
卫
黄帝向岐伯请教精气和营卫二气的相关知识

岐伯答曰：人受气于谷。谷入于胃，以传与肺，五脏六腑，皆以受气。其清者为营，浊者为卫①。营在脉中，卫在脉外。营周不休，五十度而复大会。阴阳相贯，如环无端。卫气行于阴二十五度，行于阳二十五度，分为昼夜。故气至阳而起，至阴而止。故曰：日中而阳陇为重阳，夜半而阴陇为重阴。故太阴主内，太阳主外。各行二十五度，分为昼夜。夜半

半夜时分，阴阳之气相会合，此时人们均已入睡，称为“合阴”。
中午阳气隆盛时，称为“重阳”。
到半夜阴气隆盛时，称为“重阴”。
岐伯向黄帝详细解释什么叫“重阳”，什么叫“重阴”，什么叫“合阴”

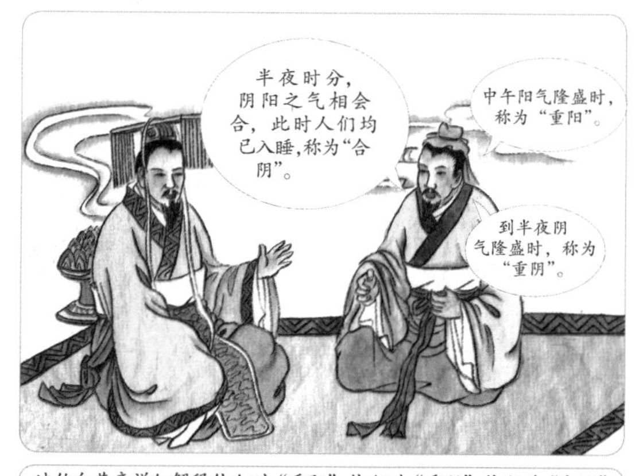

为阴陇，夜半后而为阳衰，平旦阴尽，而阳受气矣。日中而阳陇[②]，日西而阳衰。日入阳尽，而阴受气矣。夜半而大会，万民皆卧，命曰合阴。平旦阴尽而阳受气。如是无已，与天地同纪。

注释

①清者为营，浊者为卫：即水谷精微中清柔的部分进入脉中，为营气；水谷精微中刚悍的部分行于脉外，为卫气。张介宾："谷气出于胃，而气有清浊之分。清者，水谷之精气也；浊者，水谷之悍气也。诸家以上下焦言清浊者皆非。清者属阴，其性精专，故化生血脉，而周行于经隧之中，是为营气；浊者属阳，其性慓疾滑利，故不循经络，而直达肌表，充实于皮毛分肉之间，是为卫气。"②陇：通"隆"，隆盛的意思。

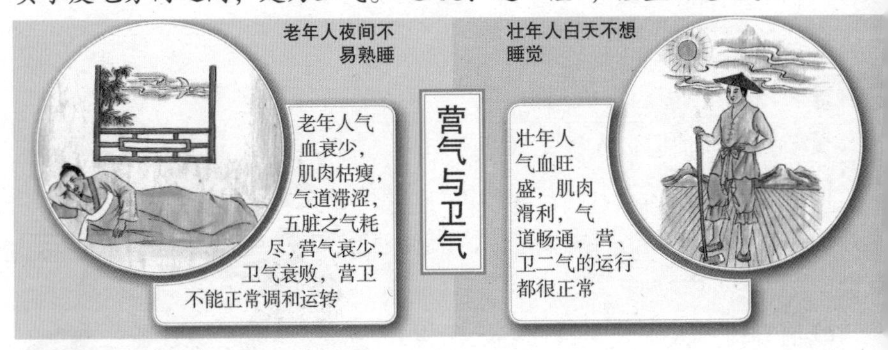

原文

黄帝曰：老人之不夜瞑者，何气使然？少壮之人，不昼瞑者，何气使然？

岐伯答曰：壮者之气血盛，其肌肉滑，气道通，营卫之行，不失其常，故昼精[①]而夜瞑。老者之气血衰，其肌肉枯，气道涩，五脏之气相博，其营气衰少而卫气内伐[②]，故昼不精，夜不瞑。

注释

①精：此指神清气爽，精神饱满。②伐：伐扰以致衰败。

原文

黄帝曰：愿闻营卫之所行，皆何道从来？

岐伯答曰：营出于中焦，卫出于下焦[①]。

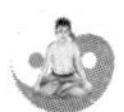

黄帝曰：愿闻三焦之所出。

岐伯答曰：上焦出于胃上口，并咽以上，贯膈而布胸中，走腋，循太阴之分而行，还至阳明，上至舌，下足阳明。常与营俱行于阳二十五度，行于阴亦二十五度，一周也。故五十度而复大会于手太阴②矣。

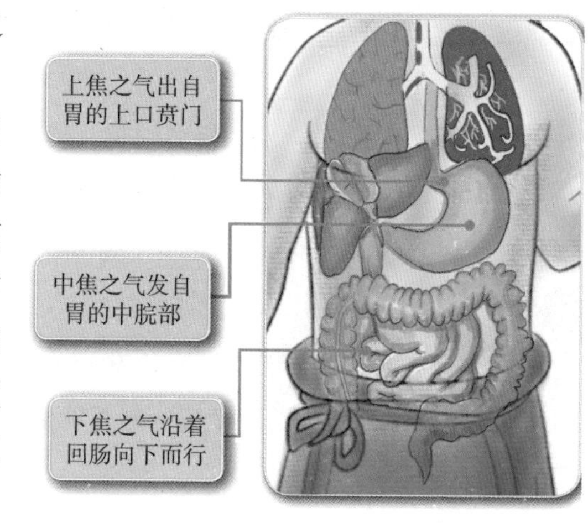

黄帝曰：人有热，饮食下胃，其气未定，汗则出，或出于面，或出于背，或出于身半，其不循卫气之道而出，何也？

岐伯曰：此外伤于风，内开腠理，毛蒸理泄，卫气走之，固不得循其道。此气慓悍滑疾，见开而出，故不得从其道，故命曰漏泄。

注释

①"营出"两句：营气是水谷精微所化，水谷精微来自中焦脾胃。又，营气运行始于手太阴肺经，手太阴肺经起于中焦，所以说，营出于中焦。张介宾："营气者，由谷入于胃，中焦受气取汁，化其精微，而上注于肺，乃自手太阴始，周行于经隧之中，故营气出于中焦。卫气者，出其悍气之慓疾，而先行于四末分肉皮肤之间，不入于脉，故于平旦阴尽，阳气出于目，循头项，始阳膀胱经，而行于阳分，日西阳尽，则始于足少阴肾经，而行阴分，其气自膀胱与肾由下而出，故卫气出于下焦。"

②大会于手太阴：张介宾："上焦之气，常与营气俱行于阳二十五度，阴亦二十五度。阳阴者，言昼夜也。昼夜周行五十度，至次日寅时，复会于手太阴肺经，是为一周，然则营气虽出于中焦，而施化则由于上焦也。"

原文

黄帝曰：愿闻中焦之所出。

岐伯答曰：中焦亦并胃中，出上焦之后。此所受气者，泌糟粕，蒸津液，化其精微，上注于肺脉，乃化而为血。以奉生身，莫贵于此。故独得行于经隧，命曰营气。

黄帝曰：夫血之与气，异名同类，何谓也？

岐伯答曰：营卫者，精气也；血者，神气也。故血之与气，异名同类焉。故夺血者无汗，夺汗者无血。故人生有两死，而无两生①。

注释

①人生有两死，而无两生：人体夺血会致死亡，夺汗也会致死亡，所以说“有两死”。血与汗两者缺一则不能生，所以说“无两生”。

原文

黄帝曰：愿闻下焦之所出。

岐伯答曰：下焦者，别回肠，注于膀胱，而渗入焉。故水谷者，常并居于胃中，成糟粕而俱下于大肠，而成下焦。渗而俱下，济泌别汁，循下焦而渗入膀胱焉。

黄帝曰：人饮酒，酒亦入胃，谷未熟而小便独先下，何也？

岐伯答曰：酒者，熟谷之液也，其气悍以清，故后谷而入，先谷而出焉。

黄帝曰：善。余闻上焦如雾，中焦如沤，下焦如渎，此之谓也。

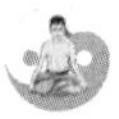

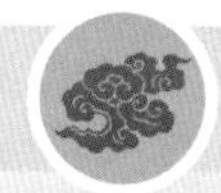

决气：六气的功能

导读

决气，意为辨别人体之气。决，本义为打开缺口、引导水流，此处是分析、辨别的意思。气，在此指人体之气，具体又可分为六气，即精、气、津、液、血、脉。本篇主要分析了人体六气的生成、功能和病理特征，最后则说明"五谷与胃为大海"，就是说水谷精微与脾胃消化吸收，乃是六气化生的根本，所以篇名"决气"。

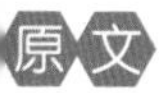

原文

黄帝曰：余闻人有精、气、津、液、血、脉，余意以为一气耳，乃辨为六名，余不知其所以然。

岐伯曰：两神相搏①，合而成形，常先身生，是谓精。

何谓气？

岐伯曰：上焦开发，宣五谷味②，熏肤，充身、泽毛，若雾露之溉，是谓气。

何谓津？

岐伯曰：腠理发泄，汗出溱溱③，是谓津。

何谓液？

岐伯曰：谷入气满，淖泽注于骨，骨属屈伸。泄泽④，补益脑髓，皮肤润泽，是谓液。

何谓血？

岐伯曰：中焦受气取汁，变化而赤，是谓血。

请让我一一为您解答。
我想知道什么是人体的精、气、津、液、血、脉。
岐伯向黄帝讲解精、气、津、液、血、脉的相关知识

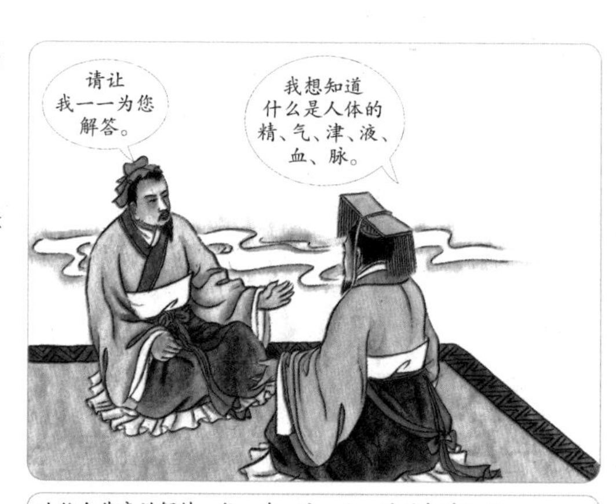

何谓脉？

岐伯曰：壅遏营气⑤，令无所避，是谓脉。

注释

①两神相搏：指男女两性交媾。张介宾："两神，阴阳也。搏，交也。"②宣五谷味：将五谷所化生的精微输布到周身。宣，布散。③溱溱（zhēn）：汗出滋润的样子。④泄泽：满盈渗出而起着滋润、补益的作用。⑤壅遏：壅塞、遏制。在此指脉约束营气的作用。张介宾："壅遏者，堤防之谓，犹道路之有封疆，江河之有涯岸。俾营气无所回避，而必行其中者，是谓脉。"

原文

黄帝曰：六气者，有余不足，气之多少，脑髓之虚实，血脉之清浊，何以知之？

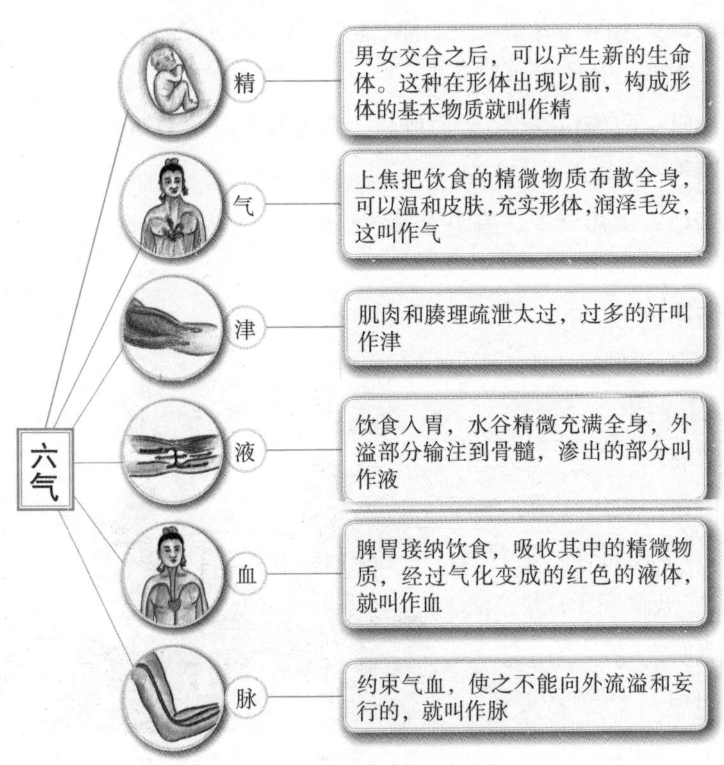

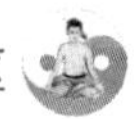

岐伯曰：精脱者，耳聋[①]；气脱者，目不明[②]；津脱者，腠理开，汗大泄[③]；液脱者，骨属屈伸不利，色夭，脑髓消，胫酸，耳数鸣；血脱者，色白，夭然不泽；脉脱者，其脉空虚。此其候也。

黄帝曰：六气者，贵贱何如？

岐伯曰：六气者，各有部主[④]也，其贵贱善恶，可为常主，然五谷与胃为大海也。

注释

①精脱者，耳聋：张介宾："肾藏精，耳者肾之窍，故精脱则耳聋。"②气脱者，目不明：张志聪："目之精明五色，气之华也，故气脱者目不明。"③津脱者，腠理开，汗大泄：汗为阳津，腠理疏泄而不能固密，则大汗不止。④各有部主：指六气各有所属的脏器，各有分布的部位。部，部位。主，统领。张介宾："部主，谓各部所主也。如肾主精，肺主气，脾主津液，肝主血，心主脉也。"

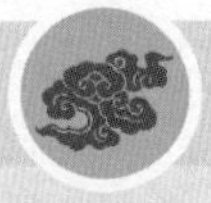

肠胃：消化道的介绍

导读

本篇主要从解剖学的角度，叙述了人体消化道各器官的大小、长短及其部位的容量，其中又以肠胃为主，故篇名“肠胃”。篇中所论人体消化道各器官的长短大小，与现代解剖学的结论基本相符，反映了古代解剖学方面的成果。

原文

黄帝问于伯高曰：余愿闻六腑传谷者，肠胃之大小长短，受谷之多少，奈何?

伯高曰：请尽言之。谷所从出入浅深远近长短之度：唇至齿长九分，口广二寸半；齿以后至会厌①，深三寸半，大容五合；舌重十两，长七寸，广二寸半；咽门重十两，广一寸半，至胃长一尺六寸；胃纡曲屈，伸之，长二尺六寸，大一尺五寸，径五寸，大容三斗五升；小肠后附脊，左环回周迭积，其注于回肠者，外附于脐上②，回运环十六曲，大二寸半，径八分分之少半③，长三丈二尺；回肠当脐，左环，回周叶积④而下，回运环反十六曲，大四寸，径一寸寸之少半，长二丈一尺；广肠傅脊⑤，以受回肠：左环叶积，上下辟，大八寸，径二寸寸之大半，长二尺八寸。肠胃所入至所出，长六丈四寸四分，回曲环反，三十二曲也。

注释

①会厌：位于舌骨之后，喉头上面，在气管和食管交会之处，故名“会厌”，是一个形如树叶的软骨片，作用是呼吸发音时开启，饮食吞咽时关闭，以避免食物进入气管。会，气管与食管的交会。厌，掩盖。②“其注”两句：回肠，指大肠上段和小肠下段的一部分。张介宾：“其下口注

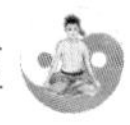

于回肠者，外附近于脐上一寸，当水分穴处是也。”③少半：俗称“一小半”。④叶（xié）积：迭积。叶，“协”的古文。⑤广肠：指现代医学之乙状结肠下段和直肠部分。傅脊：附着于脊柱。傅，通“附”。

部位	距离	宽度
口唇到牙齿	九分	
两嘴角		二寸半
牙齿到会厌部	三寸半	

部位	长度	宽度	重量
舌	七寸	二寸半	十两

部位	长度	宽度	重量
咽门		一寸半	十两
咽门到胃	一尺六寸		

部位	形态	直径	长度	周长	容量
胃	迂曲弯折	五寸	二尺六寸	一尺五寸	三斗五升

部位	形态	直径	长度	周长
小肠	共十六个弯曲	八又三分之一分	三丈二尺	二寸半
回肠	有十六个弯曲	一又三分之一寸	二丈一尺	四寸
广肠	由上到下逐渐宽大	二又三分之二寸	二尺八寸	宽处周长八寸

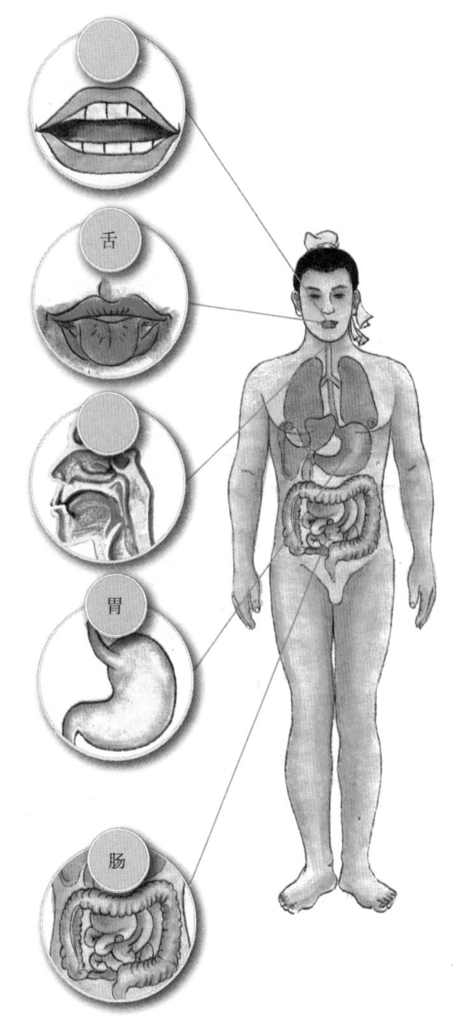

总体	形态	长度
	三十二个回环弯曲	六丈又四寸四分

平人绝谷：肠胃的功能

导读

平人，即健康无病的正常人。绝谷，即不饮不食。本篇主要分析了正常人七日不进饮食就会死亡的道理，所以名为“平人绝谷”。

本篇的内容要点如下：一是分析正常人七日不进饮食死亡的道理；二是叙述胃、小肠、回肠、广肠的尺寸和容量；三是说明胃肠摄取饮食、补充营养是维持生命的关键；四是指出神和水谷精气的密切关系。

原文

黄帝曰：愿闻人之不食，七日而死，何也？

伯高曰：臣请言其故。胃大一尺五寸，径五寸，长二尺六寸，横屈受水谷三斗五升。其中之谷常留二斗，水一斗五升而满。上焦泄气，出其精微，慓悍滑疾，下焦下溉诸肠。小肠大二寸半，径八分分之少半，长三丈二尺，受谷二斗四升，水六升三合合之大半。回肠大四寸，径一寸寸之少半，长二丈一尺。受谷一斗，水七升半。广肠大八寸，径二寸寸之大半，长二尺八寸，受谷九升三合八分合之一。肠胃之长，凡五丈八尺四寸，受水谷九斗二升一合合之大半，此肠胃所受水谷之数也。

原文

平人则不然，胃满则肠虚，肠满则胃虚。更虚更满，故气得上下，五脏安定，血脉和利，精神乃居。故神者，水谷之精气也。故肠胃之中，当留谷二斗，水一斗五升。

人的神气就是由饮食谷物的精微物质所化生的。
正常人七天不进饮食就会死亡，是因为由饮食化生的精微物质以及津液都已消耗枯竭。

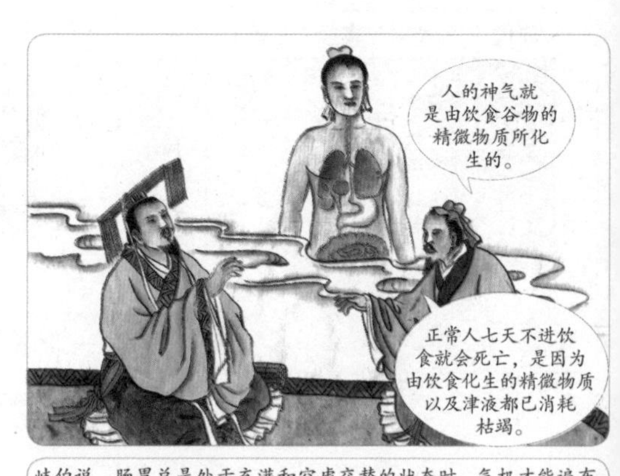

岐伯说，肠胃总是处于充满和空虚交替的状态时，气机才能遍布全身，使五脏功能正常，血脉调和通畅，精神安宁充沛

故平人日再后[①]，后二升半，一日中五升，七日五七三斗五升，而留水谷尽矣。故平人不食饮七日而死者，水谷精气津液皆尽故也。

注释

①日再后：每日两次大便。

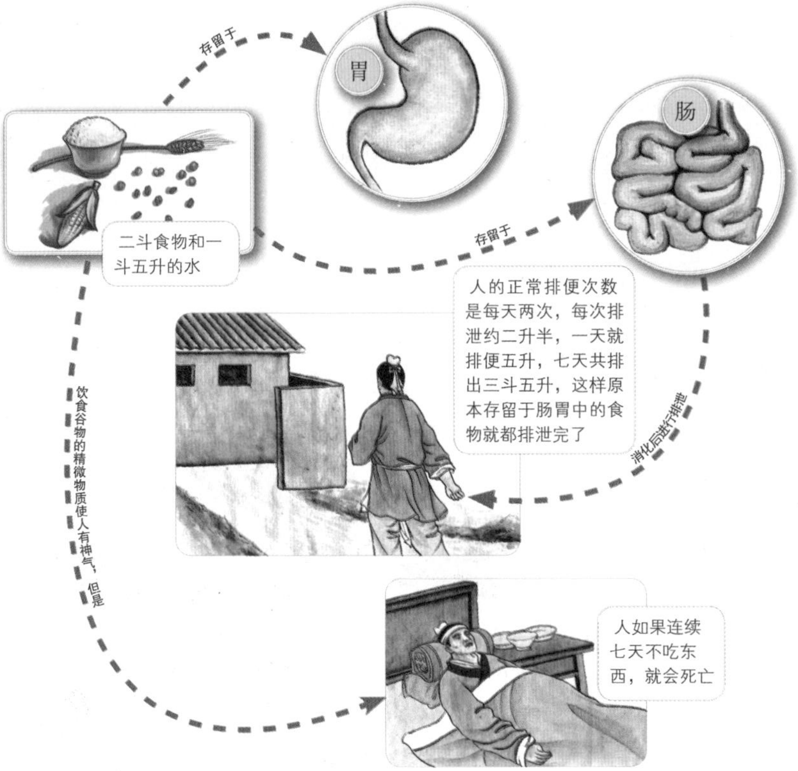

海论：人体中的四海

导读

海，即大海，既是百川汇聚之处，又是天地万物赖以生存的水分之源。本篇采用取象比类的方法，集中讨论了人体的髓海、血海、气海、水谷之海这四海与自然界东南西北四海的对应关系，故名为“海论”。

本篇的内容要点包括：一、说明人体的四海是精神气血的来源，其循行和输注有一定的规律；二、讨论人体四海有余不足的病理和病证，并提出调治针刺的原则。

原文

黄帝问于岐伯曰：余闻刺法于夫子，夫子之所言，不离于营卫血气。夫十二经脉者，内属于腑脏，外络于肢节，夫子乃合之于四海乎？

岐伯答曰：人亦有四海①、十二经水。经水者，皆注于海，海有东西南北，命曰四海。

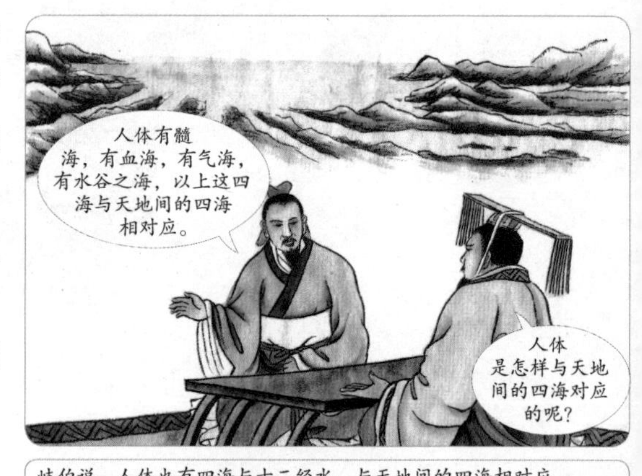

人体有髓海，有血海，有气海，有水谷之海，以上这四海与天地间的四海相对应。
人体是怎样与天地间的四海对应的呢？
岐伯说，人体也有四海与十二经水，与天地间的四海相对应

黄帝曰：以人应之奈何？

岐伯曰：人有髓海，有血海，有气海，有水谷之海，凡此四者，以应四海也。

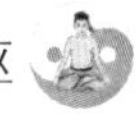

注释

① 四海：古人认为海为江河之水汇聚之处，海有四。人身髓、气、血以及饮食物也有其所汇聚之处，故比称为“四海”。

原文

黄帝曰：远乎哉！夫子之合人天地四海也。愿闻应之奈何？

岐伯曰：必先明知阴阳表里荥输①所在，四海定矣。

黄帝曰：定之奈何？

岐伯曰：胃者，水谷之海②，其输上在气街，下至三里；冲脉者，为十二经之海③，其输上在于大杼，下出于巨虚之上下廉；膻中者，为气之海④，其输上在于柱骨之上下⑤，前在于人迎；脑为髓之海⑥，其输上在于其盖⑦，下在风府。

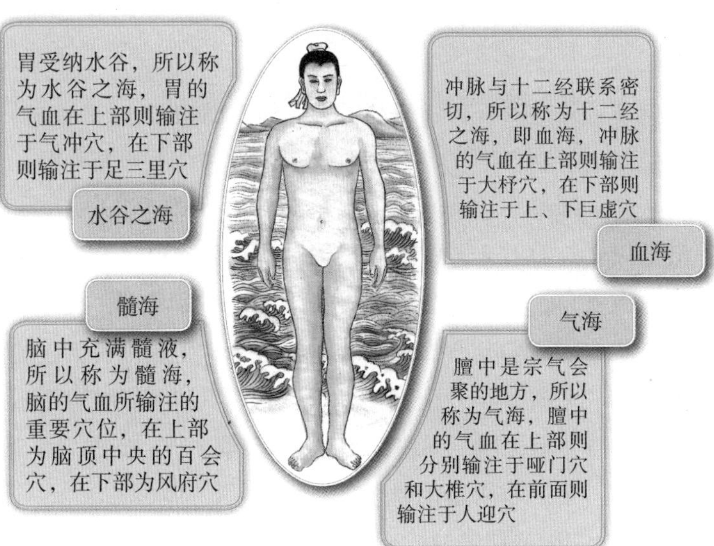

注释

① 荥输：在此作流转、输注解。一说为十二经脉中的荥穴和输穴。②“胃者”两句：胃能受纳腐熟饮食水谷，故称“水谷之海”。水谷为五脏六腑所需营养物质的根本来源，因此《灵枢·动输》及《素问·太阴阳明论》《素问·痿论》等又称胃（阳明）为五脏六腑之海。③“冲脉者”

两句：即上文所说的“血海”。张介宾：“此即血海也。中脉起于胞中，其前行者，并少阴之经，侠脐上行，至胸中而散，其后行者，上循背里，为经络之海，其上行者出于颃颡，下行者出于足，故其输上在于足太阳之大杼，下在于足阳明之巨虚上下廉。”④“膻中者”两句：膻中，在此系指胸中部位。张介宾：“膻中，胸中也，肺之所居。诸气者，皆属于肺，是为真气，亦曰宗气。宗气积于胸中，出于喉咙，以贯心脉，而行呼吸，故膻中为之气海。”⑤柱骨之上下：指督脉的哑门与大椎二穴。柱骨，亦称“天柱骨”，系指全部颈椎。⑥脑为髓之海：张介宾：“凡骨之有髓，惟脑为最巨，故诸髓皆属于脑，而脑为髓之海。”⑦盖：指头顶部督脉的百会穴。张志聪：“盖，谓督脉之百会，督脉应天道之环转覆盖，故曰盖。”一说为脑盖骨。张介宾：“盖，脑盖骨也。即督脉之囟会、风府，亦督脉穴，此皆髓海之上下前后输也。”

原文

黄帝曰：凡此四海者，何利何害，何生何败？

岐伯曰：得顺者生，得逆者败；知调者利，不知调者害。

黄帝曰：四海之逆顺[①]奈何？

岐伯曰：气海有余者，气满胸中，悗息面赤；气海不足，则气少不足以言。血海有余，则常想其身大，怫然不知其所病[②]；血海不足，亦常想其身小，狭然[③]不知其所病。水谷之海有余，则腹满；水谷之海不足，则饥不受谷食。髓海有余，则轻劲多力，自过其度[④]；髓海不足，则脑转耳鸣，胫酸眩冒，目无所见，懈怠安卧。

黄帝曰：余已闻逆顺，调之奈何？

岐伯曰：审守其输[⑤]，而调其虚实，无犯其害。顺者得复，逆者必败。

黄帝曰：善。

注释

①逆顺：身体正常，或虽有病而趋向好转者为顺；发生病变，甚至逐渐恶化的为逆。②怫（fú）然：郁闷不舒的样子。张介宾：“怫，怫郁也，

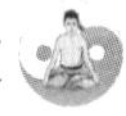

重不舒之貌。”不知其所病：形容病势进展缓慢，自己不觉得有病。③狭然：瘦小的样子。张介宾：“狭，隘狭也，索然不广之貌。”④自过其度：超过常人的一般水平。“四海之有余不足”共八条，唯有“髓海有余”而见“轻劲有力，自过其度”一条，诸家都认为是无病之象。⑤审守其输：指治疗四海有余不足之病，要审察和掌握四海所流注部位的腧穴，并据此进行调治。

四海充盛的情况
胸中满闷
气海
腹部胀满
水谷之海
自觉身体庞大，郁闷不舒
血海
身体轻快有力
髓海
头晕、耳鸣等
髓海
自觉身体轻小，心情郁闷
血海
饥饿但没食欲
水谷之海
说话无力
气海
四海不足的情况

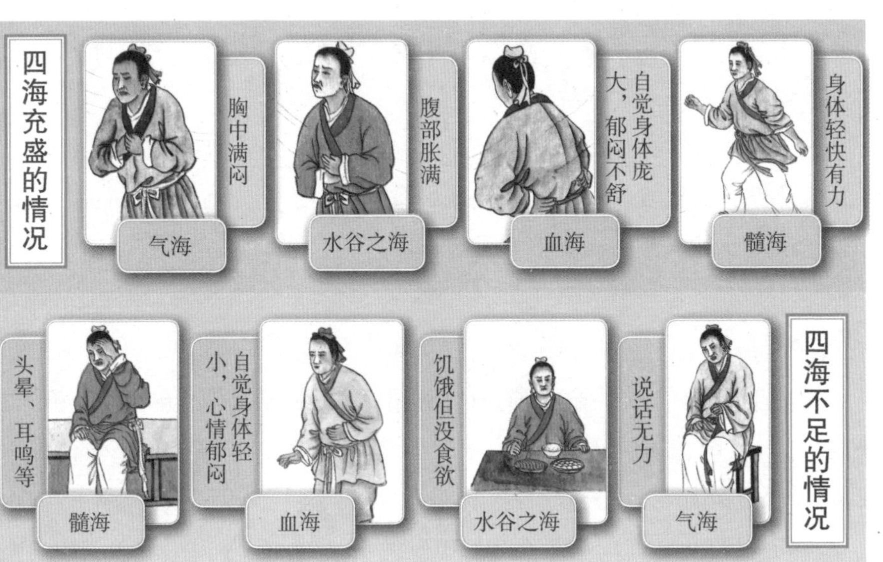

五阅五使：五官与五脏的关系

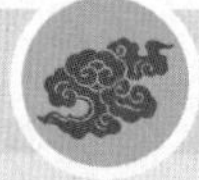

导读

五阅，指五脏的外部征象。阅，察也。五使，指面部五气为五脏所使。本篇主要论述了以五官征象观察五气变化，以及五气受五脏所支使的道理，故名为“五阅五使”。

本篇的主要内容包括：一、说明五脏之气和五官在生理上的密切联系，从五官气色可察知五脏的状况；二、具体叙述五脏与五气的联系规律，以及五脏病变在五官上的形态表现。

原文

黄帝问于岐伯曰：余闻刺有五官五阅①，以观五气②。五气者，五脏之使③也，五时之副④也。愿闻其五使当安出。

岐伯曰：五官者，五脏之阅也。

黄帝曰：愿闻其所出，令可为常⑤。

岐伯曰：脉出于气口，色见于明堂⑥。五色更出，以应五时，各如其常。经气⑦入脏，必当治理。

五官是五脏运行状态的外部表现。
我想听您讲讲，五脏的运行是怎样表现在外部的呢？

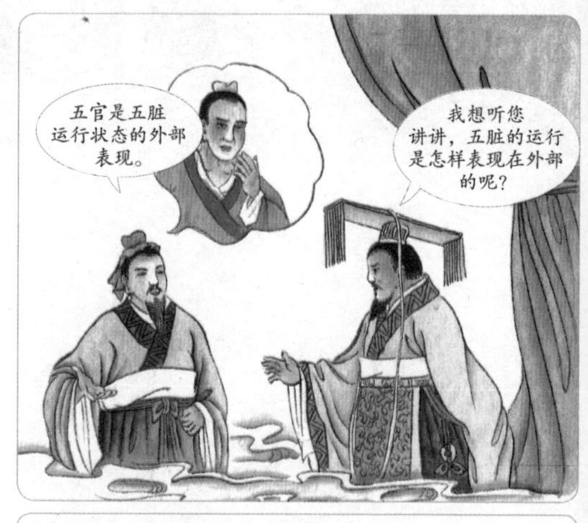

黄帝向岐伯请教五脏及气色的相关知识

注释

① 五官五阅：指外表五官与内里五脏相应，所以内里脏腑的功能正常与否能够在五官上表现出来。五官，指目、鼻、口、舌、耳。它们各有一定的功能职守，故称“官”。张介宾：“官者，职守之谓，所以司呼吸、辨

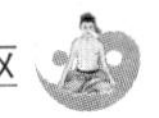

颜色、纳水谷、别滋味、听声音也。”五阅，指观察到的五脏的内在变化。张介宾：“阅，外候也，五脏主于中，五官见于外，内外相应，故为五脏之阅。”② 五气：五脏之气，即肝青、心赤、脾黄、肺白、肾黑五种气色。③ 五脏之使：是说面部五官的气色为五脏所支使。使，奉令出行叫“使”。④ 副：在此有配合、相应的含义。⑤ 令可为常：意思是使它成为常规的方法。⑥ 明堂：指鼻。古时朝廷宣明政教之所叫“明堂”，位于四围正中。而鼻居面部中央，故借“明堂”以喻鼻。⑦ 经气：在此指经脉中的邪气。马元台：“外经邪气入藏，必当从里以治之。”

原文

帝曰：善。五色独决于明堂乎？

岐伯曰：五官已辨，阙庭①必张，乃立明堂。明堂广大，蕃蔽②见外，方壁高基③，引垂居外，五色乃治，平博广大，寿中百岁。见此者，刺之必已，如是之人者，血气有余，肌肉坚致，故可苦以针。

注释

① 阙庭：《灵枢·五色》：“阙者，眉间也……庭者，颜也。”古代宫庙及墓门所立双柱叫“阙”，以此喻面部的两眉之间。庭，即庭院，以此喻人的面部。② 蕃蔽：有屏障之义。颊侧、耳门为面部之保护屏障，故喻称为“蕃蔽”。《灵枢·五色》：“蕃者，颊侧也。蔽者，耳门也。”蕃，本意为草木茂盛。茂盛之草木可成为人的屏障保护。蔽，遮蔽，隐蔽。③ 方壁高基：指面部方正，肌肉丰满，骨骼隆起。壁，指面部肌肉。基，指下颌部。马元台：“耳四周之壁既方，地角之基又高。”

原文

黄帝曰：愿闻五官。

岐伯曰：鼻者，肺之官也；目者，肝之官也；口唇者，脾之官也；舌者，心之官也；耳者，肾之官也。

黄帝曰：以官何候？

岐伯曰：以候五脏。故肺病者，喘息鼻张；肝病者，眦青；脾病者，唇黄；心病者，舌卷短，颧赤；肾病者，颧与颜黑。

鼻翼扇动
肺脏有病
眼角发青
肝脏有病
脾脏有病
口唇发黄
舌卷短，两颧红赤
心脏有病
由五官测五脏的病变
肾脏有病
两颧及额部发黑

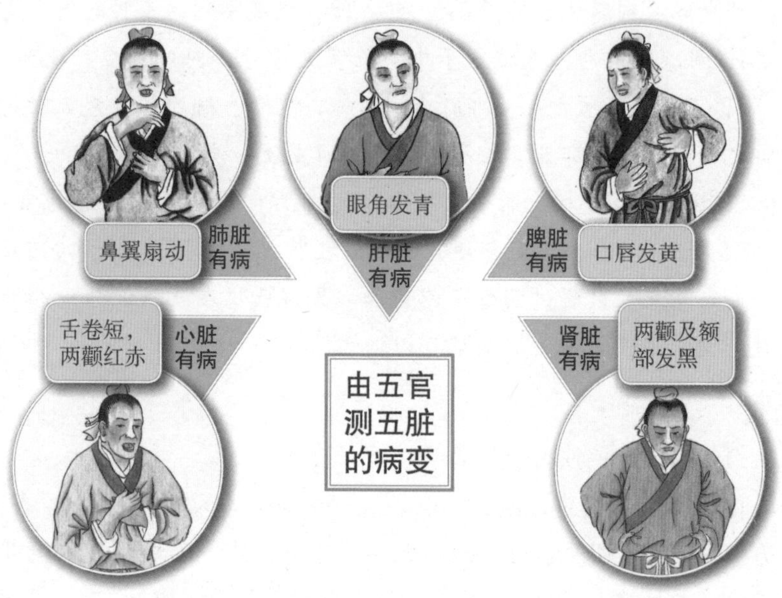

原文

黄帝曰：五脉安出，五色安见，其常色殆者如何？

岐伯曰：五官不辨，阙庭不张，小其明堂，蕃蔽不见，又埤其墙①，墙下无基，垂角去外。如是者，虽平常殆，况加疾哉！

注释

① 埤（pí）：此处通“卑（bēi）”，低矮，低小。

原文

黄帝曰：五色之见于明堂，以观五脏之气，左右高下，各有形乎？

岐伯曰：脏腑之在中也，各以次舍，左右上下，各如其度也。

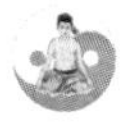

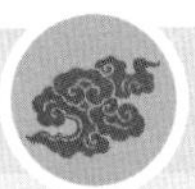

逆顺肥瘦：胖瘦对针刺的影响

导读

逆顺，即与自然之道相违逆或相顺应，本篇中逆顺是指十二经脉走向与气血运行的逆顺规律。肥瘦，即人体的胖瘦，在本篇中代指不同体质类型和不同年龄的人。本篇论述了针刺治疗中，必须根据人体的肥瘦及年龄大小、皮肤黑白、体格强弱等，分别采取不同的方法，故名为“逆顺肥瘦”。

本篇主要内容包括：一、讨论针刺时要根据人的体质类型和年龄大小分别采取不同方法的道理；二、对十二经脉的循行逆顺做出说明；三、叙述冲脉的功能、巡行路线及其病理现象。

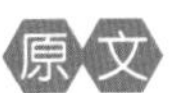

原文

黄帝问于岐伯曰：余闻针道于夫子，众多毕悉矣。夫子之道应若失，而据未有坚然[①]者也。夫子之问学熟乎，将审察于物而心生之乎？

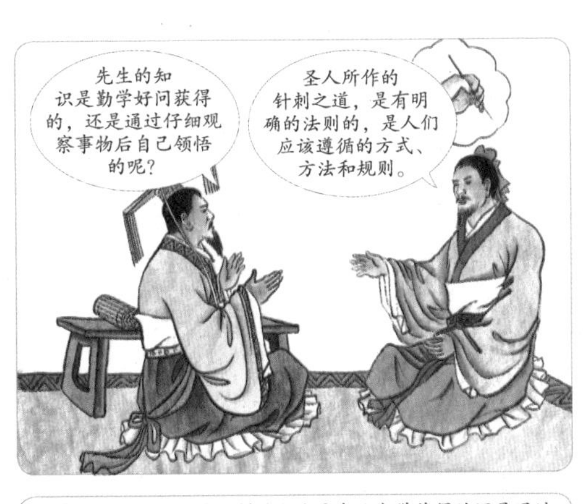

先生的知识是勤学好问获得的，还是通过仔细观察事物后自己领悟的呢？
圣人所作的针刺之道，是有明确的法则的，是人们应该遵循的方式、方法和规则。
黄帝想知道岐伯那些针刺的方法是自己勤学获得的还是通过观察领悟的

岐伯曰：圣人之为道者，上合于天，下合于地，中合于人事。必有明法，以起度数、法式检押[②]，乃后可传焉。故匠人不能释尺寸而意短长，废绳墨而起平木也；工人不能置规而为圆，去矩而为方。知用此者，固自然之物，易用之教，逆顺之常也。

黄帝曰：愿闻自然奈何？

岐伯曰：临深决水，不用功力，而水可竭也；循掘决冲[3]，而经[4]可通也。此言气之滑涩，血水清浊，行之逆顺也。

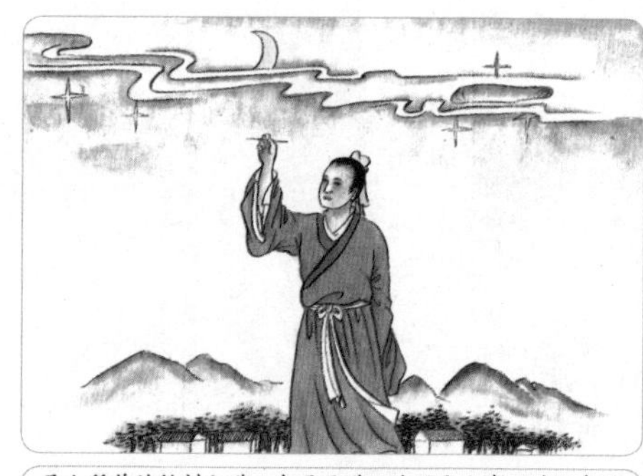

圣人所作的针刺之道，合于天道、地理和人事。并且有明确的方式、方法和规则让人们去遵循，这样才能够流传于后世

注释

①坚然：形容病证非常顽固。②法式：方式，方法。检押：法度，规则。③循掘决冲：指如果沿着孔穴挖掘，就能使地底下的水冲决而出。循，沿着。掘，通“窟”，洞穴。决冲，指水向上冲决。④经：路径。

原文

黄帝曰：愿闻人之白黑肥瘦小长，各有数乎？

岐伯曰：年质壮大，血气充盈，肤革坚固，因加以邪。刺此者，深而留之，此肥人也。广肩腋项，肉薄厚皮而黑色，唇临临然[1]，其血黑以浊，其气涩以迟。其为人也，贪于取与。刺此者，深而留之，多益其数也。

工匠不能抛开尺子而随意猜测物体的长短
工匠不能扔掉圆规去画圆

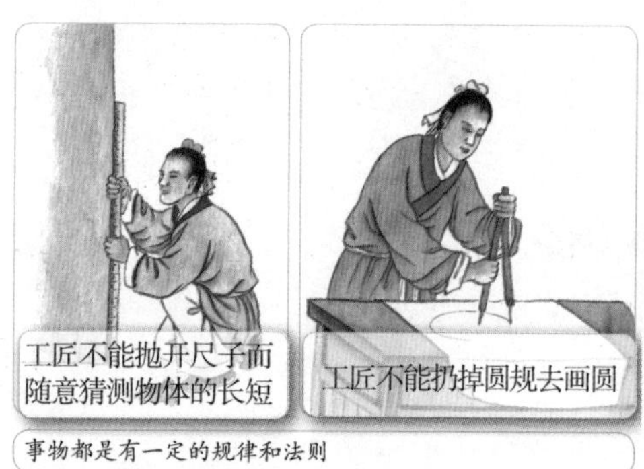

事物都是有一定的规律和法则

黄帝曰：刺瘦人奈何？

岐伯曰：瘦人者，皮薄色少，肉廉廉然[2]，薄唇轻言。其血清气滑，易脱于气，易损于血。刺此者，浅而疾之。

黄帝曰：刺常人奈何？

岐伯曰：视其白黑，各为调之。其端正敦厚者，其血气和

我想知道如何去适应自然之道。
气有滑涩，血有清浊，经脉运行有逆顺，治疗时应当顺其自然，因势利导。

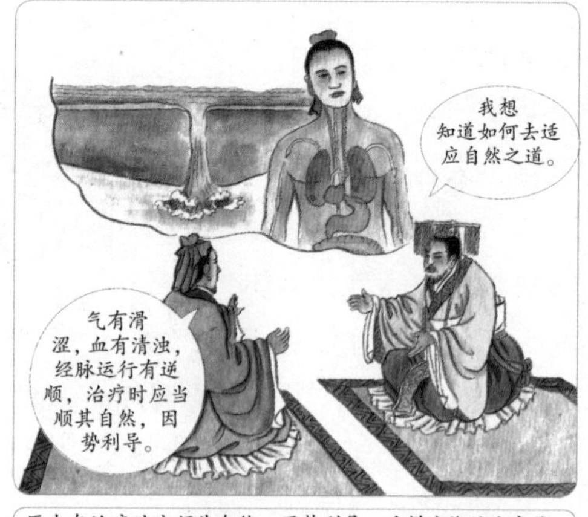

医生在治疗时应顺其自然，因势利导，这样才能适应自然

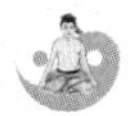

调，刺此者，无失常数也。

黄帝曰：刺壮士真骨[③]者奈何？

岐伯曰：刺壮士真骨，坚肉缓节监监然[④]。此人重则气涩血浊，刺此者，深而留之，多益其数。劲则气滑血清，刺此者，浅而疾之。

黄帝曰：刺婴儿奈何？

岐伯曰：婴儿者，其肉脆血少气弱，刺此者，以豪针，浅刺而疾发针，日再可也。

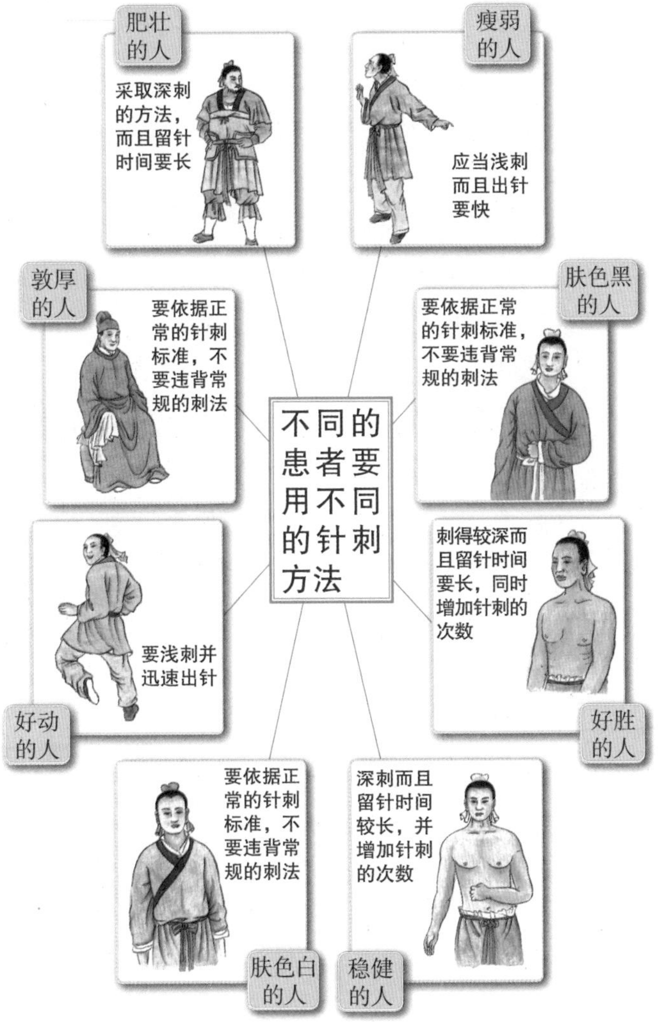

不同的患者要用不同的针刺方法

肥壮的人：采取深刺的方法，而且留针时间要长

瘦弱的人：应当浅刺而且出针要快

敦厚的人：要依据正常的针刺标准，不要违背常规的刺法

肤色黑的人：要依据正常的针刺标准，不要违背常规的刺法

好动的人：要浅刺并迅速出针

好胜的人：刺得较深而且留针时间要长，同时增加针刺的次数

肤色白的人：要依据正常的针刺标准，不要违背常规的刺法

稳健的人：深刺而且留针时间较长，并增加针刺的次数

注释

①唇临临然：形容口唇肥厚宽大而下垂。《广雅·释诂》："临岙，大也。"大，引申为有厚度。②肉廉廉然：形容肌肉瘦薄。廉廉，消瘦的样子。③真骨：骨骼坚固，结实有力。④坚肉：结实的肌肉。缓节：筋骨强健，关节舒缓。监监然：骨节暴露而有力的样子。

原文

黄帝曰：临深决水，奈何？

岐伯曰：血清气滑，疾泻之，则气竭焉。

黄帝曰：循掘决冲，奈何？

岐伯曰：血浊气涩，疾泻之，则经可通也。

原文

黄帝曰：脉行之逆顺[①]，奈何？

岐伯曰：手之三阴，从脏走手；手之三阳，从手走头；足之三阳，从头走足；足之三阴，从足走腹。

黄帝曰：少阴之脉独下行，何也？

岐伯曰：不然。夫冲脉者，五脏六腑之海也，五脏六腑皆禀焉。其上者，出于颃颡，渗诸阳，灌诸精；其下者，注少阴之大络，出于气街，循阴股内廉，入腘中，伏行骭骨内，下至内踝之后属而别；其下者，并于少阴之经，渗三阴；其前者，伏行出跗属，下循跗人入指间，渗诸络而温肌肉。故别络结则附上不动，不动则厥，厥则寒矣。

黄帝曰：何以明之？

岐伯曰：以言导之，切而验之，其非必动，然后乃可明逆顺之行也。

黄帝曰：窘乎哉！圣人之为道也，明于日月，微于毫厘，其非夫子，孰能道之也。

注释

①"脉行"句：杨上善："脉从身出向四肢为顺，从四肢上身为逆也。"

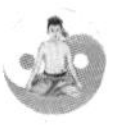

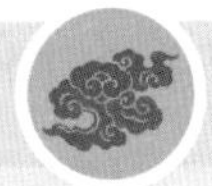

病传：疾病的传变

导读

病传，即病邪在人体脏腑间的传变。本篇主要论述了外邪侵入脏腑后的传变规律，所以篇名“病传”。

本篇的主要内容包括：一、说明病邪从外入内逐步侵袭到内脏的过程；二、说明脏腑疾病的传变规律，及其对预后的影响；三、指出某些疾病可以用针刺治疗，某些疾病不可刺的道理。

原文

黄帝曰：余受九针于夫子，而私览于诸方。或有导引行气、乔摩、灸、熨、刺、爇、饮药[①]。之一者可独守耶，将尽行之乎？

岐伯曰：诸方者，众人之方也，非一人之所尽行也。

在治疗疾病时，是只采用一种疗法，还是综合运用多种疗法？
不同疗法治疗不同疾病，并不是说要将多种疗法都运用在同一个患者身上。

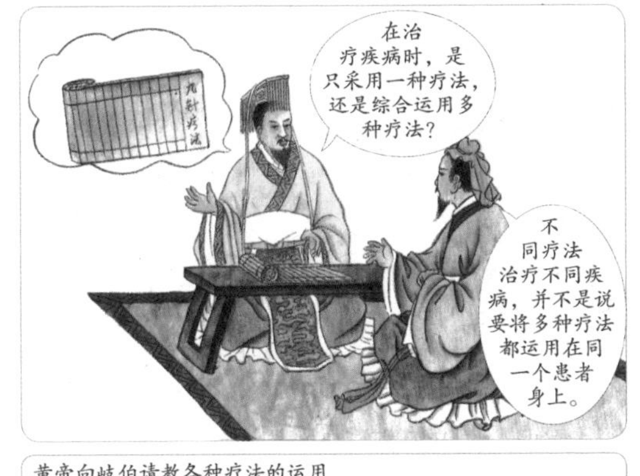

黄帝向岐伯请教各种疗法的运用

注释

①“导引行气”句：凡人自摩自捏，伸缩手足，除劳去烦，名为导引。通过导引，以达到行气活血，养筋壮骨的目的，故曰“导引行气”。乔摩：即按摩疗法。乔，《甲乙经》作“按”。乔，即“跷”。

原文

黄帝曰：此乃所谓守一勿失，万物毕者也[①]。今余已闻阴阳之要，虚实之理，倾移之过，可治之属。愿闻病之变化，淫传绝败而不可治者，可得闻乎？

岐伯曰：要乎哉问！道，昭乎其如日醒；窘乎其如夜瞑。能被而服之，神与俱成。毕将服之，神自得之。生神之理，可著于竹帛，不可传于子孙。

注释

① 万物毕者也：马元台："诸方虽行于众病，而医工当知乎守一。守一者，合诸方而尽明之，各守其一而勿失也。庶于万物之病，可以毕治而无误矣。"

原文

黄帝曰：何谓日醒？

岐伯曰：明于阴阳，如惑之解，如醉之醒。

黄帝曰：何谓夜瞑？

岐伯曰：瘖乎其无声，漠乎其无形。折毛发理，正气横倾。淫邪泮衍[1]，血脉传溜。大气入藏[2]，腹痛下淫[3]。可以致死，不可以致生。

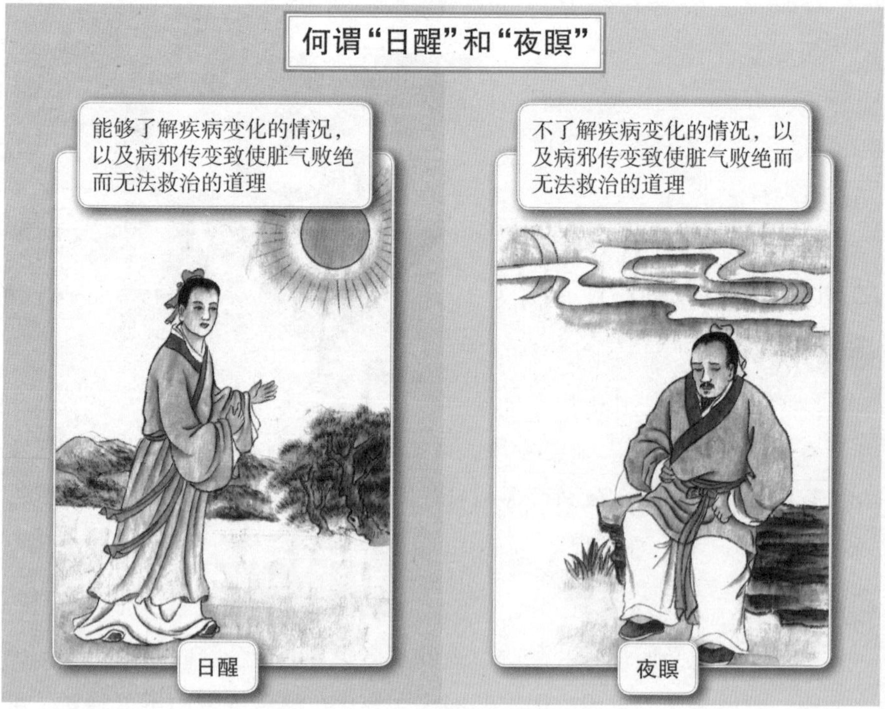

何谓“日醒”和“夜瞑”

能够了解疾病变化的情况，以及病邪传变致使脏气败绝而无法救治的道理

日醒

不了解疾病变化的情况，以及病邪传变致使脏气败绝而无法救治的道理

夜瞑

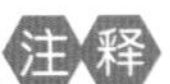

注释

①淫邪：偏盛的病邪。泮（pàn）衍：浸淫，蔓延。②大气入藏：即严重病邪入侵内脏。张介宾："大气，大邪之气也。"③下淫：下焦脏气逆乱。淫，逆乱。

原文

黄帝曰：大气入藏，奈何？

邪气侵入内脏，如果疾病先发生在心，过一天就会传到肺，再过三天就会传到肝，再过五天就会传到脾，如果再过三天不愈，患者就会死亡。冬季死于半夜，夏季死于中午

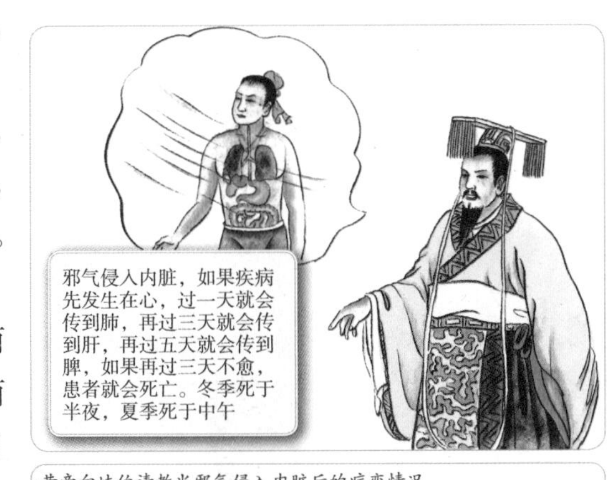

黄帝向岐伯请教当邪气侵入内脏后的病变情况

岐伯曰：病先发于心，一日而之肺，三日而之肝，五日而之脾。三日不已，死。冬夜半，夏日中。

病先发于肺，三日而之肝，一日而之脾，五日而之胃。十日不已，死。冬日入，夏日出。

病先发于肝，三日而之脾，五日而之胃，三日而之肾。三日不已，死。冬日入，夏早食。

病先发于脾，一日而之胃，二日而之肾，三日而之膀胱。十日不已，死。冬入定[①]，夏晏食。

病先发于胃，五日而之肾，三日而之膀胱，五日而上之心。二日不已，死，冬夜半，夏日昳。

病先发于肾，三日而之膀胱，三日而上之心，三日而之小肠。三日不已，死。冬大晨[②]，夏晏晡[③]。

病先发于膀胱，五日而之肾，一日而之小肠，一日而之心。二日不已，死。冬鸡鸣，夏下晡[④]。

诸病以次相传，如是者，皆有死期，不可刺也！间一脏及至三四脏者[⑤]，乃可刺也。

注释

①入定：指亥时，人安定入睡之时。②大晨：早晨天光大亮，约当寅末卯初，即早5时左右。马元台："冬之大晨在寅末。"③晏晡：黄昏晚饭之时，晚7～9时。张介宾："晏晡，戌时也。"④下晡：即未时，下午1～3时。张介宾："夏之下晡在未。"⑤间一脏及至三四脏：间一脏，是间隔一脏相传的意思。间脏传是传其所生之脏。如《难经·五十三难》说"假令心病传脾……是子母相传"。这是按火、水、土、木、金的顺序，五行配五脏，间一脏便属母子之间相传，如心病传脾，脾病传肺，肺病传肾等，便属传及二、三、四脏了。

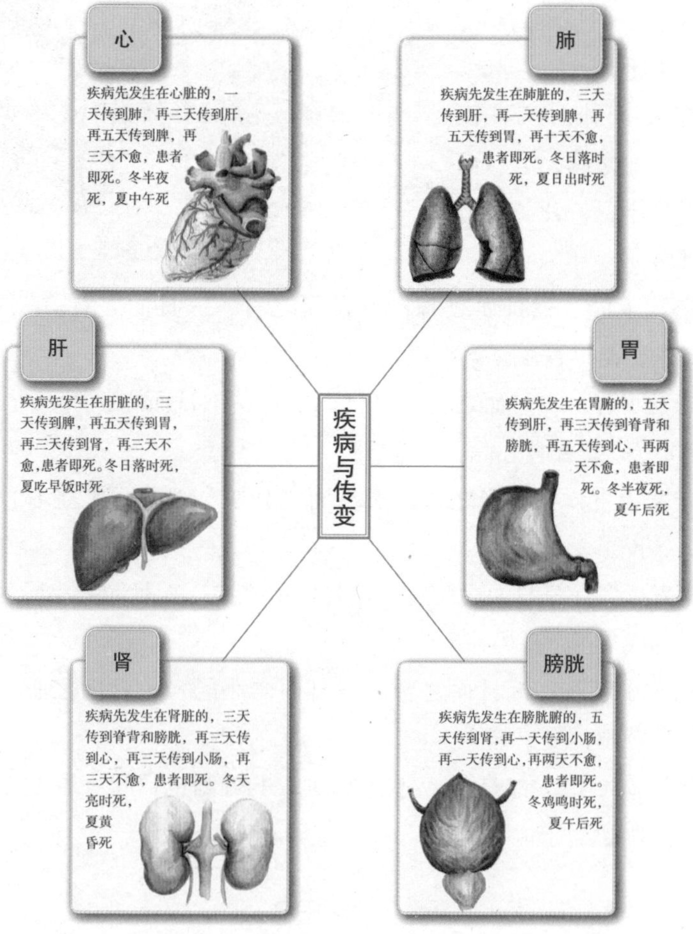

疾病与传变

心

疾病先发生在心脏的，一天传到肺，再三天传到肝，再五天传到脾，再三天不愈，患者即死。冬半夜死，夏中午死

肺

疾病先发生在肺脏的，三天传到肝，再一天传到脾，再五天传到胃，再十天不愈，患者即死。冬日落时死，夏日出时死

肝

疾病先发生在肝脏的，三天传到脾，再五天传到胃，再三天传到肾，再三天不愈，患者即死。冬日落时死，夏吃早饭时死

胃

疾病先发生在胃腑的，五天传到肝，再三天传到脊背和膀胱，再五天传到心，再两天不愈，患者即死。冬半夜死，夏午后死

肾

疾病先发生在肾脏的，三天传到脊背和膀胱，再三天传到心，再三天传到小肠，再三天不愈，患者即死。冬天亮时死，夏黄昏死

膀胱

疾病先发生在膀胱腑的，五天传到肾，再一天传到小肠，再一天传到心，再两天不愈，患者即死。冬鸡鸣时死，夏午后死

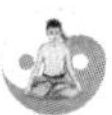

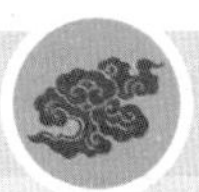

外揣：通过声色判断病变

导读

外揣，即从人体的外部揣测内部的情况。本篇主要论述了医生在临证时，要从人体的外部表现和变化揣测出内部五脏的病变，这样就能收到很好的疗效，所以篇名“外揣”。

本篇探讨了疾病诊断治疗的理论，虽未论述具体某种疾病的治疗方法，却为医生提供了重要的医学思想及方法，其核心思想是：人体是内外相应的统一整体，临证时，要能够做到从外揣内，从内揣外。

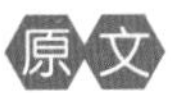

原文

黄帝曰：余闻九针九篇，余亲受其词①，颇得其意。夫九针者，始于一而终于九②，然未得其要道也。夫九针者，小之则无内，大之则无外，深不可为下，高不可为盖。恍惚无穷，流溢无极。余知其合于天道、人事、四时之变也。然余愿杂之毫毛，浑束为一，可乎？

岐伯曰：明乎哉问也！非独针道焉，夫治国亦然。

黄帝曰：余愿闻针道，非国事也。

岐伯曰：夫治国者，夫惟道焉。非道，何可小大深浅，杂合而为一乎？

注释

① 亲受其词：亲自接受他的智慧和方略。一作“亲受其调”，即亲自体察事物的规律。② 始于一而终于九：指九针的理论和各种针具的名称。因为叙述这些理论以及各种类型针具的使用都要有条理和次序，并分别与天、地、人及各种自然现象相应，如一应天，二应地，三应人，四应四时，五应五音，六应六律，七应七星，八应八风，九应九野等，所以称为“始于一而终于九”。此文原出《九针十二原》。

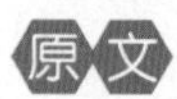

原文

黄帝曰：愿卒闻之。

岐伯曰：日与月焉，水与镜焉，鼓与响焉。夫日月之明，不失其影；水镜之察，不失其形；鼓响之应，不后其声。动摇则应和，尽得其情。

黄帝曰：窘乎哉！昭昭之明不可蔽，其不可蔽，不失阴阳也。合而察之，切而验之，见而得之，若清水明镜之不失其形也。五音不彰，五色不明，五脏波荡，若是则内外相袭①，若鼓之应桴，响之应声，影之似形。故远者司外揣内②，近者司内揣外。是谓阴阳之极，天地之盖。请藏之灵兰之室③，弗敢使泄也。

针刺的法则可用日
和月、水和镜、鼓
和响来作比喻

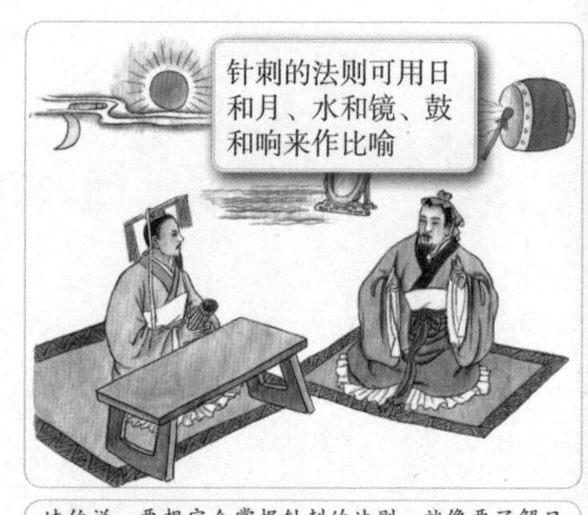

岐伯说，要想完全掌握针刺的法则，就像要了解日和月、水和镜、鼓和响的关系一样

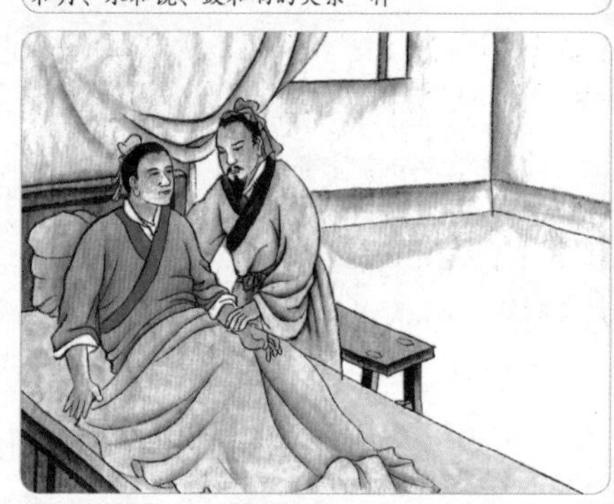

治疗疾病时，要综合观察患者的各种情况，包括人的声音、面色和体表变化等

注释

①相袭：指人体的内里和体表相互影响。②司外揣内：观察外表的表象，可以推测内脏的病变。司，主事为司。揣，推测。③灵兰之室：传说中黄帝藏书的地方。王冰："灵兰室，黄帝之书府也。"

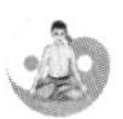

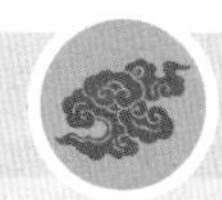

五变：五种特殊的病变

导读

本篇主要论述了疾病和体质的关系，以五种不同质地的树木遇到五种异常气候变化时的表现为例，说明了人由于体质不同而发生不同疾病的道理，所以篇名“五变”。

本篇的主要内容有：一、说明疾病的发生虽是外邪侵袭所致，但主要还是取决于人的体质强弱；二、分析风厥、消瘅、寒热、痹证、积聚五种病证的不同病变和诊候方法。

原文

黄帝问于少俞曰：余闻百疾之始期也，必生于风雨寒暑，循毫毛而入腠理。或复还，或留止，或为风肿汗出，或为消瘅，或为寒热，或为留痹，或为积聚。奇邪淫溢，不可胜数，愿闻其故。夫同时得病，或病此，或病彼，意者天之为人生风乎，何其异也？

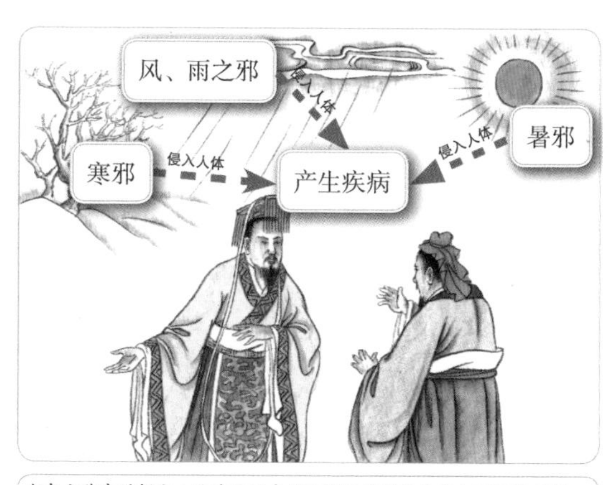

少俞向黄帝讲解当人体违反了自然气候规律时就会产生不同的病变

少俞曰：夫天之生风者，非以私百姓也。其行公平正直，犯者得之，避者得无殆，非求人而人自犯之。

原文

黄帝曰：一时遇风，同时得病，其病各异，愿闻其故。

少俞曰：善乎哉问！请论以比匠人。匠人磨斧斤，砺刀削，斫材木。

木之阴阳，尚有坚脆。坚者不入，脆者皮弛。至其交节，而缺斤斧焉。夫一木之中，坚脆不同。坚者则刚，脆者易伤。况其材木之不同，皮之厚薄，汁之多少，而各异耶？夫木之早花先生叶者，遇春霜烈风，则花落而叶萎。久曝大旱，则脆木薄皮者，枝条汁少而叶萎。久阴淫雨，则薄皮多汁者，皮溃而漉。卒风暴起，则刚脆之木，枝折杌伤[1]。秋霜疾风，则刚脆之木，根摇而叶落。凡此五者，各有所伤，况于人乎？

注释

①杌（wù）伤：即树枝折断，木干损伤。杌，指树干。张介宾："木之无枝者也。"

原文

黄帝曰：以人应木奈何？

少俞答曰：木之所伤也，皆伤其枝。枝之刚脆而坚，未成伤也。人之有常病也，亦因其骨节皮肤腠理之不坚固者，邪之所舍也，故常为病也。

原文

黄帝曰：人之善病风厥漉[1]汗者，何以候之？

少俞答曰：肉不坚，腠理疏，则善病风。

黄帝曰：何以候肉之不坚也？

少俞答曰：䐃肉不坚，而无分理。理者粗理，粗理而皮不致者，腠理疏。此言其浑然者。

注释

①漉：汗出淋漓的样子。

原文

黄帝曰：人之善病消瘅者，何以候之？

少俞答曰：五藏皆柔弱者，善病消瘅。

黄帝曰：何以知五藏之柔弱也？

少俞答曰：夫柔弱者，必有刚强[1]，刚强多怒，柔者易伤也[2]。

黄帝曰：何以候柔弱之与刚强？

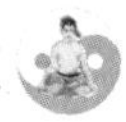

少俞答曰：此人薄皮肤而目坚固以深[③]者，长冲直扬[④]，其心刚，刚则多怒，怒则气上逆，胸中蓄积，血气逆留，髋皮充肌[⑤]，血脉不行，转而为热，热则消肌肤，故为消瘅。此言其人暴刚而肌肉弱者也。

注释

①“夫柔弱者”两句：丹波元简：“柔弱者必有刚强，谓形质弱而性气刚也。”②“刚强”两句：此谓测知五脏柔弱，是从性情粗暴、多怒的方面看。柔者容易患消瘅病。③坚固：视物坚定。深：眶骨高耸，眼珠深凹。④长冲直扬：横眉竖目，举目扬眉貌。冲，当为“衡”，指眉毛。⑤髋皮充肌：即腹部皮肤肌肉充胀。髋，同“宽”，充塞的意思。

原文

黄帝曰：人之善病寒热者，何以候之？

少俞答曰：小骨弱肉[①]者，善病寒热。

黄帝曰：何以候骨之小大，肉之坚脆，色之不一也？

少俞答曰：颧骨者，骨之本也[②]。颧大则骨大，颧小则骨小。皮肤薄而其肉无䐃，其臂懦懦然[③]，其地色炲然，不与其天同色，污然[④]独异，此其候也。然后臂薄者，其髓不满，故善病寒热也。

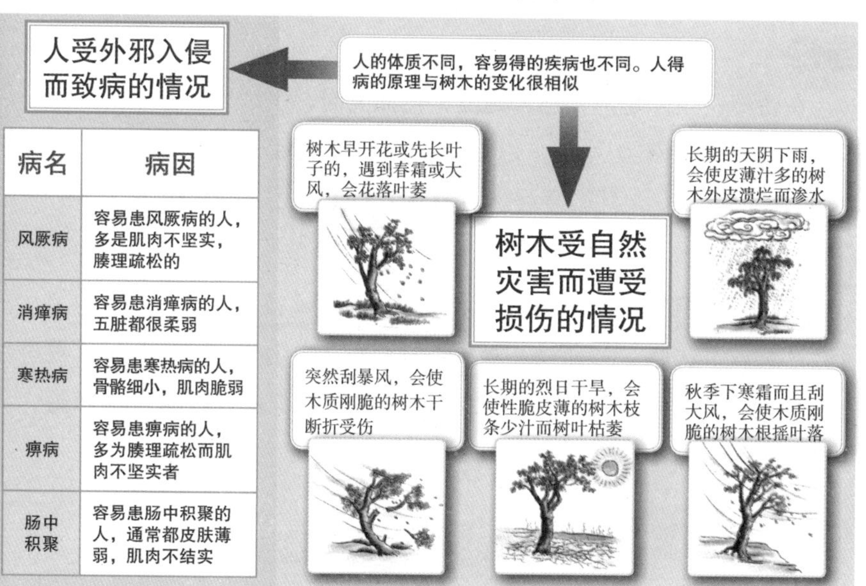

病名	病因
风厥病	容易患风厥病的人，多是肌肉不坚实，腠理疏松的
消瘅病	容易患消瘅病的人，五脏都很柔弱
寒热病	容易患寒热病的人，骨骼细小，肌肉脆弱
痹病	容易患痹病的人，多为腠理疏松而肌肉不坚实者
肠中积聚	容易患肠中积聚的人，通常都皮肤薄弱，肌肉不结实

注释

① 小骨弱肉：张介宾："骨属肾，肉属脾，皆至阴之所在也。阴不足，则阳邪易以入之，故善病寒热。" ② 颧骨者，骨之本也：张介宾："目下颊骨曰颧，周身骨骼大小，可验于此。"张志聪："夫肾主骨。颧者，肾之外候也，故颧骨为骨之本。" ③ 懦懦然：柔软无力的样子。④ 污然：污垢不洁的样子。

原文

黄帝曰：何以候人之善病痹者？

少俞答曰：粗理而肉不坚者，善病痹。

黄帝曰：痹之高下有处乎？

少俞答曰：欲知其高下者，各视其部。

原文

黄帝曰：人之善病肠中积聚者，何以候之？

少俞答曰：皮肤薄而不泽，肉不坚而淖泽，如此则肠胃恶，恶则邪气留止，积聚乃伤。脾胃之间，寒温不次，邪气稍至，稸积留止，大聚乃起。

原文

黄帝曰：余闻病形，已知之矣，愿闻其时。

少俞答曰：先立其年，以知其时。时高则起，时下则殆[①]。虽不陷下，当年有冲通[②]，其病必起，是谓因形而生病。五变之纪也。

注释

① 时高则起，时下则殆：凡遇生旺之时，病情可以好转；若遇衰下之时，疾病就会凶险。② 冲通：意思是说年运之气与人体不相适应，就会感触而发病。张介宾："虽非衰克陷下之时，而年有所冲，则气有所通，其病亦因而起。"

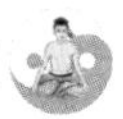

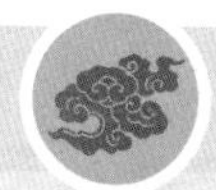

本脏：脏腑的重要性

导读●●●

本，即探求根本。本脏，即探求人体脏腑的本源。本篇论述了精、神、血、气、魂、魄都藏于五脏，水谷津液则在六腑中传化；脏腑功能正常，人体才能健康正常；疾病的发生以脏腑功能失常为根本等道理，所以名为“本脏”。

本篇的主要内容包括：一、论述人体经脉、五脏、六腑、精神、血气、卫气的生理功能及其正常表现；二、论述人体的发病与长寿，与五脏六腑的形态特点相关，并可以从人体的外部测候和了解；三、概论五脏的八种变化的生理和病理表现；四、具体说明五脏六腑与外在组织器官之间的联系。

原文

黄帝问于岐伯曰：人之血气精神者，所以奉生[①]而周于性命者也。经脉者，所以行血气而营阴阳，濡筋骨，利关节者也；卫气者，所以温分肉，充皮肤，肥腠理，司开阖[②]者也；志意者，所以御精神，收魂魄，适寒温，和喜怒者也。是故血和则经脉流行，营复阴阳，筋骨劲强，关节清利矣；卫气和则分肉解利，皮肤调柔，腠理致密矣；志意和则精神专直[③]，魂魄不散，悔怒不起，五脏不受邪矣；寒温和则六腑化谷，风痹不作，经脉通利，肢节得

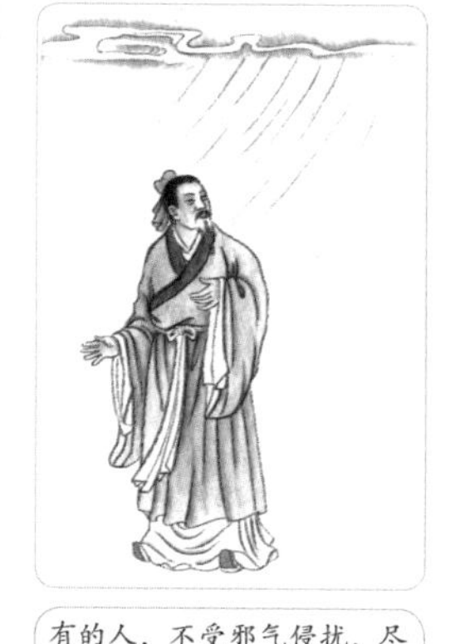

有的人，不受邪气侵扰，尽享天年

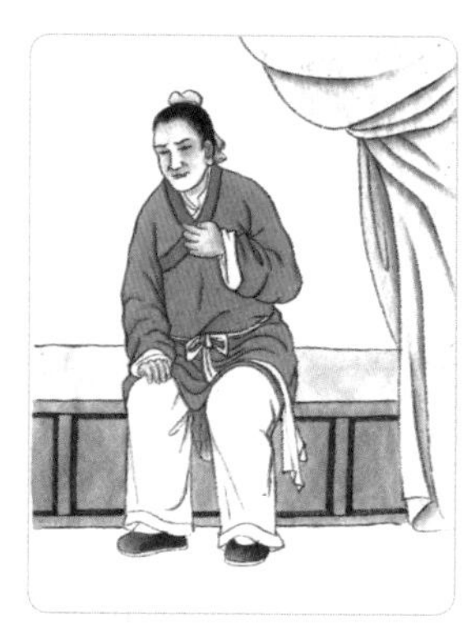

有的人，足不出户，却还是免不了生病

安矣。此人之常平也。五脏者，所以藏精神血气魂魄者也；六腑者，所以化水谷而行津液者也。此人之所以具受于天也，无愚智贤不肖，无以相倚[④]也。然有其独尽天寿，而无邪僻之病，百年不衰，虽犯风雨卒寒大暑，犹有弗能害也；有其不离屏蔽[⑤]室内，无怵惕之恐，然犹不免于病，何也？愿闻其故。

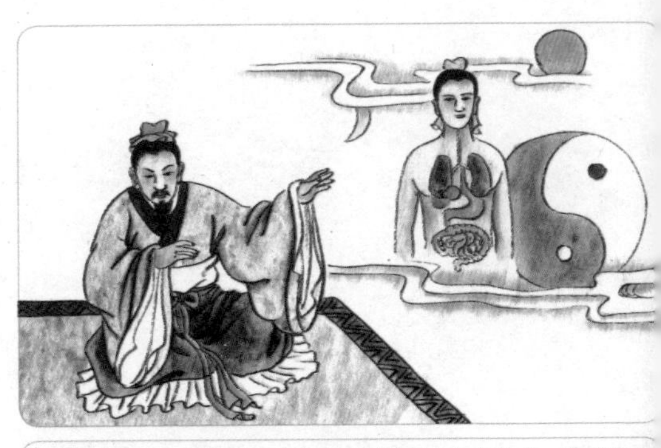

人体五脏的生理功能是与自然界和五季的五行相适应，遵循阴阳变化规律，并且与四时的变化相联系的

注释

①奉生：养生。周：维持。②司开阖：主管皮肤腠理的开合。③精神专直：精神专一而端正。《易传·系辞》："其静也专，其动也直。"④倚：异，不同。⑤屏蔽：即屏风。

原文

岐伯对曰：窘乎哉问也！五脏者，所以参天地，副[①]阴阳，而运四时，化五节[②]者也。五脏者，固有小大、高下、坚脆、端正、偏倾者；六腑亦有小大、长短、厚薄、结直、缓急。凡此二十五者[③]，各不同，或善或恶，或吉或凶。请言其方。

注释

①副：配合、符合的意思。②化五节：即五脏各与五季（春、夏、长夏、秋、冬）的五行变化相通应。张介宾："化五节者，应五行之节序而为之变化也。"③二十五者：指五脏各有大小、坚脆、高下、端正、偏倾等不同情况，五五共计二十五种。

原文

心小则安，邪弗能伤，易伤以忧；心大则忧不能伤，易伤于邪。心高则满于肺中，悗而善忘，难开以言；心下则脏外[①]，易伤于寒，易恐以言。心坚则脏安守固；心脆则善病消瘅热中。心端正则和利难伤；心偏倾

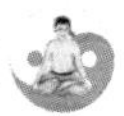

则操持不一，无守司也。

肺小则少饮，不病喘喝；肺大则多饮，善病胸痹、喉痹、逆气。肺高则上气肩息咳；肺下则居贲迫肺，善胁下痛。肺坚则不病咳上气；肺脆则苦病消痹易伤。肺端正则和利难伤；肺偏倾则胸偏痛也。

肝小则脏安，无胁下之病；肝大则逼胃迫咽，迫咽则苦膈中，且胁下痛。肝高则上支贲切[2]，胁悗，为息贲；肝下则逼胃，胁下空，胁下空则易受邪。肝坚则脏安难伤；肝脆则善病消痹易伤。肝端正则和利难伤；肝偏倾则胁下痛也。

脾小则脏安，难伤于邪也；脾大则苦凑眇[3]而痛，不能疾行。脾高则眇引季胁[4]而痛；脾下则下加于大肠，下加于大肠则脏苦受邪。脾坚则脏安难伤；脾脆则善病消痹易伤。脾端正则和利难伤，脾偏倾则善满善胀也。

心脏本身的不同情况

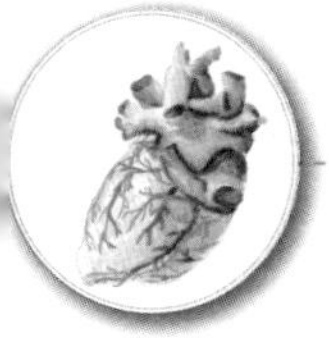

- 小 → 心脏小，则心气安定，邪气不易伤害，但容易被内忧所伤
- 大 → 心脏大，则不易伤于忧愁，但容易被邪气所伤
- 高 → 心脏位置偏高，则向上压迫肺脏，使肺气充满，令人烦闷不舒而健忘，用语言进行开导也很难奏效
- 低 → 心脏位置偏低，则脏气不紧密而容易外散，容易被寒邪所伤，又容易被言语恐吓
- 坚实 → 心脏坚实，则所藏的脏气安定，神气内守稳固
- 脆弱 → 心脏脆弱，则容易被消瘅等内热病所侵害
- 端正 → 心脏位置端正，则脏气血脉和利，邪气难以侵害
- 偏斜 → 心脏位置偏斜不正，则操守不坚定而缺乏主见，这是心气不能内守约束

肺脏的不同情况

类别	情况	影响
大小	小	不易为喘息病所侵
	大	容易使人患胸痹、喉痹及气逆的疾病
位置	偏高	气机上逆，造成抬肩喘息、咳嗽
	偏低	接近横膈使人血气不通，容易患胁下疼痛的病
状况	坚实	不易患咳逆上气的疾病
	脆弱	容易患消瘅病
位置是否端正	端正	肺气调和畅通，使人不易被邪气所伤
	偏斜	容易导致胸部一侧发生疼痛

肝脏的不同情况

类别	情况	影响
大小	小	不易患胁下痛的疾病
	大	令人患胸中膈塞不通，并且胁下疼痛
位置	偏高	造成息贲病
	偏低	逼迫胃脘，令人胁下空虚，容易被邪气侵袭
状况	坚实	脏气安宁，不易被邪气所伤
	脆弱	易患消瘅病
位置是否端正	端正	肝气和利条达，人不易被外邪伤害
	偏斜	易患胁下疼痛

脾脏的不同情况

类别	情况	影响
大小	小	不易被邪气伤害
	大	胁下空软部分充聚而痛，使人不能快步行走
位置	偏高	胁下空软处牵引季胁作痛
	偏低	向下压迫于大肠之上，容易被邪气所伤
状况	坚实	神气安定，不易被邪气所伤
	脆弱	易患消瘅病
位置是否端正	端正	脏气和顺通畅，不易被邪气所伤
	偏斜	易患胀满病

肾脏的不同情况

类别	情况	影响
大小	小	人不易被邪气伤害
	大	易患腰痛，不能前后俯仰，人容易被邪气所伤
位置	偏高	常引起背部、脊梁骨疼痛，使人不能前俯后仰
	偏低	容易患腰臀疼痛，不能俯仰，甚至患狐疝病
状况	坚实	不易患腰背痛
	脆弱	容易患消瘅病并且容易被外邪所伤
位置是否端正	端正	肾气通畅，人不易为邪气所伤
	偏斜	容易引起腰臀疼痛

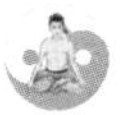

肾小则脏安难伤；肾大则善病腰痛，不可以俯仰，易伤以邪。肾高则苦背膂痛，不可以俯仰；肾下则腰尻[5]痛，不可以俯仰，为狐疝。肾坚则不病腰背痛；肾脆则善病消瘅易伤。肾端正则和利难伤；肾偏倾则苦腰尻痛也。凡此二十五变者，人之所苦常病。

注释

①心下则脏外：心脏的位置偏低，则神气涣散不能内守。外，疏，引申为疏散、涣散。《礼记·大学》："外本内末。"孔颖达疏："外，疏也。"②上支贲切：张介宾："上支贲切，谓肝经上行之支脉，贲壅迫切，故胁为悗闷，为息贲喘息也。"③凑：充聚。眇（niǎo）：胁下无肋骨的空软处。④季胁：相当于侧胸第十一、第十二肋软骨的部位。此处为肋骨之末端，故称季胁。⑤尻（kāo）：尾骶部的通称。

原文

黄帝曰：何以知其然也？

岐伯曰：赤色小理者心小，粗理者心大。无髑骬[1]者，心高；髑骬小、短、举者，心下。髑骬长者，心下坚；髑骬弱小以薄者，心脆。髑骬直下不举者，心端正；髑骬倚一方者，心偏倾也。

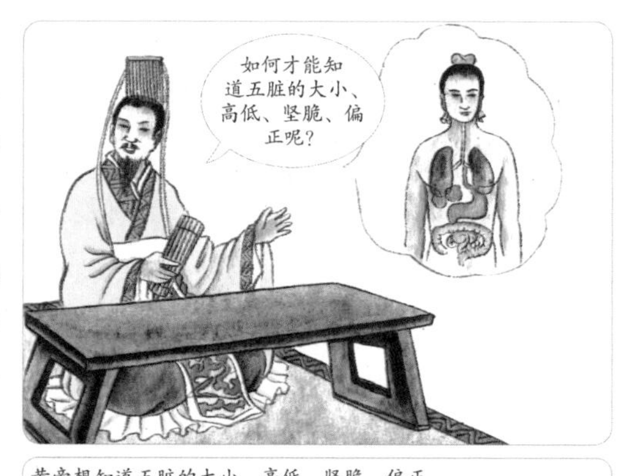

黄帝想知道五脏的大小、高低、坚脆、偏正

白色小理者，肺小；粗理者，肺大。巨肩反膺陷喉[2]者，肺高；合腋张胁[3]者，肺下。好肩背厚者，肺坚；肩背薄者，肺脆。背膺厚者，肺端正；胁偏疏者，肺偏倾也。

青色小理者，肝小；粗理者，肝大。广胸反骹[4]者，肝高；合胁兔骹[5]者，肝下。胸胁好者，肝坚；胁骨弱者，肝脆。膺腹好相得者，肝端正；胁骨偏举者，肝偏倾也。

黄色小理者，脾小；粗理者，脾大。揭唇[6]者，脾高；唇下纵者，脾下。唇坚者，脾坚；唇大而不坚者，脾脆。唇上下好者，脾端正；唇偏举者，脾偏倾也。

黑色小理者，肾小；粗理者，肾大。高耳者，肾高；耳后陷者，肾下。耳坚者，肾坚；耳薄而不坚者，肾脆。耳好前居牙车[7]者，肾端正；耳偏高者，肾偏倾也。凡此诸变者，持则安，减则病也。

注释

①髃（hé）骬（yú）：胸骨下端蔽心之骨，或名“鸠尾”“蔽骨”，即胸骨剑突。②反膺陷喉：指胸部突出，喉部下陷。张介宾：“胸前两旁为膺，胸突而向外者，是为反膺。肩高胸突，其喉必缩，是为陷喉。”③合腋张胁：指两腋窄紧，胸廓上部敛缩，下部开张。张介宾：“合腋张胁者，腋敛胁开也。”④反骹（qiāo）：即偏下的胁骨隆起而高张。骹，偏下的胁骨。张介宾：“胁下之骨为骹也。反骹者，胁骨高而张也。”⑤兔骹：指胁骨隐伏低合如伏兔。张介宾：“兔骹者，胁骨低合如兔也。”⑥揭唇：指嘴唇向上翻。揭，举起貌。⑦牙车：即牙床。颊车穴部位。

原文

帝曰：善。然非余之所问也。愿闻人之有不可病者，至尽天寿，虽有深忧大恐，怵惕之志，犹不能感[1]也，甚寒大热，不能伤也；其有不离屏蔽室内，又无怵惕之恐，然不免于病者，何也？愿闻其故。

岐伯曰：五脏六腑，邪之舍也，请言其故。五脏皆小者，少病，苦燋[2]心，大愁忧；五脏皆大者，缓于事，难使以忧。五脏皆高者，好高举措；五脏皆下者，好出人下。五脏皆坚者，无病；五脏皆脆者，不离于病。五脏皆端正者，和利得人心；五脏皆偏倾者，邪心而善盗，不可以为人平，卒反复言语也。

注释

①感：与下文“伤”同义。②燋：通“焦”，焦虑，焦躁。

原文

黄帝曰：愿闻六腑之应。

岐伯答曰：肺合大肠，大肠者，皮其应；心合小肠，小肠者，脉其应；肝合胆，胆者，筋其应；脾合胃，胃者，肉其应；肾合三焦膀胱，三

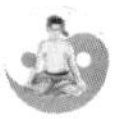

焦膀胱者，腠理毫毛其应。

黄帝曰：应之奈何？

岐伯曰：肺应皮。皮厚者大肠厚，皮薄者大肠薄。皮缓，腹裹[①]大者大肠大而长，皮急者大肠急而短。皮滑者大肠直[②]，皮肉不相离[③]者大肠结。

很少因邪气侵犯而生病，但却经常劳心焦虑，多愁善忧
五脏小
做事和缓，很难使其过度地忧虑
五脏大
处事多好高骛远而不切实际
五脏偏高
意志柔弱，大多甘居人下
五脏偏低
很少生病
五脏坚实
经常疾病缠身
五脏脆弱
五脏的不同情况
性情和顺，容易受人喜欢
五脏端正
多居心不正，常欲图谋不轨，不能以正常人的情理来揣度，言语反复无常
五脏偏斜

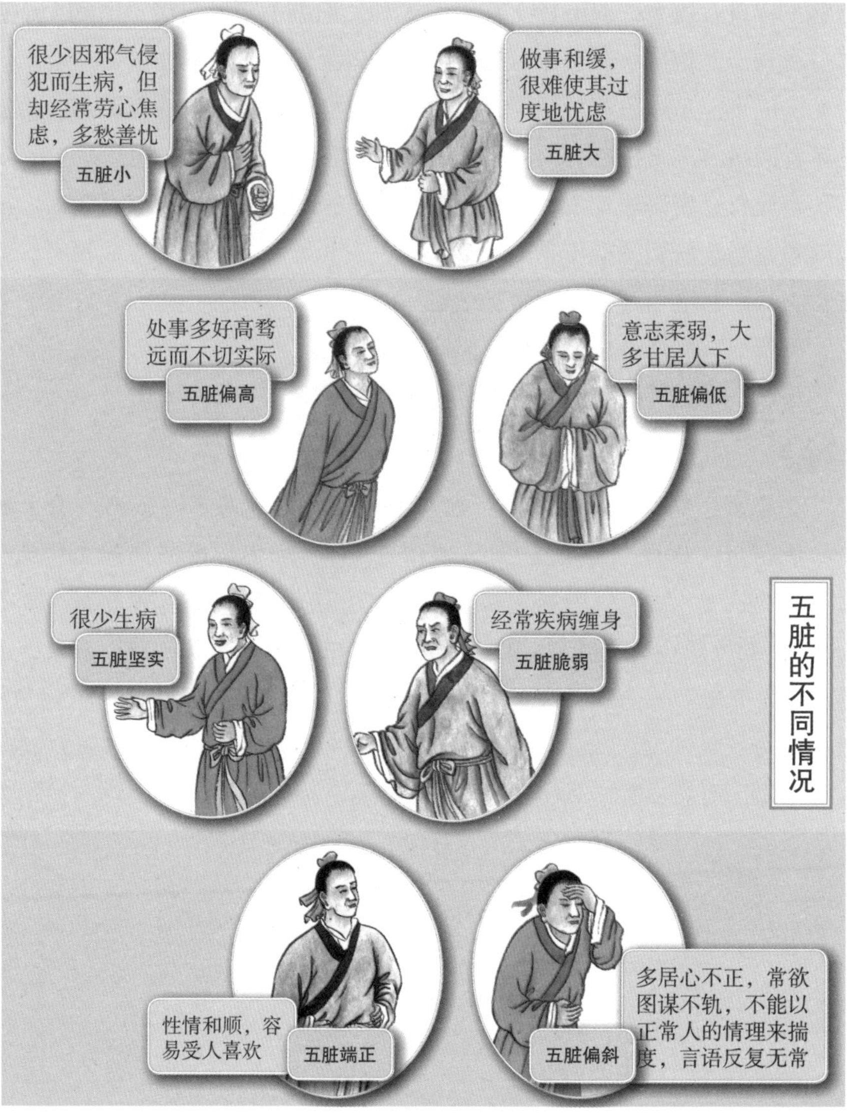

心应脉。皮厚者脉厚，脉厚者小肠厚；皮薄者脉薄，脉薄者小肠薄；皮缓者脉缓，脉缓者小肠大而长；皮薄而脉冲小④者，小肠小而短。诸阳经脉皆多纡屈者小肠结。

脾应肉。肉䐃坚大者胃厚；肉䐃幺⑤者胃薄。肉䐃小而幺者胃不坚；肉䐃不称身者胃下，胃下者下管⑥约不利。肉䐃不坚者胃缓，肉䐃无小裹累⑦者胃急。肉䐃多少裹累者胃结，胃结者上管⑧约不利也。

肝应爪。爪厚色黄者胆厚，爪薄色红者胆薄。爪坚色青者胆急，爪濡色赤者胆缓。爪直色白无约者胆直，爪恶⑨色黑多纹者胆结也。

肾应骨，密理厚皮者，三焦膀胱厚⑩；粗理薄皮者，三焦膀胱薄。疏腠理者，三焦膀胱缓；皮急而无毫毛者，三焦膀胱急。毫毛美而粗者，三焦膀胱直；稀毫毛者，三焦膀胱结也。

黄帝曰：厚薄美恶皆有形，愿闻其所病。

答曰：视其外应，以知其内脏，则知所病矣。

注释

①腹裹：肚囊。②大肠直：在此并非指脏器伸而不屈，而是喻大肠的功能畅通，故曰“大肠直”。③不相离（lì）：即不相附丽，如皮皱脱屑之类。离，通“丽”，附丽、依附的意思。④脉冲小：脉来虚弱。⑤幺（yāo）：微博细小。⑥下管：即胃之下脘幽门。⑦小裹累：即小果累，小颗粒累累无数。⑧上管：即胃之上脘贲门。⑨爪恶：即爪甲畸形。⑩“密理”两句，倪冲之：“太阳之气主皮毛，三焦之气通腠理，是以视皮肤腠理之厚薄，则内应于三焦、膀胱矣。”

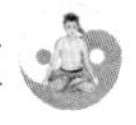

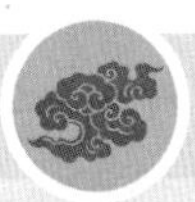

五味：食物的五味

导读

五味，指酸、苦、甘、辛、咸五种味道。本篇主要论述了五味进入五脏的通道，总结出了其规律是“五味各走其所喜”，并叙述了五谷、五畜、五果、五菜的五味属性，以及五味在五脏疾病治疗中的宜忌，所以篇名“五味”。

本篇所论体现了中医学“药食同源”，药物治疗与饮食疗法并重的思想，具有重要的养生指导价值。

原文

黄帝曰：愿闻谷气有五味，其入五脏，分别奈何？

伯高曰：胃者，五脏六腑之海也。水谷皆入于胃，五脏六腑皆禀气于胃。五味各走其所喜。谷味酸，先走肝；谷味苦，先走心；谷味甘，先走脾；谷味辛，先走肺；谷味咸，先走肾。谷气津液已行，营卫大通，乃化糟粕，以次传下。

酸先入肝，苦先入心，甘先入脾，辛先入肺，咸先入肾。
先生，我想听您说说，五味是如何进入五脏的？

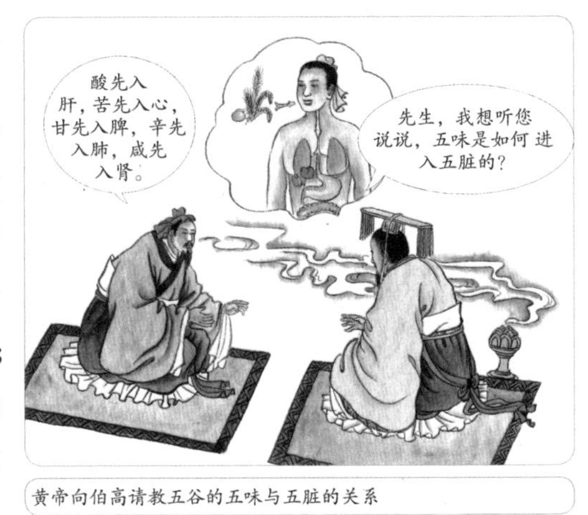

黄帝向伯高请教五谷的五味与五脏的关系

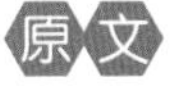

原文

黄帝曰：营卫之行奈何？

伯高曰：谷始入于胃，其精微者，先出于胃之两焦，以溉五脏。别出两行，营卫之道。其大气[①]之抟而不行者，积于胸中，命曰气海。出于肺，循喉咽，故呼则出，吸则入。天地之精气[②]，其大数常出三入一[③]。

故谷不入，半日则气衰，一日则气少矣。

注释

①大气：此处指宗气。②天地之精气：即天之阳气和地之精气。③出三入一：人吸入的自然界之气，被人体吸收利用的与呼出体外的大致比例是一比三，即吸收一份，排出三份，故曰“出三入一”。但历代注家对此解释各异。马元台、张介宾认为是指谷食之气呼出三分，天地之气吸入一分；杨上善则说：“气海之中，谷之精气，随呼吸出入也。人之呼也，谷之精气，三分出已；及其吸也，一分还入，即须资食充其肠胃之虚，以接不还之气。”任谷庵：“五谷入于胃也，其糟粕津液宗气分为三隧，故其大数常出三入一。盖所入者谷，而所出者，乃化糟粕，以次传下，其津液溉五脏而生营卫，其宗气积于胸中，以司呼吸，其所出有三者之隧道，故谷不入半日则气衰，一日则气少矣。”

原文

黄帝曰：谷之五味，可得闻乎？

伯高曰：请尽言之。五谷：粳米①甘，麻②酸，大豆咸，麦苦，黄黍③辛。五果：枣甘，李酸，栗咸，杏苦，桃辛。五畜：牛甘，犬酸，猪咸，羊苦，鸡辛。五菜：葵④甘，韭酸，藿⑤咸，薤⑥苦，葱辛。

五色：黄色宜甘，青色宜酸，黑色宜咸，赤色宜苦，白色宜辛。凡此五者，各有所宜。

五宜：所言五宜者，脾病者，宜食粳米饭，牛肉枣葵；心病者，宜食麦，羊肉杏薤；肾病者，宜食大豆黄卷，猪肉栗藿；肝病者，宜食麻，犬肉李韭；肺病者，宜食黄黍，鸡肉桃葱。

五禁：肝病禁辛，心病禁咸，脾病禁酸，肾病禁甘，肺病禁苦。

肝色青，宜食甘，粳米饭、牛肉、枣、葵，皆甘。

心色赤，宜食酸，犬肉、麻、李、韭，皆酸。

脾色黄，宜食咸，大豆、豕肉、栗、藿，皆咸。

肺色白，宜食苦，麦、羊肉、杏、薤，皆苦。

肾色黑，宜食辛，黄黍、鸡肉、桃、葱，皆辛。

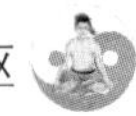

《黄帝内经》的配膳原则

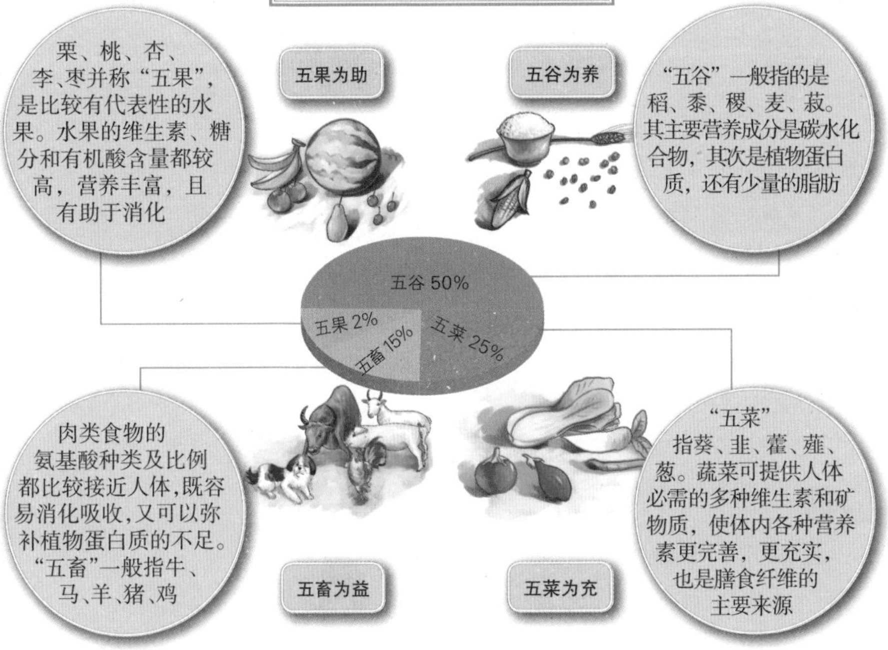

五果为助

栗、桃、杏、李、枣并称“五果”，是比较有代表性的水果。水果的维生素、糖分和有机酸含量都较高，营养丰富，且有助于消化

五谷为养

“五谷”一般指的是稻、黍、稷、麦、菽。其主要营养成分是碳水化合物，其次是植物蛋白质，还有少量的脂肪

五谷 50%

五果 2%

五畜 15%

五菜 25%

肉类食物的氨基酸种类及比例都比较接近人体，既容易消化吸收，又可以弥补植物蛋白质的不足。“五畜”一般指牛、马、羊、猪、鸡

五畜为益

“五菜”指葵、韭、藿、薤、葱。蔬菜可提供人体必需的多种维生素和矿物质，使体内各种营养素更完善，更充实，也是膳食纤维的主要来源

五菜为充

注释

①粳米：属土，味甘，入脾。②麻：即芝麻。③黄黍：即黍米，又称黄米，味辛，入肺。④葵：即冬葵。一种蔬菜，味甘，入脾。⑤藿（huò）：指豆叶，味咸，入肾。⑥薤（xiè）：俗名野蒜，可食。

五味论：五味对人体的影响

导读

五味，即饮食五味，酸、咸、辛、苦、甘。本篇主要论述了五味与人体经络脏腑的关系，以及因五味偏嗜太过而出现的病理变化和由此引起的各种病证，所以篇名“五味论”。

本篇所论体现了要保持饮食营养均衡的法则，具有重要的养生指导意义。

原文

黄帝问于少俞曰：五味人于口也，各有所走，各有所病。酸走筋，多食之，令人癃；咸走血，多食之，令人渴；辛走气，多食之，令人洞心；苦走骨，多食之，令人变呕；甘走肉，多食之，令人悗心。余知其然也，不知其何由，愿闻其故。

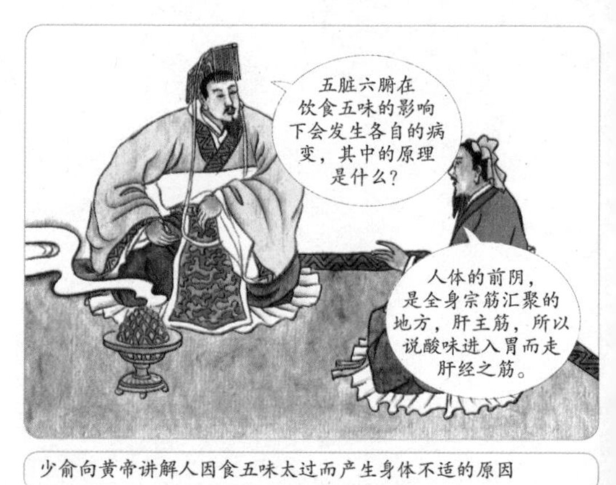

五脏六腑在饮食五味的影响下会发生各自的病变，其中的原理是什么？
人体的前阴，是全身宗筋汇聚的地方，肝主筋，所以说酸味进入胃而走肝经之筋。
少俞向黄帝讲解人因食五味太过而产生身体不适的原因

少俞答曰：酸入于胃，其气涩以收，上之两焦①，弗能出入也。不出即留于胃中，胃中和温，则下注膀胱。膀胱之胞②薄以懦，得酸则缩绻，约而不通，水道不行，故癃。阴者，积筋之所终也③，故酸入而走筋矣。

注释

①之：行，走。两焦：即上、中二焦。②胞：皮。③“阴者”两句：阴者，就前阴而言。积筋，即诸筋或宗筋。人的前阴，就是人身诸筋终聚之处。杨上善：“人阴器，一身诸筋终聚之处。”张介宾：“阴者，阴气也；

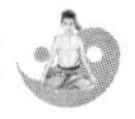

积筋者，宗筋之所聚也。”

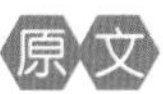

黄帝曰：咸走血，多食之，令人渴，何也？

少俞曰：咸入于胃，其气上走中焦，注于脉，则血气走之。血与咸相得则凝，凝则胃中汁注之。注之则胃中竭，竭则咽路①焦，故舌本干而善渴。血脉者，中焦之道也，故咸入而走血矣。

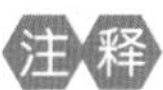

① 咽路：咽喉通道。

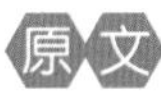

黄帝曰：辛走气，多食之，令人洞心，何也？

少俞曰：辛入于胃，其气走于上焦，上焦者，受气而营诸阳者也。姜韭之气熏之，营卫之气不时受之，久留心下，故洞心。辛与气俱行，故辛入而与汗俱出。

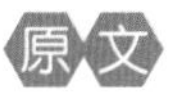

黄帝曰：苦走骨，多食之，令人变呕，何也？

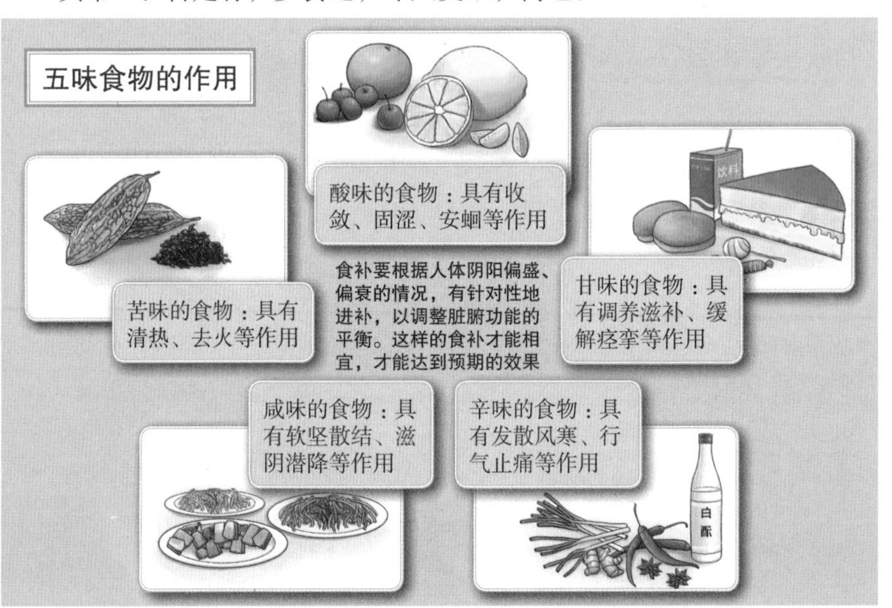

少俞曰：苦入于胃，五谷之气，皆不能胜苦。苦入下脘，三焦之道皆闭而不通，故变呕。齿者，骨之所终也，故苦入而走骨，故入而复出，知其走骨也。

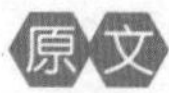
原文

黄帝曰：甘走肉，多食之，令人悗心，何也?

少俞曰：甘入于胃，其气弱小，不能上至于上焦，而与谷留于胃中者，令人柔润者也。胃柔则缓，缓则虫动，虫动则令人悗心。其气外通于肉，故甘走肉。

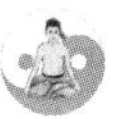

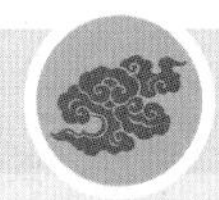

邪客：失眠症的治疗

导读

邪客，即邪气侵犯人体。本篇开篇就问及“邪气之客人”的相关内容，故以“邪客”名篇，篇名不能完全概括全篇的主旨。

本篇的主要内容可分为以下几部分：首先是以邪气侵犯人体，能使人发生目睁而不能入睡的病证，说明卫气、营气、宗气的运行规律，并提出治疗不眠症的有效方法；其次是运用取象比类的方法，将人体的身形肢节与日月星辰和山川草木相比拟，说明天人相应的道理；然后论述手太阴、手厥阴之屈折循行及手少阴无腧穴的道理；最后具体说明了持针纵舍及针刺宜忌等。

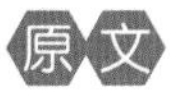

原文

黄帝问于伯高曰：夫邪气之客人也，或令人目不瞑，不卧出①者，何气使然？

伯高曰：五谷入于胃也，其糟粕、津液、宗气分为三隧②。故宗气积于胸中③，出于喉咙，以贯心脉，而行呼吸焉。营气者，泌其津液，注之于脉，化以为血，以荣四末，内注五脏六腑，以应刻数④焉。卫气者，出其悍气之慓疾，而先行于四末分肉皮肤之间，而不休者也。昼行于阳⑤，夜行于阴，常从足少阴之分间⑥，行于五脏六腑。今厥气客于五脏六腑，则卫气独卫其外，行于阳，不得人于阴。行于阳则阳气盛，阳气盛则阳跷满，不得入于阴，阴虚故目不瞑。

注释

①出：疑为衍文。刘衡如《灵枢经》校勘本注云：“应据后文‘其卧立至’，改为‘卧不至’，与上‘目不瞑’为对文。”②三隧：隧，本意为地下的通道。中医借指人体的各种通道。张介宾：“隧，道也。糟粕之

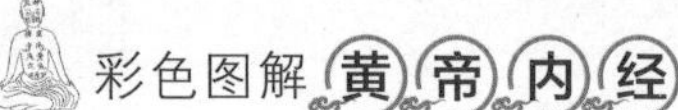

道，出于下焦，津液之道，出于中焦，宗气之道，出于上焦。故分为三隧。”③胸中：此指膻中，为上气海。④以应刻数：古代以铜漏法计算时间，刻数即铜漏上的刻数，一昼夜分为一百刻，以计时。从明代以后才有二十四分法，一小时约四刻强。营气循行周身，一昼夜为五十周次，恰与百刻之数相应。⑤昼行于阳：卫气白天行于阳分，从足太阳膀胱经开始。⑥“夜行”两句：卫气夜行于阴分，以足少阴肾经为起点。

失眠的原因及治疗

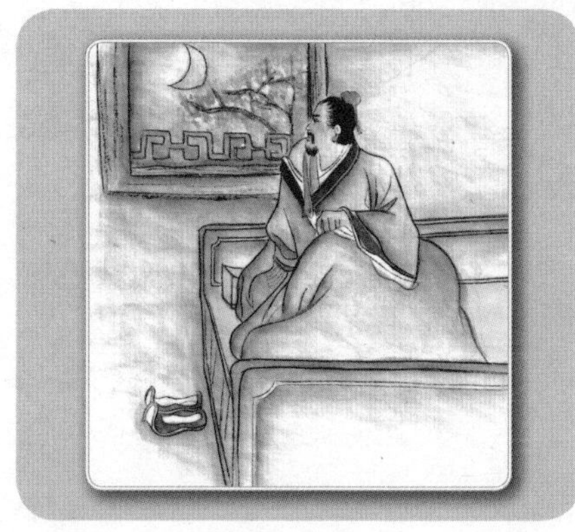

原因

因为卫气只能捍卫体表，有厥逆之气侵入五脏六腑之时，卫气就只能行于阳分而不能入于阴分，因此，体表的阳气就会变得比较旺盛，从而使得阳跷脉的脉气变得很充足，不能进入阴分。这样，就会产生阴虚，阴虚即为人失眠而不能入睡的原因

治疗方法

先用针刺补益阴分之不足，泻出多余的阳分，调理虚实，协调阴阳，疏通营卫之气的运行道路，从而将厥逆的邪气消除。此后，再服用一剂半夏汤，内外阴阳之气就能畅通无阻了，人也就可以安然入睡了

汤药的配制方法

制取半夏汤方，要先用器皿取八升源于千里之外的长流水，用杓高扬万遍，取五升澄清后轻浮在上面的清水，急火烧煮之。烧煮时，燃料必须是芦苇。水沸后，放入一升秫米、五合炮制过的半夏，煎煮至药汤剩一升半，将药渣除去之后，就可以服用了

原文

黄帝曰：善。治之奈何？

伯高曰：补其不足，泻其有余①，调其虚实，以通其道②，而去其邪。饮以半夏汤一剂，阴阳已通，其卧立至。

黄帝曰：善。此所谓决渎壅塞，经络大通，阴阳和得者也。愿闻其方。

疏通营卫运行的道路，消除厥逆的邪气
针刺调理虚实
阴阳平衡
服汤药
使内外阴阳之气畅通
安然入睡

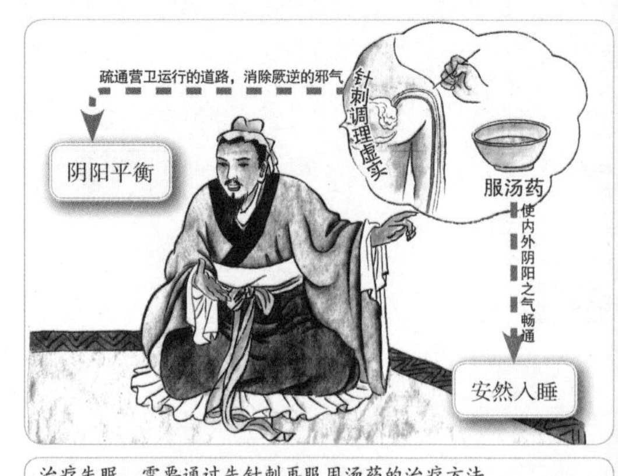

治疗失眠，需要通过先针刺再服用汤药的治疗方法

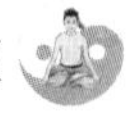

伯高曰：其汤方以流水千里以外者[③]八升，扬之万遍[④]，取其清五升煮之，炊以苇薪[⑤]火，沸，置秫米[⑥]一升，治半夏[⑦]五合[⑧]，徐炊，令竭为一升半，去其滓，饮汁一小杯，日三，稍益，以知为度。故其病新发者，覆杯则卧，汗出则已矣；久者，三饮而已也。

注释

①“补其”两句：指针刺补泻。张介宾：“此针治之补泻也。补其不足，即阴精所出，足少阴之照海也。泻其有余，即阳跷所出，足太阳之申脉也。若阴胜阳而多卧者，自补阳泻阴矣。”②以通其道：沟通阴阳经脉交会的隧道。③流水千里以外者：后世叫“千里水”或“长流水”。取其源远流长，有疏通下达之意。④扬之万遍：煮水常流，用杓高扬至千万遍，使水珠翻滚，名“甘澜水”。古人认为以此水煎药，可调和阴阳，治疗奔豚气。⑤炊以苇薪：用芦苇做燃料。⑥秫米：即糯小米，又叫小黄米。张介宾：“秫米，糯小米也。即黍米之类，而粒小如黍，可以作酒。北人呼为小黄米。其性味甘粘微凉，能营养补阴。”⑦治半夏：炮制的半夏。治，即制的意思，炮制。⑧合（gě）：古代计量单位。十合为一升。汉制 1 升等于 18 ~ 30 克。

原文

黄帝问于伯高曰：愿闻人之肢节，以应天地奈何？

伯高答曰：天圆地方，人头圆足方以应之。天有日月，人有两目。地有九州[①]，人有九窍。天有风雨，人有喜怒。天有雷电，人有音声。天有四时，人有四肢。天有五音，人有五脏。天有六律[②]，人有六腑。天有冬夏，人有寒热。天有十日[③]，人有手十指。辰有十二，人有足十指、茎、垂[④]以应之，女子不足二节，以抱人形[⑤]。天有阴阳，人有夫妻。岁有三百六十五日，人有三百六十五节。地有高山，人有肩膝。地有深谷，人有腋腘。地有十二经水，人有十二经脉。地有泉脉，人有卫气。地有草蓂[⑥]，人有毫毛。天有昼夜，人有卧起。天有列星，人有牙齿。天有小山，人有小节。地有山石，人有高骨。地有林木，人有募筋。地有聚邑[⑦]，人有䐃肉。岁有十二月，人有十二节[⑧]。地有四时不生草，人有无子。此人与天地相应者也。

注释

① 九州：古代划分区域的总称，有多种不同的划分方法，如冀、兖、青、徐、扬、梁、荆、豫、雍，为夏制九州。② 六律：泛指十二音律，十二音律分阳六律和阴六吕。其中六律是指古代六种属阳声的音阶，具体是黄钟、太簇、姑洗、蕤宾、夷则、无射。③ 十日：纪日的十天干，叫“十日”。④ 茎：男子的阴茎。垂：男子的睾丸。⑤ 以抱人形：即女子能够怀孕生子。张介宾：“抱者，怀胎之义。” ⑥ 草蓂（mì）：遍地丛生的野草。⑦ 聚邑：人群集聚的城镇。古时小城日“邑”。⑧ 十二节：人身左右两侧的腕、肘、臂、股、膝、踝关节的总称。

地有高山，
人有肩和膝
地有林木，
人有筋膜
地有河流，人
有十二经脉

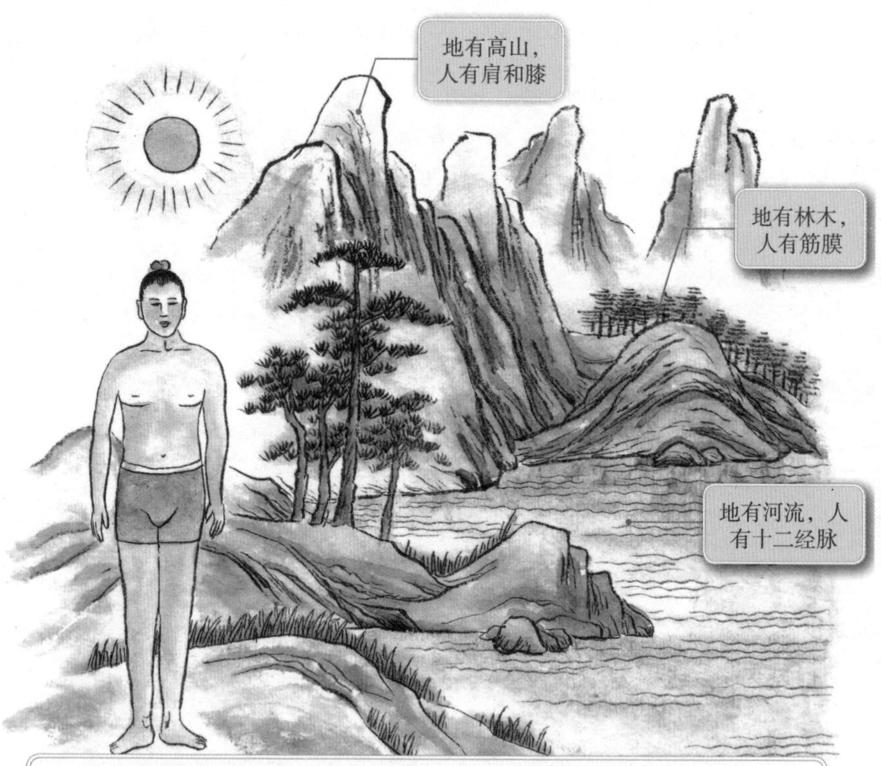

古人所说的人与自然的对应关系体现在两方面。一是数目：地上的九州与人体的九窍对应，四季与人体的四肢对应，十天干与人体的十个手指对应，等等。二是形象：地上的高山与人体的肩膀和膝盖对应，地上的深谷与人体的腋窝腘窝对应，地上的十二条主要河流与人体的十二条主要经脉对应，地上的泉水细流与人体的卫气对应，地上的丛草与人体的毫毛对应，天的昼夜与人的起卧对应，天上的群星与人体的牙齿对应，地上的小山丘与人体的小关节对应，地上的山石与人体的高骨对应，地上的林木与人体的筋膜对应，地上人群聚集的城镇与人体积聚隆起的肌肉对应，等等

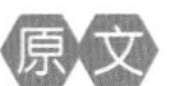

原文

黄帝问于岐伯曰：余愿闻持针之数，内针之理，纵舍[①]之意，扦皮[②]开腠理，奈何？脉之屈折，出入之处，焉至而出，焉至而止，焉至而徐，焉至而疾，焉至而入[③]，六腑之腧于身者，余愿尽闻其序。别离之处，离而入阴，别而入阳，此何道而从行？愿尽闻其方。

岐伯曰：帝之所问，针道毕矣。

注释

①纵舍：指针刺补泻的手法。张志聪："纵舍者，迎随也。"②扦皮：用手指按压以伸展肌肤纹理，并随经取穴，浅刺其皮层，使腠理开泄，刺皮而不伤肉的一种针法。马元台："扦分其皮，以开腠理，而刺入也。"③"焉至而出"五句：出、止、徐、疾、入，指五脏经脉腧穴流注的情况。杨上善："举其五义，问五脉行处。"

原文

黄帝曰：愿卒闻之。

岐伯曰：手太阴之脉，出于大指之端，内屈，循白肉际[①]，至本节[②]之后太渊，留以澹[③]，外屈，上于本节下，内屈，与阴诸络会于鱼际，数脉并注，其气滑利，伏行壅骨[④]之下，外屈，出于寸口而行，上至于肘内廉，入于大筋之下，内屈，上行臑阴[⑤]，入腋下，内屈走肺。此顺行逆数之屈折也[⑥]。

心主之脉，出于中指之端[⑦]，内屈，循中指内廉以上，留于掌中[⑧]，伏行两骨之间，外屈，出两筋之间，骨肉之际[⑨]，其气滑利，上二寸，外屈，出行两筋之间，上至肘内廉，入于小筋之下，留两骨之会[⑩]，上入于胸中，内络于心脉。

注释

①白肉际：肢体内外侧的皮肉有赤肉和白肉之分，在上肢部内侧为阴面，皮色较白，叫作"白肉际"；外侧为阳面，皮色较深，叫作"赤肉际"。下肢部相同。际，分际，分界。②本节：手指、足趾和掌相连的关节处。③留以澹：意思是说脉气流注至太渊穴处，而出现

搏动。张介宾："澹，水摇貌。脉至太渊而动，故日留以澹也。"④壅骨：指手大指本节后的起骨。杨上善："壅骨，谓手鱼骨也。"⑤臑阴：肩以下、肘部以上部分，即上臂。杨上善："臑阴，谓手三阴脉行于膈中，故日臑阴。"⑥"此顺行"句：肺经之脉，从脏走手为顺行，从手走肺为逆行。逆数，逆行的次序。杨上善："其屈折从手向身，故日逆数也。"⑦中指之端：即中冲穴，五腧之一，为井。⑧掌中：即劳宫穴，五腧之一，为荥。⑨骨肉之际：即大陵穴，五腧之一，为腧。⑩两骨之会：即曲泽穴，五腧之一，为合。

原文

黄帝曰：手少阴之脉独无腧，何也[①]？

岐伯曰：少阴，心脉也。心者，五脏六腑之大主也，精神之所舍也，其脏坚固，邪弗能容也。客之则心伤，心伤则神去，神去则死矣。故诸邪之在心者，皆在于心之包络。包络者，心主之脉[②]也，故独无腧焉。

黄帝曰：少阴独无腧者，不病乎？

岐伯曰：其外经病而脏不病[③]，故独取其经于掌后锐骨之端[④]。其余脉出入屈折，其行之徐疾，皆如手太阴、心主之脉行也。故本腧者，皆因其气之虚实疾徐以取之，是谓因冲[⑤]而泻，因衰而补。如是者，邪气得去，真气坚固，是谓因天之序。

注释

①"手少阴"两句：十二经脉各有特定的五腧穴。但据《灵枢·本输》记载，心经所取的腧穴，实际是心包络经之所属。所以说"手少阴之脉独无腧"。张介宾："手少阴，心经也。手厥阴，心包络经也。经虽分二，脏实一原。凡治病者，但治包络之腧，即所以治心也。故少阴一经，所以独无腧焉。"②心主之脉：心包络为心的外卫，而受心的主宰，所以称"心主之脉"。③"其外经"句：张介宾："凡脏经络，有是脏则有是经。脏居于内，经行于外，心脏坚固居内，邪弗能容，而经则不能无病。"④掌后锐骨之端：指手少阴心经的神门穴。⑤冲：盛也，实也。

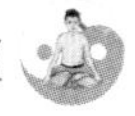

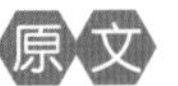

黄帝曰：持针纵舍，奈何？

岐伯曰：必先明知十二经脉之本末[①]，皮肤之寒热，脉之盛衰滑涩。其脉滑而盛者，病日进；虚而细者，久以持；大以涩者，为痛痹；阴阳如一[②]者，病难治。其本末[③]尚热者，病尚在，其热已衰者，其病亦去矣。持其尺，察其肉之坚脆、大小、滑涩、寒温、燥湿。因视目之五色，以知五脏而决死生。视其血脉，察其色，以知其寒热痛痹。

黄帝曰：持针纵舍，余未得其意也。

岐伯曰：持针之道，欲端以正，安以静，先知虚实，而行疾徐，左手执骨，右手循之，无与肉果[④]。泻欲端以正，补必闭肤，辅针导气，邪气淫泆[⑤]，真气得居。

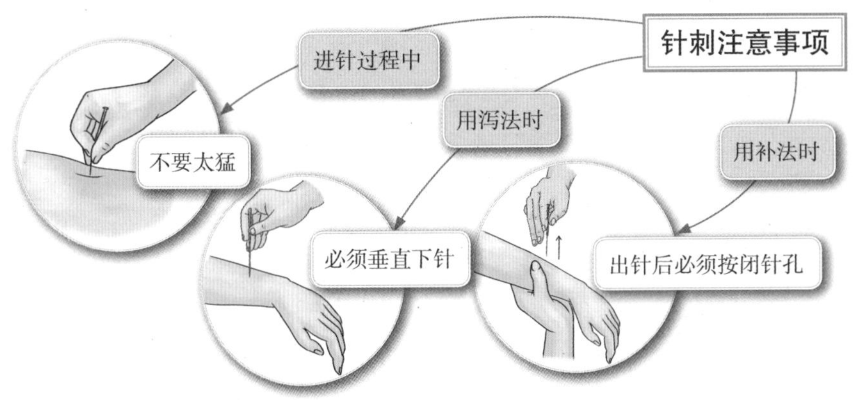

注释

① 本末：杨上善："起处为本，出处为末。" ② 阴阳如一：阴阳，指脉象。一说为人迎和寸口脉，一说为左右脉。张介宾："表里俱伤，血气皆败者，是为阴阳如一。刺之必反甚，当舍而勿针也。" ③ 本末：胸腹为本，四肢为末。④ 无与肉果：针刺时注意不可用力过猛，以防患者反应过度，肌肤急剧收缩，以致针被肉裹，而发生弯针、滞针等不良后果。果，通"裹"。⑤ 淫泆：水满而泛滥外溢。引申指邪气溃散。

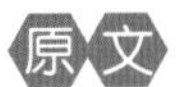

黄帝曰：扦皮开腠理，奈何？

岐伯曰：因其分肉，左别其肤①，微内而徐端之，适神不散，邪气得去。

注释

① 左别其肤：杨上善：“肤，皮也。以手按得分肉之穴，当穴皮上下针，故曰在别其肤也。”左，《黄帝内经·太素》作“在”。

原文

黄帝问于岐伯曰：人有八虚①，各何以候？

岐伯答曰：以候五脏。

黄帝曰：候之奈何？

岐伯曰：肺心有邪，其气留于两肘②；肝有邪，其气流于两腋③；脾有邪，其气留于两髀④；肾有邪，其气留于两腘⑤。凡此八虚者，皆机关之室⑥，真气之所过，血络之所游，邪气恶血，固不得住留，住留则伤筋络，骨节机关不得屈伸，故病挛也。

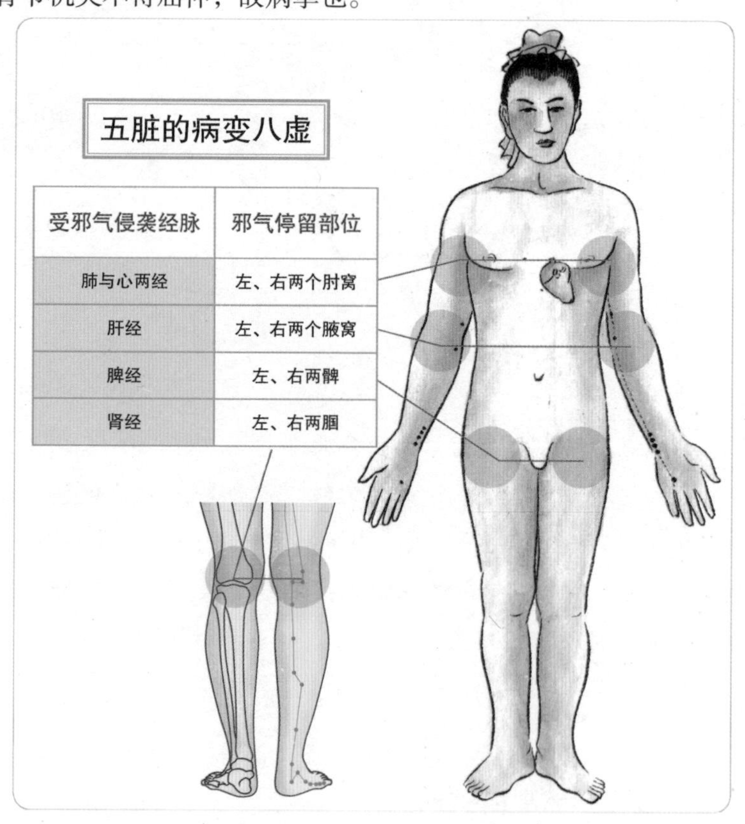

受邪气侵袭经脉	邪气停留部位
肺与心两经	左、右两个肘窝
肝经	左、右两个腋窝
脾经	左、右两髀
肾经	左、右两腘

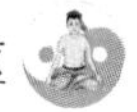

注释

①八虚：指邪气可乘虚留居的八个虚弱的空隙部位，即两腋、两肘、两髀、两腘。虚，指空隙之处。杨上善："八虚者，两肘、两腋、两髀、两腘。此处虚，故曰八虚。"②"肺心有邪"两句：肺与心都属于手经，肺经之尺泽穴及心经之少海穴都在肘间，故邪气乘虚而聚，多在两肘。③"肝有邪"两句：肝胆经脉行于胁腋，出于期门、渊液等穴，故邪有所聚，多在两腋。④"脾有邪"两句：脾的经脉从胫股上出冲门，故邪气留于髀胯之间，病在脾经。⑤"肾有邪"两句：肾的经脉上行出于腘窝的阴谷等穴，故邪气留于两腘，病在肾经。⑥机关之室：运动枢纽，气血要会所在。机关，在此指关节。张介宾："机，枢机也；关，要会处也。"

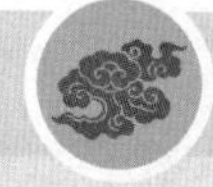

大惑：眩惑症的治疗

导读

大惑，即非常严重的迷乱眩晕。本篇以“黄帝登高而发生迷惑眩晕”的内容开篇，主要对迷惑产生的机理等问题进行了论述，所以篇名“大惑”。

本篇的主要内容包括：一、论述复视、眩晕、迷惑等现象产生的机理；二、论述善忘、善饥而不嗜食、不得卧、不得视、多卧、少眠等病的病理机制和治疗原则。

原文

黄帝问于岐伯曰：余尝上于清泠之台①，中阶而顾，匍匐而前，则惑。余私异之，窃内怪之②，独瞑独视③，安心定气，久而不解，独博独眩，披发长跪，俛而视之，后久之不已也。卒然自止，何气使然？

岐伯对曰：五脏六腑之精气，皆上注于目而为之精④。精之窠为眼⑤；骨之精为瞳子⑥；筋之精为黑眼⑦；血之精为其络窠⑧；气之精为白眼⑨；肌肉之精为约束⑩。裹撷⑪筋骨血气之精而与脉并为系，上属于脑，后出于项中。故邪中于项，因逢其身之虚，其入深，则随眼系以入于脑，入于脑则脑转，脑转则引目系急，目系急则目眩以转矣。邪中其精，其精所中不相比也，则精散⑫，精散则视歧，视歧见两物。

目者五脏六腑之精也，营卫魂魄之所常营也，神气之所生也。故神劳则魂魄散，志意乱。是故瞳子黑眼法于阴，白眼赤脉法于阳也，故阴阳合传，而精明也。目者，心使也⑬。心者，神之舍也。故神精乱而不抟，卒然见非常处，精神魂魄，散不相得，故曰惑也。

黄帝曰：余疑其然。余每之东苑，未曾不惑，去之则复，余唯独为东苑劳神乎？何其异也？

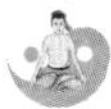

岐伯曰：不然也。心有所喜，神有所恶，卒然相感，则精气乱，视误，故惑，神移，乃复。是故间者为迷，甚者为惑。

注释

①清泠（líng）之台：清泠，清凉貌。张介宾："台之高者，其气寒，故曰清泠之台。"一说为"东苑之台也"。②异之、怪之：感到惊异和奇怪。杨上善："小怪曰异之，大异曰怪之。"③独瞑独视：或闭目，或睁眼。④为之精：精，指眼睛的视觉功能。张介宾："为之精，为精明之用也。"⑤精之窠（kē）为眼：五脏六腑的精气汇聚于目。张介宾："窠者、窝穴之谓。眼者，目之总称。五脏六腑之精气，皆上注于目，故眼为精之窠，而五色具焉。"⑥骨之精为瞳子：肾主骨，骨之精即肾之精。瞳子即瞳孔，又名瞳神。⑦筋之精为黑眼：肝主筋，筋之精即肝之精。黑眼指眼球中瞳孔周围的黑色部分。⑧血之精为其络窠：心主血，血之精即心之精。络窠，指眼内外眦的血络。⑨气之精为白眼：肺主气，气之精即肺之精。白眼，指眼球的白色部分。⑩肌肉之精为约束：脾主肌肉，肌肉之精即脾之精。约束，指眼胞，因其能开能合，故称为"约束"。⑪裹撷（xié）：包裹网罗的意思，即把许多东西包罗在一起。张介宾："以衣衽收物谓之撷。脾属土，所以藏物。故裹撷筋骨血气四脏之精，而并为目

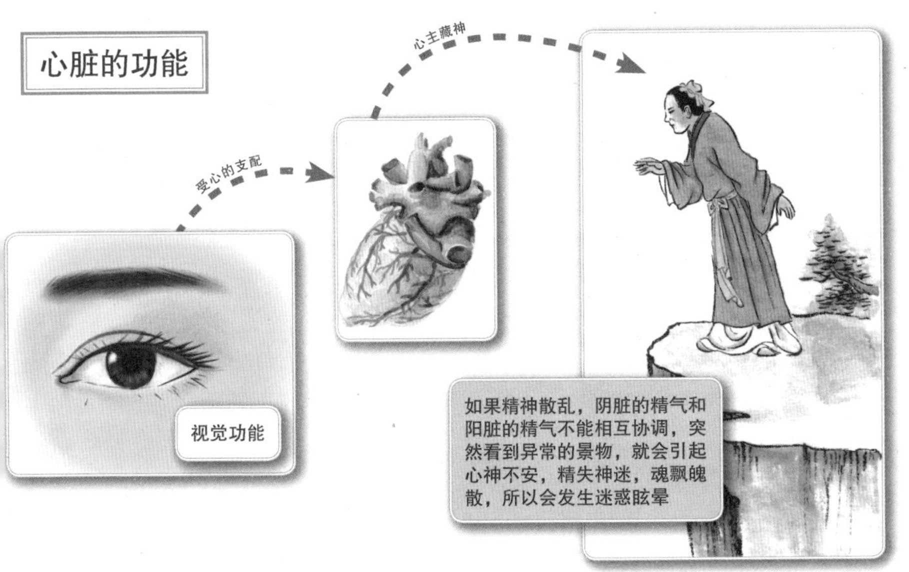

系。”⑫“邪中其精”三句：比，彼此紧密联系。《甲乙经》：“邪中之精，则其精所中者不相比，不相比则精散。”⑬目者，心使也：眼睛的视物功能，由心所指挥控制。使，指使。

原文

黄帝曰：人之善忘者，何气使然？

岐伯曰：上气不足，下气有余，肠胃实而心肺虚。虚则营卫留于下，久之不以时上，故善忘也。

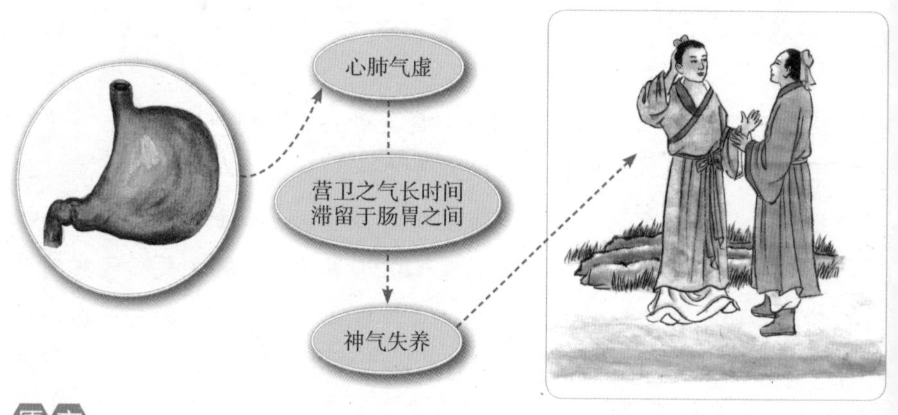

原文

黄帝曰：人之善饥而不嗜食者，何气使然？

岐伯曰：精气并于脾，热气留于胃，胃热则消谷，谷消故善饥。胃气逆上，则胃脘寒，故不嗜食也。

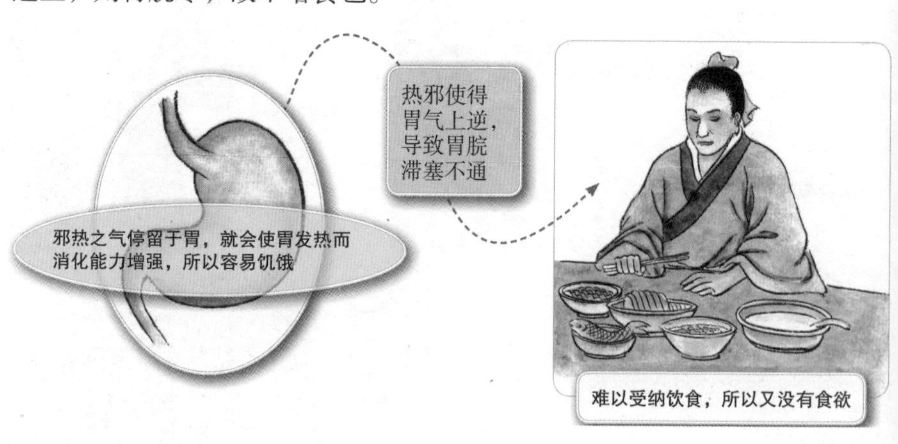

原文

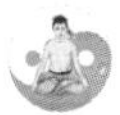

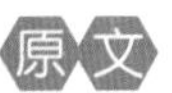

黄帝曰：病而不得卧者，何气使然？

岐伯曰：卫气不得入于阴，常留于阳。留于阳，则阳气满，阳气满，则阳跷盛；不得入于阴，则阴气虚，故目不瞑矣。

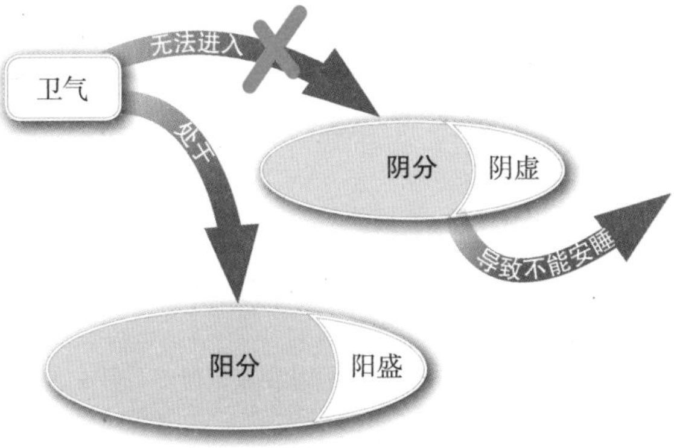
卫气
无法进入
处于
阴分
阴虚
导致不能安睡
阳分
阳盛

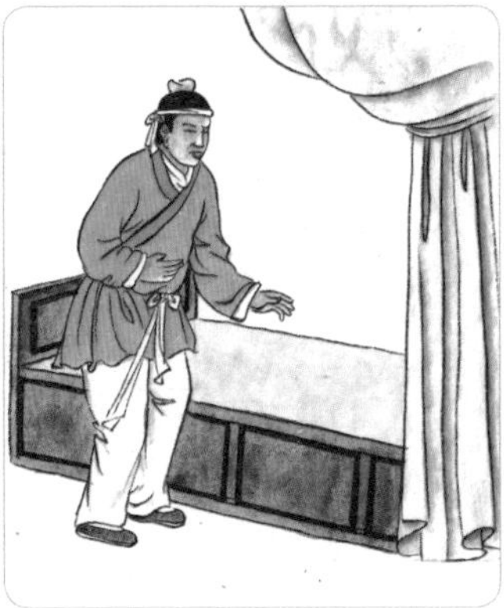

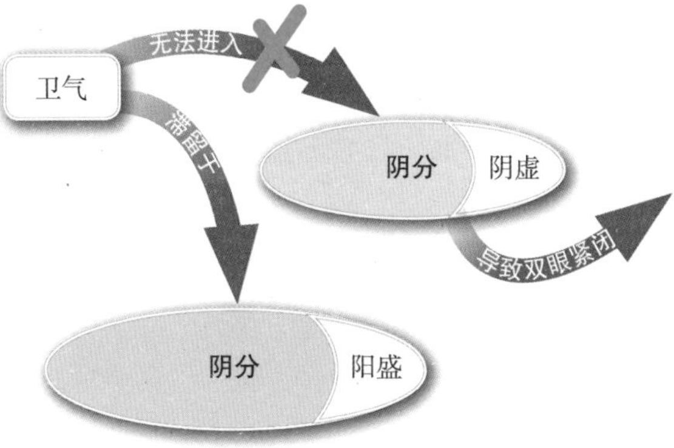
卫气
无法进入
滞留于
阴分
阴虚
导致双眼紧闭
阴分
阳盛

原文

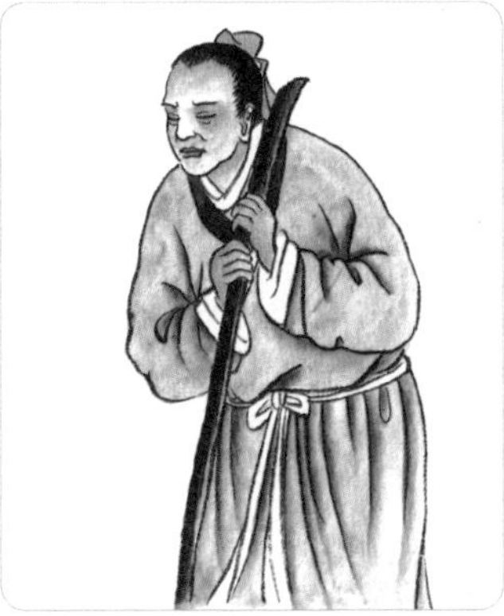

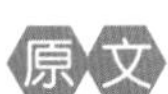

黄帝曰：病目而不得视者，何气使然？

岐伯曰：卫气留于阴，不得行于阳。留于阴，则阴气盛，阴气盛，则阴跷满；不得入于阳，则阳气虚，故目闭也。

原文

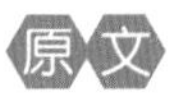

黄帝曰：人之多卧者，何气使然？

岐伯曰：此人肠胃大而皮肤涩，而分肉不解焉。肠胃大则卫气留久，皮肤涩则分肉不解，其行迟。夫卫气者，昼日常行于阳，夜行于阴。故阳气尽则卧，阴气尽则寤。故肠胃大，则卫气行留久；皮肤涩，分肉不解，则行迟。留于阴也久，其气不精，则欲瞑，故多卧矣。其肠胃小，皮肤滑以缓，分肉解利，卫气之留于阳也久，故少瞑焉。

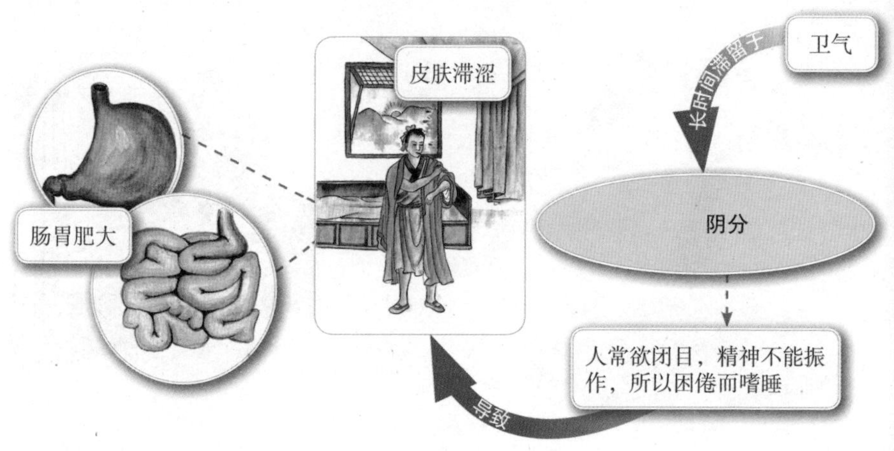

原文

黄帝曰：其非常经[①]也，卒然多卧者，何气使然？

岐伯曰：邪气留于上焦，上焦闭而不通，已食若饮汤，卫气留久于阴而不行，故卒然多卧焉。

注释

① 常经：即经常。

原文

黄帝曰：善。治此诸邪，奈何？

岐伯曰：先其藏府，诛其小过[①]，后调其气，盛者泻之，虚者补之。必先明知其形志之苦乐，定乃取之。

注释

① 诛：消除，去除。小过：微小的病变。